名院名科专科护理工作指南丛书

北京协和醫院
妇产科护理工作指南

总主编　吴欣娟

主　编　秦　瑛

副主编　薄海欣

编　者（以姓氏笔画为序）

王　茜　　王　磊　　田小娟　　刘　迎　　李　颖　　李　蕊

杨长捷　　杨晓平　　张　静　　张丽霞　　张嘉美　　金得燕

周海莎　　郑　佳　　秦　瑛　　郭　羽　　韩　洋　　廖春丽

潘晓晶　　薄海欣

U0295015

人民卫生出版社

图书在版编目（CIP）数据

北京协和医院妇产科护理工作指南 / 秦瑛主编. —北京：
人民卫生出版社，2016
（名院名科专科护理工作指南丛书 / 吴欣娟主编）
ISBN 978-7-117-22391-1

Ⅰ. ①北…　Ⅱ. ①秦…　Ⅲ. ①妇产科学－护理－指南
Ⅳ. ①R473.71-62

中国版本图书馆 CIP 数据核字（2016）第 094365 号

人卫社官网	www.pmph.com	出版物查询，在线购书
人卫医学网	www.ipmph.com	医学考试辅导，医学数据库服务，医学教育资源，大众健康资讯

版权所有，侵权必究！

北京协和医院妇产科护理工作指南

主　　编：秦　瑛
出版发行：人民卫生出版社（中继线 010-59780011）
地　　址：北京市朝阳区潘家园南里 19 号
邮　　编：100021
E - mail：pmph @ pmph.com
购书热线：010-59787592　010-59787584　010-65264830
印　　刷：三河市博文印刷有限公司
经　　销：新华书店
开　　本：710×1000　1/16　　印张：17　　插页：2
字　　数：314 千字
版　　次：2016 年 7 月第 1 版　2016 年 7 月第 1 版第 1 次印刷
标准书号：ISBN 978-7-117-22391-1/R·22392
定　　价：55.00 元
打击盗版举报电话：010-59787491　E-mail：WQ @ pmph.com
（凡属印装质量问题请与本社市场营销中心联系退换）

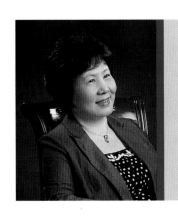

总主编简介

　　吴欣娟，女，主任护师 / 教授，研究生导师，国际红十字会第 43 届南丁格尔奖章获得者。现任北京协和医院护理部主任，北京协和医学院护理学院副院长；国家卫生标准委员会护理标准专业委员会副主任委员、中华护理学会副理事长、北京护理学会副理事长等职。同时担任《中华护理杂志》和《中国护理管理》杂志副主编。

　　主要研究领域为护理管理、临床护理。近 5 年以第一作者或通讯作者在核心期刊发表论文 38 篇，主编专业书籍 15 部，主持省部级等科研课题 7 项；并作为第一完成人有 3 项科研成果分别获 2013 年"第三届中华护理学会科技奖"一等奖、2012 年"中国医院协会科技创新奖"三等奖和 2009 年"中华护理学会科技奖"二等奖。

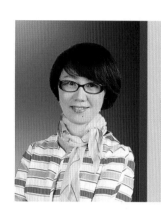

本册主编简介

　　秦瑛，副主任护师，现任北京协和医院国际医疗部总护士长。先后赴美国罗玛琳达医学中心产科和芬兰交流学习。主要从事产科母婴护理及护理管理。承担医院内护理实习生、进修生的护理教学，参与孕妇学校的授课及母婴护理师培训，承担国家级继续教育的授课任务。在国家级核心期刊上发表专业学术论文10余篇，主编和参与编写护理专业书籍3部，主要负责并参与承担医院内科研课题5项。

　　主要社会职务为中华护理学会妇产科专业委员会秘书。

序

　　专科护理在疾病的预防、诊治和康复中发挥着不可替代的作用。特别是随着医学、护理学理论与研究的飞速发展，各专科护理领域不断涌现新观点、新技术、新方法，有力地推动着临床护理服务能力和服务质量的提升。

　　北京协和医院作为全国疑难重症诊治指导中心，一直以学科齐全、技术力量雄厚、专科特色突出、多学科综合优势强大等享誉海内外，护理工作也以严谨、规范、科学而著称。在长期的临床实践中，协和护理人坚持学习与思考相结合，探索与实践相结合，总结出大量宝贵的护理经验，专科护理水平居于全国前列，并成为首批国家临床重点专科临床护理专业建设项目医院。

　　为充分发挥国家临床重点专科建设项目医院的学科辐射作用，与全国同道共同分享心得、共同促进我国专科护理水平的提高，北京协和医院护理部组织医院临床一线的护理专家和护理骨干编写了《北京协和医院专科护理工作指南》丛书。本系列丛书涵盖了北京协和医院的特色护理专业，包括呼吸内科、消化内科、风湿免疫科、神经内科、内分泌科、基本外科、骨科、重症医学科、妇产科、皮肤科、急诊科、手术室等。并大胆突破以往专科类书籍的编写模式，紧密围绕以人为本的理念，在强调专科护理技术的同时，注重专科护理管理；在体现专科护理知识与理论的同时，贯穿协和现行的工作规范、管理要求，并结合实际病例，力求每一册书籍做到内容全面系统、实用先进，富有协和特点。我们期望，该丛书不仅能够方便广大读者阅读、理解与借鉴，成为业内同道的良师益友；而且能够展现我国当代专科护理的前沿水平，为加快我国专科护理事业发展的步伐作出应有的贡献。

　　本系列丛书在编写过程中参考了大量的相关文献，也得到了北京协和医院相关医疗专家的鼎力支持，在此表示衷心的感谢！各分册编写人员本着高度负责的态度，以协和"三基三严"的优良作风投入到这项工作中，但因时间仓促和水平有限，不当之处在所难免，欢迎各界同仁批评指正。

吴欣娟

2015 年 12 月于北京

北京协和医院妇产科学是国家级重点学科,是全国妇产疑难重症诊治中心。随着协和妇产科妇科肿瘤病房质量控制和评估系统的建立,妊娠滋养细胞肿瘤治疗的发展和创新,妇科肿瘤保留生理生育功能治疗、妇产科内镜技术的推广应用和助孕技术的特色化的广泛开展,产前诊断深入细致的推广,北京协和医院妇产科护理工作也在围绕着妇产科的发展而有序高效地配合。我们不仅完善了各种操作和常见疾病的护理常规,而且还发展了护理新技术,引进了新理念和探索了新方法。目前国内高质量的临床妇产科护理参考书较匮乏,临床中缺乏护理工作指南,为了促进教育与实践的有效沟通和融合,我们结合临床工作中经验与基于循证的研究编写了此书,用以指导妇产科护理专业人员的临床工作。

　　编写本书的过程中,我们本着"精要、实用、拓展、协和特色化"的编写宗旨,尽量做到形式活泼、内容丰富。本书从"专科护理管理""技术规范""护理常规"等方面进行论述,提炼了妇产科护理人员所需掌握的知识和基本操作,便于指导临床实践。运用表格、流程图及图示来增加本书可读性,开拓护士思路,知识链接和妇产科研究新进展部分,深入浅出,将该领域新技术、新方法、新理念及新经验与大家分享,使得本书更全面,更与时俱进。

　　本书编写人员均为在临床一线从事教学或管理工作的妇产科护理专业人员,他们结合纲要,从临床实践出发,总结自身经验及查阅大量文献和参照经典教科书进行编写。本书内容精练,实用性强,紧贴学科新进展,受篇幅所限,对理论问题仅点到为止,未进行详述。

　　我们对每一章节进行充分讨论、反复斟酌、苦心思辨、竭尽绵力,但书中一定还有疏漏之处,诚恳希望广大读者随时提出建议,给予指正,也希望您能从本书中得到帮助和启示。最后在本书出版之际，衷心感谢北京协和医院护理部的大力支持和指导！

秦　瑛

2016 年 5 月

目　录

目录

目　录

第一章　妇产科护理管理

第一节　妇产科概况

北京协和医院妇产科是国家卫生部命名的林巧稚妇产科研究中心，国家级重点学科，全国妇产科疑难重症诊治中心，国家级妇产科继续教育基地。

一、科室基本情况

北京协和医院妇产科专业分组为：产科、妇科常规、妇科肿瘤、生殖内分泌、计划生育、绒癌。各专业组均由教授为组长，形成各自特点，有着明确的研究方向。妇科共设有四个病房，病房收治患者的疾病分类是按照专业分组限定的。妇科一病房收治妇科的常规疾病患者，妇科二、三病房收治妇科肿瘤患者，绒癌患者主要收入二病房。妇科四病房主要收治妇科内分泌患者。产科共设有两个病房，产科一病房收治计划生育、病理产科的患者，产科二病房收治正常待产及产后患者。床位共计221张。6个病房各设病房护士长1名及病房教学老师1名。

二、专业设置及特点

1. 产科　产科擅长处理妊娠合并急危重症以及疑难内外科合并症，建立了我国第一个产前诊断实验室，研究并发展出一整套胎儿取材方法：羊膜腔穿刺、经腹早孕绒毛活检、脐静脉穿刺、胎儿镜检查等。开发和应用新技术：外周血染色体制备、羊水染色体制备、绒毛染色体制备、产前筛查、某些遗传病的基因诊断、某些代谢病的生化指标检查、外周血、羊水和绒毛细胞分析等。

护理方面，产科擅长自然分娩产程的医护配合，剖宫产围术期护理，擅长各种合并急危重症妊娠以及疑难内外科合并症妊娠的护理及抢救，以及胎儿镜检查的配合及护理。产科二病房作为爱婴病房，实施母婴同室，大力促进母乳喂养，在母婴安全方面措施到位。

2. 妇科肿瘤 妇科肿瘤专业组建立并完善了妇科肿瘤病房的质量控制和评估系统，建立及推广妇科肿瘤诊治规范化，改进与发展妇科肿瘤手术-微创手术的个性化、人性化，因人而异保留生育功能。牵头组织了多个全国多中心临床研究，发展和创新妊娠滋养细胞肿瘤的治疗，并开展多项妇科肿瘤的基础研究。

在护理方面擅长宫颈癌、子宫内膜癌、卵巢癌、外阴癌及滋养细胞肿瘤的围术期护理，在术后并发症的预防、观察及护理方面经验丰富，对于滋养细胞肿瘤的脑转移、阴道转移和膀胱转移的患者护理娴熟。对于各种妇科恶性肿瘤的化疗方案的护理正规规范，在常见化疗并发症如假膜性肠炎、口腔溃疡、骨髓抑制的护理方面积累了丰富经验，制定了动脉插管护理及腹腔静脉联合化疗的常规。

3. 普通妇科 普通妇科专业组进行了子宫内膜异位症的发病机制和临床治疗，女性盆底功能障碍性疾病的基础与临床研究，广泛深入地开展了妇科内镜和微创手术的临床研究，宫颈病变的规范化治疗，首先应用薄层液基细胞学技术、TBS 报告系统和 HC-II 检测 HPV 进行宫颈病变的筛查，提出宫颈病变诊断的"三阶梯"模式，深入的探讨宫颈锥切在诊治宫颈上皮内瘤变的价值。

护理方面擅长子宫肌瘤、子宫内膜异位症、子宫腺肌病、宫颈病变、子宫脱垂、压力性尿失禁、先天性无阴道及各种阴道闭锁的围术期护理，在妇科急腹症的应急处理及抢救方面积累了丰富经验，在宫外孕护理方面实施了临床路径。

4. 妇科内分泌 妇产科成立妇女健康中心，诊治大量卵巢功能衰退、月经异常、生殖功能异常、围绝经期疾病以及性发育异常等患者。建立辅助生育中心，制定了更有效合理的临床促排卵方案，不断提高成效，各年度体外受精妊娠率稳步上升，开展囊胚培养技术和胚胎玻璃化冷冻保存技术，完善不育、性发育异常等疾病的手术治疗，开展多项多中心的新药临床试验研究。

护理方面，擅长不孕不育患者的心理护理及围术期护理，对于功能失调性子宫出血的患者以及性发育异常的患者护理成熟完善。

5. 计划生育 计划生育专业组逐渐扩大计划生育手术范围-腹腔镜手术如宫外孕、异位环取出、附件切除和全子宫切除；宫腔镜手术：取异物、残环/嵌顿环、息肉和黏膜下肌瘤切除；人流、药流、放取环、皮下埋植放置及取出、输卵管绝育术（开腹及腹腔镜），输卵管再通术结合临床实际情况开展科研推动临床诊治的发展。

护理方面，擅长各种异位妊娠的应急处理，对于自然流产、人流、药流以及放取环和各种嵌顿环、卵巢过度刺激综合征患者护理常规成熟完善。

第二节　妇产科科室管理

一、产科环境设置

（一）母婴同室病房

【环境要求】

1. 母婴同室病房应温湿度适宜，室温 22～24℃，相对湿度 50%～60%。可通过中央空调调节病房温度。

2. 母婴床单位面积不小于 6m²，新生儿有独立床位。

3. 有独立的新生儿沐浴室，每日有专人进行清洁、通风，专人定时进行空气培养及检测。

4. 每个病房设有独立卫生间，24 小时热水供应。

5. 病房配备健康教育所需的宣教设施，如宣教车、电视、宣传板等。

6. 病房备有母婴床旁护理用具，如护理车、沐浴盆、示教娃娃、模拟乳房等。

【功能室设置】

1. 杂用室：设生活垃圾、医用垃圾、污染被服回收桶及污染医疗器械回收箱；放置保洁车；设有粪便倾倒池。

2. 保洁间：存放各种清洁设施，例如墩布、地巾等；设有墩布池。

3. 处置室：放置会阴冲洗车，备用消毒物品等。

4. 治疗室。

5. 配膳室：内设开水器。

6. 库房：分为被服库、无菌库、杂品库。

【办公区】

1. 护士站；

2. 医生办公室；

3. 护士办公室；

4. 会议室：医护人员进行查房、会诊、病历讨论及业务学习等工作。

【生活区】

1. 医生值班室；

2. 护士值班室。

（二）产房

【环境要求】

1. 产房应按功能划分区域，分污染区、清洁区、无菌区，划分合理，设置隔断，标志明显，使用方便。

2. 产房地面应防滑，地面不能布电线、网线，以便地面进行清洁消毒。

3. 走廊墙壁上设有扶手，方便孕妇活动，保证安全。

4. 严格执行消毒隔离制度，每季度对产房进行空气培养，以达到安全标准。

5. 产房物品、药品应准备充足，医疗设备应备用状态，功能良好。

【功能室设置】

1. 杂用室：设生活垃圾、医用垃圾、污染被服回收桶及污染医疗器械回收箱；放置保洁车；设有粪便倾倒池。

2. 保洁间：存放各种清洁设施，例如墩布、地巾等；设有墩布池。

3. 处置室。

4. 配膳室：内设开水器。

5. 库房：无菌库。

【办公区】

1. 护士站；

2. 医生办公室；

3. 护士办公室；

4. 会议室：医护人员进行查房、会诊、病历讨论及业务学习等工作。

【生活区】

1. 医生值班室；

2. 护士值班室。

二、妇科环境设置

1. 普通病房

(1) 通过中央空调调节病房温度，室温控制在 22～24℃。

(2) 每个病房设有独立卫生间和淋浴间，24 小时热水供应。

2. 病房手术室（计划生育手术室）

按功能划分区域：手术间、刷手间、污物间、缓冲区。划分合理，标识明显。

3. 功能室

(1) 杂用室：设生活垃圾、医用垃圾、污染被服回收桶及污染医疗器械回收箱；放置保洁车；设有粪便倾倒池。

(2) 保洁间：存放各种清洁设施，例如墩布、地巾等；设有墩布池。

(3) 处置室。

(4) 检查室：内有妇科检查床，主要进行妇科检查及阴道操作等工作。

(5) 治疗室。

(6) 仪器室：存放各种医疗设备，例如心电图机、心电监护机、注射泵等。

（7）配膳室：内设开水器、微波炉、配餐柜。

（8）库房：分为被服库、无菌库、杂品库。

4．办公区

（1）护士站；

（2）医生办公室；

（3）护士办公室；

（4）会议室：医护人员进行查房、会诊、病历讨论及业务学习等工作。

5．生活区

（1）医生值班室；

（2）护士值班室。

三、产科药品及物品管理

【药品管理】

1．根据《北京协和医院基数药品管理制度》制订护理单元基数药品管理细则。

2．病房内基数药品应指定专人管理，负责领药、备案、保管、效期及账物等具体管理工作。

3．设有基数药品清点记录，每日检查、清点药品数量和质量，记录并签名，防止过期、变质，如发现有过期、破损、混浊、变色、药品名称字迹模糊不清时，立即停止使用并重新请领补齐基数。

【物品管理】

1．抢救物品放置固定，每日定时清点。

2．根据产科特点用于产时及新生儿急救药品及物品应放置在产房明显位置，便于取用。

3．根据产科疾病特点在产房设立产科急救包如羊水栓塞包、产后出血包、弥散性血管内凝血（DIC）包等，发生紧急情况时随时取用，争取抢救时间。

4．根据药物的不同储存条件，存储在相应环境中，以免影响药效。

5．抢救物品及设备应每天专人清点并每天进行维护并记录。

6．产房内各种无菌物品必须存放在干燥清洁的环境，有名称及灭菌日期。每日清点无菌物品，保证无过期物品。

7．无菌物品使用时应注明开启日期及时间，发现过期及潮湿等不得使用。

8．一次性无菌物品用后按医院感染委员会的要求进行处理。

9．各种无菌物品均在有效期内使用，每月清点一次物品效期。

四、妇科药品及物品管理

【药品管理】

1. 基数药品管理

(1) 根据《北京协和医院基数药品管理制度》制订护理单元基数药品管理细则。

(2) 病房内基数药品应指定专人管理,负责领药、备案、保管、有效期及账物等具体管理工作。

(3) 设有基数药品清点记录,每日检查、清点药品数量和质量,记录并签名,防止过期、变质,如发现有过期、破损、混浊、变色、药品名称字迹模糊不清时,立即停止使用并重新请领补齐基数。

(4) 基数药品使用后要及时补充,保证使用,补充后数量与备案数量要相符。

(5) 基数药品分类存放在药柜中保存,药柜保持清洁、整齐、干燥。药品按有效期时限的先后,有计划使用,定期检查,防止过期和浪费。

(6) 内用药与外用药分开放置,静脉药品与胃肠药品分开放置。

2. 毒麻药管理

(1) 毒麻药存放于保险柜中,专人管理,钥匙随身携带。

(2) 毒麻药按需保持一定基数。

(3) 设有专用毒麻药登记本,交接时必须双方当面清点并签全名,每次交接之间时间要连续,交接班后出现问题由接班者负责。

(4) 医生开具医嘱和毒麻药专用处方,护士见医嘱后给患者使用,使用后保留空安瓿。

(5) 毒麻药使用后,在毒麻药登记本上记录患者姓名、床号、药名、剂量、日期、时间,使用护士签字。若整支剂量未全部使用,应清晰记录余量数值和余药处理方式,使用者和核对者双人签字。

(6) 护士持医生处方及空安瓿到药房请领,补充基数后在毒麻药登记本上签字。

3. 抢救药品、物品管理

(1) 根据《北京协和医院抢救药品、物品管理制度》及《北京协和医院抢救车封闭管理规定》,对抢救车内药品、物品进行管理。

(2) 抢救车清洁、规范、整齐,放置于固定位置。

(3) 抢救药品、物品由专人请领、保养及保管。

(4) 设有专用清点本,每日清点抢救药品和抢救物品数量、有效期及包装完好性,并登记签字。

(5) 抢救药品及物品用后及时补充,便于紧急时使用。

【物品管理】

无菌物品管理：

(1) 根据《北京协和医院无菌物品保管及使用规定》对无菌物品进行管理。

(2) 无菌物品应放置在清洁干燥处，与非无菌物品分开。

(3) 无菌物品包装完整，无破损、无潮湿、无过期、无污染。

(4) 无菌物品使用时应注明开始使用日期和时间，在有效期内使用。

(5) 使用无菌液体要现用现配，各种无菌液体开启后要注明开启日期和时间。

五、产科人员的管理

产科病房因为针对的是新生儿，需要更加严格的消毒隔离，从而避免院内交叉感染。预防感染不仅是医务人员，产妇也应遵守医院的管理，把好各个环节，做好各级人员的管理。确保孕产妇及新生儿的安全。

【产科工作人员管理】

1. 工作人员进入母婴同室病房及产房必须更换产科专用工作服，戴工作帽。进入产房工作时要戴圆帽并更换专用拖鞋或穿鞋套。非产房工作人员严禁入内。

2. 产科工作服应每日更换，遇有体液、血液污染等情况应及时更换。

3. 工作人员接触新生儿前应按六步洗手法洗手，用一次性纸巾擦干。

4. 接触患者体液、分泌物、排泄物、血液时应戴手套，操作后及时洗手。

5. 为新生儿操作时必须按要求戴口罩，如沐浴、喂奶、更换尿布等。

6. 为新生儿沐浴及为产妇会阴冲洗时应戴一次性围裙。

7. 产科工作人员应定期培训。工作中自觉遵守消毒隔离制度并有责任相互监督。

8. 工作人员每年进行健康体检，患有传染性疾病者不能在产科工作。

【产妇的管理】

1. 产妇入院后应更换病号服，情况允许的应协助沐浴。

2. 新生儿应给予保护性隔离。严格遵守医院的探视制度，严格限制探视，每次探视限制2人。

3. 产妇应使用一次性便盆。便盆不应放在地上。

4. 产妇每日更换衣服，床单位如有污染及时更换。

5. 每次哺乳前后应清洁双手及乳房。

6. 产前破水患者每日用1:40络合碘溶液会阴冲洗3次。产后患者每日用1:40络合碘溶液冲洗会阴2次，观察恶露有无异味等感染倾向。

（李　蕊　张嘉美）

第三节　妇产科护理岗位及能级管理

一、岗位设置

【指导思想】

在护士队伍中实施岗位管理，是提升护理科学管理水平、调动护士积极性的关键举措，是稳定和发展临床护士队伍的有效途径，可以充分调动护理人员积极性、完善人事和收入分配制度的任务要求，实施护士岗位管理从护理岗位设置、护士配置、绩效考核、职称晋升、岗位培训等方面制定和完善制度框架，激励护士服务临床一线，有利于为患者提供更加安全、优质、满意的护理服务。

【设置原则】

1. 按照科学管理、按需设岗、保障患者安全和临床护理质量的原则合理设置护理岗位，明确岗位职责和任职条件，建立岗位责任制度，提高管理效率。

2. 根据岗位职责，结合工作性质、工作任务、责任轻重和技术难度等要素，明确岗位所需护士的任职条件。护士的经验能力、技术水平、学历、专业技术职称应当与岗位的任职条件相匹配，实现护士从身份管理向岗位管理的转变。

3. 合理配置护士数量

(1) 按照护理岗位的职责要求合理配置护士，不同岗位的护士数量和能力素质应当满足工作需要，特别是临床护理岗位要结合岗位的工作量、技术难度、专业要求和工作风险等，合理配置、动态调整，以保障护理质量和患者安全。

(2) 病房护士的配备应当遵循责任制整体护理工作模式的要求，普通病房实际护床比不低于 0.4∶1，每名护士平均负责的患者不超过 8 个。

(3) 根据不同专科特点、护理工作量实行科学的排班制度。需要 24 小时持续性工作的临床护理岗位应当科学安排人员班次；护理工作量较大、危重患者较多时，应当增加护士的数量；护士排班兼顾临床需要和护士意愿，体现对患者的连续、全程、人性化护理。

(4) 医院应当制定护士人力紧急调配预案，建立机动护士人力资源库，及时补充临床护理岗位护士的缺失，确保突发事件以及特殊情况下临床护理人力的应急调配。

【完善绩效考核制度】

1. 医院应当建立并实施护士定期考核制度，以岗位职责为基础，以日常工作和表现为重点，包括：护士的工作业绩考核、职业道德评定和业务水平测试。考核结果与护士的收入分配、奖励、评先评优、职称评聘和职务晋升挂钩。

2. 工作业绩考核主要包括：护士完成岗位工作的质量、数量、技术水平以及患者满意度等情况；职业道德评定主要包括：护士尊重关心爱护患者，保护患者隐私，注重沟通，体现人文关怀，维护患者权益的情况，其中护理管理岗位还应当包括：掌握相关政策理论、管理能力、德才兼备的情况；业务水平测试主要包括：护士规范执业，正确执行临床护理实践指南和护理技术规范，为患者提供整体护理服务和解决实际问题的能力。

3. 实行岗位绩效工资制度，护士的个人收入与绩效考核结果挂钩，以护理服务质量、数量、技术风险和患者满意度为主要依据，注重临床表现和工作业绩，并向工作量大、技术性难度高的临床护理岗位倾斜，形成有激励、有约束的内部竞争机制，体现同工同酬、多劳多得、优绩优酬。

4. 完善护士专业技术资格评价标准，更加注重工作业绩、技术能力，更加注重医德医风，更加注重群众满意度。可以根据国家有关规定放宽职称晋升的外语要求，不对论文、科研作硬性规定。

【加强护士岗位培训】

1. 建立并完善护士培训制度　根据本医院护士的实际业务水平、岗位工作需要以及职业生涯发展，制定、实施本医院护士在职培训计划，加强护士的继续教育，注重新知识、新技术的培训和应用。护士培训要以岗位需求为导向、岗位胜任力为核心，突出专业内涵，注重实践能力，提高人文素养，适应临床护理发展的需要。

2. 加强新护士培训　实行岗前培训和岗位规范化培训制度。岗前培训应当包括：相关法律法规、医院规章制度、服务理念、医德医风以及医患沟通等内容；岗位规范化培训应当包括：岗位职责与素质要求、诊疗护理规范和标准、责任制整体护理的要求及临床护理技术等，以临床科室带教式为主，在医院内科、外科等大科系进行轮转培训，提高护士为患者提供整体护理服务的意识和能力。

3. 加强专科护理培训　根据临床专科护理发展和专科护理岗位的需要，按照卫生部和省级卫生行政部门要求，开展对护士的专科护理培训，重点加强产科专科、新生儿护理、妇科肿瘤等专业领域的骨干培养，提高专业技术水平。

二、妇产科岗位职责

【护士长】

1. 在护理部、总护士长和科主任的领导下负责病房行政管理和护理业务工作。

2. 根据护理部和科室目标管理计划,认真组织落实,并做好检查和记录工作。

3. 负责本病房护理人员素质教育和思想教育,改进服务态度,密切医护配合,建设良好的护理团队。

4. 每日根据患者的数量及病情需要合理排班。

5. 合理安排和检查病房护理工作,参与并指导危重、大手术患者的护理及抢救工作。

6. 督促护理人员严格执行各项规章制度和操作规程,严防差错事故的发生。

7. 定期参加科主任和主治医师查房,参加科内会诊及大手术或新手术前疑难病例、死亡病例的讨论。

8. 落实护理人员业务学习及技术训练,组织护理查房。

9. 积极开展新技术、新业务及护理科研工作。组织领导护理人员的业务学习和技术培训,并督促实施促进母乳喂养措施。每周检查母乳喂养指导及落实工作(产科)。

10. 指导教学老师做好病房各类人员的临床教学工作,定期检查带教情况。

11. 定期督促检查药品、一次性物品、仪器设备、护理用具和被服的请领及保管。

12. 监督配膳员、保洁员的工作质量,及时与相关部门沟通。

13. 督促检查产房消毒隔离工作,保持产房清洁、整齐、安全,有效控制院内感染(产科)。

14. 负责胎盘的收集,保管和清点工作(产科)。

15. 负责新生儿预防接种疫苗的管理和《出生医学证明》的管理(产科)。

16. 定期召开患者座谈会,落实健康教育工作,认真听取患者的意见,不断改进病室管理工作。

17. 负责本病房防火、防盗等安全工作,严格执行安全保卫和消防措施。

18. 按时完成护士长质量考核报告和护士长月报表,按时上交护理部。

【教学老师】

1. 在护士长领导下,负责病房临床护理教学及科研工作的管理和实施。

2. 负责制定和实施本病房内各层次实习护生和护理进修人员的实习计划,并及时与护理部及学校沟通。

3. 组织并参加具体的教学活动,如病房小讲课、操作示范、病历讨论、教学查房、临床带教、阶段考核、出科考试及总结评价等。

4. 针对不同层次实习护生,安排相应带教资格的护士带教,并检查教学计划的落实情况,及时给予评价和反馈。

5. 关心实习护生的心理及专业发展，帮助学生尽早适应临床环境，及时发现实习中的问题并给予反馈。

6. 负责病房带教护士的培训，与护士长一起定期对带教护士进行考核。

7. 负责本病房在职护士继续教育工作，认真记录、审核各类继续教育学分情况，配合护理部完成每年的学分审核工作。

8. 带领或指导护士开展护理科研，积极撰写并发表护理论文。

9. 协助护士长做好病房管理工作，护士长不在时，代理护士长工作。

【病房责任护士】

1. 责任护士为患者提供基础护理、病情观察、治疗、沟通和健康指导等系统全面的护理，且护士与患者相互知晓责任对应关系，体现护理服务连续性和全程化。

（1）负责接待新入院患者，做好入院宣教和身体评估，了解患者病情，掌握护理重点，填写各项护理表格。

（2）负责患者服药、各种注射、治疗及护理。

（3）完成基础护理，做到患者"六洁"，定期更换被服，床单位整洁规范。

（4）协助患者进食，了解饮食情况。

（5）定时巡视患者，做好病情观察和记录。按时收集各种标本。

（6）做好计划生育围产期保健，母乳喂养的健康知识宣教，并指导产妇喂养的方法。

（7）经常与患者交流，做好患者心理护理。

2. 掌握所管患者的病情，包括：姓名、年龄、诊断、治疗、异常检查化验、心理状况、健康指导、观察及护理要点。

3. 每日为新生儿洗澡，脐带消毒，进行全身检查及护理，并定时更换尿布（产科）。

4. 遵医嘱完成新生儿疫苗接种及接种后的观察（产科）。

5. 定期参加查房，了解所负责患者的病情和治疗进展。

6. 责任护士在护理患者过程中发现有任何难点和疑问，应及时请教更高能级的责任护士或护士长，保证护理措施实施到位。

7. 承担实习护生和进修护士的临床带教工作。

8. 责任护士负责的患者数量，患者病情轻重程度及岗位风险与责任护士所属能级相对应。

【病房主管护士】

1. 在护士长领导下，参与病房全面管理，督促检查各班护理人员认真贯彻岗位职责及各项规章制度的落实情况。

2. 负责安排新入院、转科患者的床位，办理相关入院（科）手续。整理患者的病历，办理相关手续。

3．负责医嘱的处理、核对和打印工作。掌握患者的病情，每日书写病室报告。

4．协助护士长检查各班执行医嘱情况及表格书写的质量。

5．负责指导疑难重症患者护理，并开展护理新技术、新业务。

6．协助护士长解决护理工作中出现的紧急情况，参加危重患者的抢救工作。

7．负责管理口服药、注射药、静脉溶液、外用药物、毒麻限剧药品和贵重药物。每日清点基数药品数量，定期检查药品效期并记录，妥善保管。及时给患者办理退药。保持药柜、药车清洁，整齐。

8．负责抢救车物品和药品的清点与准备，保证急救物品处于完好状态。

9．负责患者会诊、检查、转科安排及督促各种检查通知单的外送工作。

10．负责落实各种特殊化验或检查的联系、带药、容器准备等，并协助责任护士向患者做好宣教。

11．负责消毒隔离和无菌物品管理，做到无菌物品每日清点数量及效期并记录，保持无菌物品的清洁、整齐。与消毒供应中心交换消毒物品，检查数量及消毒日期。每周清理冰箱，定期进行冰箱化冰。

12．保持办公室及护士站的物品到位、清洁、整齐以及表格的准备。

13．负责并指导护生和进修护士的带教工作。

14．护士长不在时代理护士长工作。

【产房护士】

1．树立以孕产妇为中心的思想，对孕产妇充满爱心、责任心，对人友善，关心他人，与同事互相协作，文明用语。

2．刻苦学习专业知识，熟练掌握基本理论、基础知识、基本技能，不断寻求自身的专业发展。

3．严格执行规章制度和无菌操作技术，避免差错事故的发生和交叉感染。

4．协助医师进行接产工作，遇产妇发生并发症、胎儿宫内窘迫和新生儿窒息时，立即报告医生并配合医生进行抢救。

5．严格床旁交接班制度，包括孕产妇、新生儿情况。

6．严密观察产程进展，做好各种记录，做好接产前准备，保证急救药品、物品处于完好备用状态。

7．认真执行促使母乳喂养成功的十条标准，做到产后一小时内早吸吮，并能正确指导母乳喂养。

8．保持产房的清洁整齐，定期进行消毒。

9．负责管理产房和婴儿室的药品器材。

【助产士】

1．在护士长的领导和医师的指导下进行工作。

2．负责正常产妇接产工作，协助医师进行难产的接产工作，做好接产准备，注意产程进展和变化，遇产妇发生并发症或婴儿窒息时，应立即采取紧急措施，并报告医师。适时做好产妇母乳喂养宣教及指导。

3．经常了解分娩前后的情况，严格执行技术操作常规，注意保护会阴及妇婴安全，严防差错事故。

4．保持产房的整洁，定期进行消毒。

5．做好计划生育围产期保健和妇婴卫生的宣传教育工作，并进行技术指导。

6．负责管理产房的药品和器材。

7．根据需要，负责孕期检查、外出接产和产后随访工作。

8．指导进修、实习人员的接产工作。

三、妇产科岗位任职条件

【护士长】

1．教育水平及工作经验　大专以上学历，护师以上职称，6年以上临床护理工作经验。

2．专业背景　护理专业，助产专业。

3．资格证书　护士执业资格证书。

4．培训经历　妇（产）科护理新技术、新方法的培训，护理管理知识培训，妇（产、新生儿）科培训，专业外语知识培训，人力资源管理培训等。

5．外语水平　中级水平。

6．知识　精通护理管理知识，精通妇（产、新生儿）科护理知识，熟悉计算机等办公设备的应用知识，熟悉相关专业的外语知识，了解与妇（产）科护理工作有关的国内外护理技术的发展状况。

7．能力　较强的领导能力，很强的计划制定和执行能力，良好的人际沟通和协调能力，熟练掌握各种护理操作技能，掌握各种疾病的抢救，能解决妇（产）科护理工作中的疑难问题，具有良好的专业外语阅读和交流应用能力，具有一定的教学科研能力。

【教学老师】

1．教育水平及工作经验　大专以上学历，护师以上职称，5年以上临床护理工作经验。

2．专业背景　护理专业，助产专业。

3．资格证书　护士执业资格证书。

4. 培训经历　教学技能培训，科研知识培训，人际沟通培训，专业业务培训。

5. 知识　精通妇（产、新生儿）科护理知识，熟悉计算机等办公设备的应用知识，熟悉相关专业的外语知识，了解与妇（产）科护理工作有关的国内外护理技术的发展状况。

6. 能力　能解决妇（产）科护理工作中的疑难问题，具有一定的教学科研能力及人际沟通能力。

【病房护士】

1. N1 责任护士

（1）教育水平及工作经验：国家认可护理专业或助产专业毕业，3 年以下护士。

（2）专业背景：护理专业，助产专业。

（3）资格证书：护士执业资格证书。

（4）培训经历：院内护理业务培训，完成继续教育学分 25 分。

（5）外语水平：初级以上水平。

（6）计算机水平：可操作计算机常用办公系统。

（7）知识：了解妇（产）科疾病及用药知识，了解妇（产）科常见并发症及相关护理知识，掌握新生儿护理知识（产科），掌握妇（产）科常用仪器的操作规程、报警识别及紧急处理知识。

（8）能力：掌握产科各种护理操作技能，具备一定的沟通与协作能力，有一定的应变及处置能力，在高年资护士指导下为患者提供个性化的护理指导及健康宣教，能参与各种抢救工作。

2. N2 责任护士

（1）教育水平及工作经验：国家认可护理专业或助产专业毕业，4 年及以上护士或 3 年及以下护师。

（2）专业背景：护理专业，助产专业。

（3）资格证书：护士执业资格证书。

（4）培训经历：参加护理业务培训，完成继续教育学分 25 分，且护师Ⅰ类学分 10 分，Ⅱ类学分 15 分；参与专业学术交流，专科培训。

（5）外语水平：初级以上水平。

（6）计算机水平：熟练掌握常用计算机办公系统。

（7）知识：掌握产科疾病及用药知识，掌握妇（产）科常见并发症及相关护理知识，掌握妇（产）科常用仪器的操作规程、报警识别及紧急处理知识。熟练掌握新生儿护理知识（产科）。

（8）能力：熟练掌握妇（产）科各种护理操作技能，具备良好的沟通与协作能力,能为患者提供个性化护理指导及健康宣教,能正确处理突发事件,配合医生实施各种抢救工作,有一定的临床护理教学能力。

3. N3责任护士

(1)教育水平及工作经验:国家认可护理专业或助产专业毕业,4年及以上护师或3年及以下主管护师,从事临床护理工作6年及以上。

(2)专业背景:护理专业,助产专业。

(3)资格证书:护士执业资格证书。

(4)培训经历:继续教育学分25分,且Ⅰ类学分10分,Ⅱ类学分15分;临床教学和科研培训,参与专业学术交流,专业培训或资格认证。

(5)外语水平:中级以上水平。

(6)计算机水平:熟练掌握常用计算机办公系统。

(7)知识:熟悉妇(产)科疾病及用药知识,熟练掌握妇(产)科常见并发症及相关护理知识,熟练掌握产科常用仪器的操作规程、报警识别及紧急处理知识。熟练掌握新生儿护理知识。了解与妇(产)科护理工作有关的国内外护理技术的发展状况。

(8)能力:熟练掌握妇(产)科各种护理操作技能,具备良好的沟通与协作能力,能为患者提供个性化护理指导及健康宣教,能正确处理突发事件,能够正确熟练地配合医生实施各种抢救工作,有一定的护理质量管理、临床护理教学及科研能力,熟练掌握产科各种并发症的识别及紧急处理。

4. N4责任护士

(1)教育水平及工作经验:国家认可护理专业或助产专业毕业,4年及以上主管护师或副主任护师,从事临床护理工作12年以上。

(2)专业背景:护理专业,助产专业。

(3)资格证书:护士执业资格证书,专科护士资格证书。

(4)培训经历:继续教育学分25分,且Ⅰ类学分10分,Ⅱ类学分15分;临床教学和科研培训,参加专业学术交流,专业培训或资格认证培训。

(5)外语水平:中级以上水平。

(6)计算机水平:熟练掌握常用计算机办公系统。

(7)知识:熟悉妇(产)科疾病及用药知识,熟练掌握妇(产)科常见并发症及相关护理知识,熟练掌握妇(产)科常用仪器的操作规程、报警识别及紧急处理知识。熟练掌握新生儿护理知识。了解与妇(产)科护理工作有关的国内外护理技术的发展状况。

(8)能力:熟练掌握妇(产)科各种护理操作技能,具备良好的沟通与协作能力,能为患者提供个性化护理指导及健康宣教,具有良好的专业技术水平及判断能力,熟练掌握各种并发症的识别及紧急处理,能够正确熟练地配合医生实施各种抢救工作,有一定的护理质量管理,临床护理教学及科研能力,能协助护士长解决护理工作中的疑难问题。

四、妇产科能级管理

【任职条件】

各层级护士任职基本条件(表1-1),各层级护士申请晋级时需要同时满足以下两个资格条件。

表1-1　各层级护士任职基本条件

层级	护龄	职称	晋级科室工作年限
N1	≤3年	护士/低年护师	不要求
N2	>3年	高年护士/护师	要求,在晋级科室工作0.5年
N3	≥8年	高年护师/主管护师	要求,在晋级科室工作1年
N4	≥12年	高级职称/专科护士	要求,在晋级科室工作3年

1. 资格条件一　通过拟晋级层级的理论考试和操作考试。

(1)晋级理论考试实施方案

1)在目前每季度理论考试的基础上(护理部组织第一、三季度理论考试,科室组织第二、四季度理论考试),利用其中一次季度考试作为晋级理论考试。

2)实行分层理论考试,试卷分为N1、N2、N3、N4。

3)理论考试试题包括基础部分和专科部分,基础部分由护理部出题,专科部分由大科出题。不同层级试卷基础题和专科题所占比例不同,具体见表1-2。

表1-2　各层级护士理论考试比例

层级	基础部分所占比例	专科部分所占比例
N1	80%	20%
N2	60%	40%
N3	40%	60%
N4	30%	70%

(2)晋级操作考试实施方案

1)实行分层级操作考试,确定N1、N2、N3、N4各层级护士操作考核项目。

2)按照现有的每年操作考试方式,由科室护士长和教学老师负责对本科室不同层级的护士进行操作考核,护理部定期监督检查考核情况。

3)各层级理论和操作成绩所占比例,具体见表1-3。

表 1-3　各层级护士操作理论成绩比例

层级	理论成绩所占比例	操作成绩所占比例
N1	50%	50%
N2	60%	40%
N3	60%	40%
N4	70%	30%

2．资格条件二　全年考勤达到要求即为：全年出勤率≥95%的护士有晋级资格。如一年250天工作日，出勤≥237.5天/年，即病事假等缺勤≤12.5天。如果缺勤超过12.5天，本年度无资格参加晋级聘任。

【考核评价】

晋级聘任考核评价由工作量、工作质量和工作能力及表现构成。每个考核项目予以量化分值，不同层级的护士各个考核项目所占的比例分别见表1-4。

表 1-4　各层级护士晋级聘任考核项目比例

考核项目	工作量	工作质量	工作能力及表现
N1	30%	30%	40%
N2	30%	30%	40%
N3	25%	30%	45%
N4	20%	30%	50%

1．工作量考核评价方法　护士填写工作量考核表，科室护士长考核护士工作量完成情况，并给予考核成绩。

2．工作质量考核评价方法

（1）工作质量考核：护士长根据日常考核、表扬及投诉、患者评价和带教学生评价情况酌情加减分。

（2）护理差错：由于个人原因造成的护理差错，给予不同程度减分。

3．工作能力及表现考核评价方法　采用同行评议方式，予以量化考核并得出考核成绩。

（1）同行评议内容（不同层级的护士同行评议表格相同），见表1-5。分值含义：分值越高，表示评价越好，5分为优秀；4分为良好；3分为一般；2分为不理想；1分为不合格。

（2）同行评议实施方法

1）护士长对所有护士进行评议。

2）全体护士相互进行评议。

3）病房主治医生1人、住院医生1人对护士进行评议。

表 1-5　同行评议表

项目	5	4	3	2	1
工作态度					
工作责任心					
工作完成质量					
沟通能力					
协作能力					
解决问题能力					
突发事件应急能力					

（3）同行评议得分所占比例，见表 1-6。

表 1-6　同行评议表得分所占比例

层级	护士长评议	护士评议	医生评议
N1	60%	30%	10%
N2	50%	40%	10%
N3	50%	40%	10%
N4	60%	30%	10%

（郭　羽　李　颖）

第四节　妇产科专科工作制度

一、产房及母婴同室管理

产房及母婴同室病房，因为针对的是新生儿，需要更加严格的消毒隔离，从而避免院内交叉感染。

【产房消毒隔离制度】

1. 产房每 4 小时通风一次，每次 30 分钟。保持室温 24～26℃，相对湿度50%～60%。

2. 产房每日清洁消毒一次，用 0.05% 含氯消毒剂擦拭各种台面及物体表面（家具、产床、辐射台等），地面清洁用 0.05% 含氯消毒剂浸泡后的拖把拖洗，每日 2 次。

3. 每月进行彻底消毒一次，包括：墙面、地面等。

4. 每季度进行空气培养，有异常时要及时汇报院感染办公室处理。

5. 产房每个患者所用布类物品均一人一套，若有污染及时更换。剖宫产小车所用布类中单一人一换。

6. 产房每分娩一名产妇后,须用 0.05% 含氯消毒剂擦拭各种台面及物体表面(家具、产床、辐射台等),地面清洁用 0.05% 含氯消毒剂浸泡后的拖把拖洗。

7. 产房内各种无菌物品必须存放在干燥清洁的环境,有名称及灭菌日期。每日清点无菌物品,保证无过期物品。

8. 无菌物品使用时应注明开启日期及时间,发现过期及潮湿等不得使用。

9. 产房工作人员在进行各种操作时应严格遵守无菌操作原则。

10. 产房及待产室除本科室人员外,其他科室人员及家属限制入内。产房生产过程限 5 名医护人员在场。产房走廊禁止穿行。

11. 医用垃圾有专人负责处理并有专用通道进行运送。

【母婴同室消毒隔离制度】

1. 母婴同室病房室温保持在 24～26℃,相对湿度 50%～60%。病室布局合理,床间距大于 1 米。

2. 病室每日通风 3～4 次,每次 15～20 分钟。通风时注意为孕产妇及新生儿保暖。

3. 病室每日要进行消毒。地面用 0.05% 含氯消毒剂消毒地面,每日 2 次。病房中的门窗、床头桌、洗手池、门把用 0.05% 含氯消毒剂擦拭,每日 1 次。床单位用 0.05% 含氯消毒剂擦拭,每周一次。

4. 产妇出院后,床单位及新生儿车应进行严格终末消毒。有急诊或肝炎等传染病及感染产妇出院后,床单位要单独消毒处理。

5. 病室按收治患者密度情况进行大消毒,包括:墙面、地面。

6. 每季度进行空气培养,有异常时要及时汇报处理。

7. 每个病房备有快速手消毒剂,用于工作人员操作前后的手消毒。

【新生儿安全制度】

1. **身份识别** 全部新生儿均要有手脚腕条标志。自然分娩新生儿出生断脐后,产房护士写好手腕条及脚腕条并与产妇核对无误后系于新生儿手腕及脚腕。生产完毕后,护士将新生儿与产妇一同从产房推出并与母婴同室护士交接。剖宫产产妇返回病房后产房护士将新生儿推出产房至母婴同室,并与母婴同室护士交接。新生儿出产房前一定要核对腕带无误后方可推到母婴同室病房。腕条注明母亲姓名、病案号、新生儿性别。要求护士做任何操作前(注射疫苗、洗澡、喂奶、换尿布等)均须核对手脚腕条和床头卡。

2. **严防坠床** 为新生儿执行各项医疗护理操作过程前,备齐用物;操作过程中,视线不能离开新生儿;如遇特殊情况应告知产妇安置好新生儿,在保证新生儿安全的前提下,方可离开。

3. 每日沐浴要求一个护士负责一个新生儿的全程洗澡过程，中途不更换。洗澡前核对手脚腕条、床头卡，洗澡后再次核对手脚腕条、床头卡。出洗澡间前再次核对手脚腕条、床头卡。操作过程中如果手脚腕条遗落，核对后及时补充，手脚腕条字迹不清时两人核对后更换。

4. 新生儿出院前由责任护士与产妇核对腕条无误后，协助产妇为新生儿穿好衣服方可离开。

5. 喂哺新生儿奶、水时，应将新生儿抱起，不宜抱起者，采取头高侧卧位，防止呛咳或呕吐；喂奶后将新生儿头偏向一侧，防止呕吐后窒息。

6. 测量体温时，应告知产妇在床边守护，以手扶持，防止体温表折断而伤害新生儿皮肤。

7. 使用暖水袋保暖时，注意水温，避免烫伤新生儿。

8. 根据气温变化，及时增减盖被，避免过热或受凉，勿使盖被堵住患儿口鼻，以防窒息。新生儿床头不放杂物。

9. 及时更换尿布，避免尿液及粪便刺激皮肤，损伤皮肤。

10. 严格交接班制度，要求各班护士床头交接班对出生24小时内新生儿逐个打包检查脐带有无渗血并当面交接新生儿数目。

二、计划生育/手术室管理

【手术室护士职责】

1. 严格执行手术间管理制度，对进出手术间的各类人员进行管理。

2. 负责监督手术间物理环境达标，包括：环境清洁、空气清新、温湿度适宜、充足照明等。定期进行细菌培养。

3. 保证手术间内各种仪器、设备运转正常，每日清查并记录。

4. 保持无菌物品清洁整齐，每日清查并记录。

5. 严格执行药品（包括毒麻药）管理、登记制度，每日清点，认真记录并签名。

6. 严格执行病理核对、交接制度，保证病理标本配送准确，无遗漏。

7. 手术期间，负责患者的安全，包括：医疗安全、护理安全、人身安全等。

8. 严格执行无菌操作技术，并负责监督手术人员的技术规范。

9. 执行工作人员管理细则，加强自我保护意识。

【人员管理】

1. 医护人员管理

（1）进入手术室人员必须按规定更换手术衣，换拖鞋或穿鞋套，戴好帽子、口罩。

（2）严禁佩戴各类饰物及携带各种与手术无关的用品进入手术室。

（3）手术室工作人员必须严格遵守无菌操作原则，认真执行操作规范。

（4）手术室内应保持肃静，不可大声说话或谈论与手术无关的话题。

（5）严格控制进出手术室人数，参加手术及相关工作人员不超过5人，其他人员不准入内。

（6）非手术室工作人员（如参观、学习、其他辅助科室工作人员等）进入手术室必须经有关人员批准，并严格控制人数。入室前需戴好口罩、帽子，穿隔离衣、鞋套。手术过程中不得随意走动，不得跨越手术区域。

2. 手术患者管理

（1）患者入院后应更换病号服，进入手术区需更换拖鞋。

（2）患者随身物品交与家属看管，不允许带入手术室。

（3）家属在病房外等候，不可随患者进入手术区。

【核对及交接班制度】

1. 手术前

（1）患者入院后，由责任护士负责为患者佩戴手腕条，并完成评估单的书写，包括：体温、脉搏、呼吸、血压的测量，并准确记录。

（2）责任护士将患者送至主管医生处完成病历书写及手术签字。

（3）主管医生完成病历书写及签字后，将患者带入手术区等候，并将病历交与手术护士，交待病情及手术方式。

（4）手术开始前，手术护士、医生同时对患者、病历进行核对，包括：姓名、病案号、诊断、手术名称、药物过敏史、化验结果等。

（5）手术护士核对医嘱单，了解患者饮食情况，并准备手术。

2. 手术中

（1）麻醉前，手术护士、医生需再次核对患者姓名，并向患者交代术中注意事项，以取得患者的配合。

（2）术中用药，需手术护士、医生双人核对，确认后方可使用。

（3）手术过程中，随时对患者整体情况进行监测，如发生异常情况，遵医嘱及时处理。

（4）安抚患者，缓解患者紧张情绪。

（5）配合医生完成手术。

3. 手术后

（1）手术护士与责任护士同时协助患者返回病室，同时交接患者手术情况、观察要点、输液情况及药物使用情况。

（2）责任护士向患者及其家属交代术后注意事项及进行出院指导。

（3）手术护士协助医生按照相关规定处理手术器械及用物。

（4）严格遵守病理核对、交接制度，完成病理收集、送检工作。

4. 病理标本核对、交接制度

（1）手术结束后，手术护士需与医生确认病理性质及份数，准备相应的容器并装入标本固定液。

（2）由医生分装病理后，将病理标本条码粘贴在容器外，病理及病理单同时放入病理箱中。

（3）手术护士在病理登记本上登记患者姓名、病案号、病理份数，医生与手术护士核对后分别签字确认。

（4）外勤查收、送检病理时，需与手术护士核对无误后，在病理登记本上签字。

【消毒隔离制度】

1. 手术室每班通风一次，每次 30 分钟，保持室温 24～26℃，相对湿度 60%～65%。

2. 手术室每日清洁消毒一次，用 0.05% 含氯消毒剂擦拭各种台面及物体表面（家具、手术床、窗台及治疗车等），地面清洁用 0.05% 含氯消毒剂浸泡后的拖把拖洗，每日两次。

3. 每两周进行彻底消毒一次，包括墙面、地面、空调出风口处等。每季度做细菌培养一次（包括空气、物品表面和灭菌后的物品）报告存档。

4. 手术室每个患者所用布类物品均一人一套，若有污染及时更换。

5. 乙肝表面抗原阳性及血源性传染手术应放在当日手术最后一台，用后物品单独处理消毒。

6. 手术室内各种无菌物品必须存放在干燥清洁的环境，有名称及灭菌日期。每日清点无菌物品，保证无过期物品。

7. 手术室工作人员在进行各种操作时应严格遵守无菌操作原则。

8. 手术室及外走廊禁止无关人员入内、穿行、停留。

9. 医用垃圾由专人负责处理并由专用通道进行运送。

【仪器管理制度】

1. 手术室仪器设备均建立账目，并定期清点，以防丢失，保证物资安全。

2. 仪器由专业维修人员定期进行检验、校正、维护，以确保仪器的正常使用。

3. 每日手术结束后，使用过的人流负压吸引器用 0.05% 含氯消毒剂擦拭消毒，广口瓶及吸引管浸泡消毒。

4. B 超监护仪等仪器每人次使用后须用 0.05% 含氯消毒剂擦拭探头，每周用 0.05% 含氯消毒剂擦拭仪器及管线。

5. 手术床每日术后用 0.05% 含氯消毒剂擦拭消毒。

6. 手术冷光灯每日用 0.05% 含氯消毒剂擦拭消毒。

三、产科分级护理制度

确定孕产妇的护理级别，应当以孕产妇病情和生活自理能力为依据，根据孕产妇的情况变化进行动态调整。因产科患者的特殊性，入院均是孕妇，需要护理人员随时观察孕妇及胎儿的变化。病情相对变化快，故孕妇入院均是一级或二级护理。病情严重的确定特级护理。

【特级护理】

1. 分级标准

（1）病情危重，随时可能发生病情变化需要进行抢救的孕产妇。

（2）子痫抽搐及产后大出血孕产妇。

2. 服务内涵

（1）严密观察孕产妇病情变化，监测生命体征，准确测量并记录出入量。

（2）根据医嘱正确执行各项治疗及用药，配合医生实施各项急救措施。

（3）做好专科护理，如皮肤护理、管路护理、压疮护理及各种并发症的预防。

（4）安全预防措施到位。

（5）根据孕产妇病情，完成基础护理。

（6）了解孕产妇及家属心理需求以及健康教育需求，有针对性开展心理指导及健康指导。

（7）严格执行危重患者床旁交接班。

（8）履行告知义务，尊重孕产妇及家属知情权。

（9）定时通风，保持病室空气清新及环境整洁。

【一级护理】

1. 分级标准

（1）剖宫产手术第一天病情稳定的产妇。

（2）自然分娩第一天病情稳定的产妇。

（3）医嘱为病重的孕产妇。

（4）胎膜早破孕妇。

（5）保胎孕妇（医嘱要求卧床）。

（6）新生儿。

2. 服务内涵

（1）每小时巡视，观察患者病情，子宫收缩及新生儿情况。

（2）提供专科护理如会阴护理、乳房护理、脐带护理及各种并发症的预防。

（3）根据医嘱正确执行各项治疗及用药。

（4）根据患者病情及生活自理能力，实施基础护理。

(5) 关注患者安全,根据患者情况采取相应预防措施。

(6) 提供产后母乳喂养宣教。

(7) 定时通风,保持病室空气清新及环境整洁。

【二级护理】

1. 分级标准

(1) 剖宫产术后第一天、第二天。

(2) 自然分娩产后第一天、第二天。

(3) 入院待产患者如催产素滴注引产患者、高血压患者。

(4) 择期手术患者。

2. 服务内涵

(1) 每2小时巡视,观察患者病情变化及新生儿情况。

(2) 根据患儿病情需要,提供专科护理如会阴冲洗,乳房护理。

(3) 协助患者做好生活护理。

(4) 根据患者病情需要,测量生命体征。

(5) 根据医嘱正确执行各项治疗及用药。

(6) 指导患者预防跌倒措施,提供产后母乳喂养宣教。

(7) 提供护理相关的健康指导。

(8) 定时通风,保持病室空气清新及环境整洁。

四、妇科分级护理制度

确定患者的护理级别,应当以患者的病情和生活自理能力为依据,根据患者情况的变化进行动态调整。

【特级护理】

1. 分级标准

(1) 病情危重,随时可能发生病情变化,需严密观察病情的患者;

(2) 当日行全麻妇科肿瘤手术患者。

2. 服务内涵

(1) 严密观察患者病情变化,监测生命体征,准确测量并记录出入量。

(2) 根据医嘱正确执行各项治疗及用药,配合医生实施各项急救措施。

(3) 做好专科护理,如各种引流管的护理、伤口及阴道出血的观察与护理等。

(4) 做好术后并发症的预防,如被动肢体锻炼、抗血栓压力带的使用等。

(5) 关注患者安全,根据患者具体情况采取相应的预防措施。

(6) 根据患者病情,完成基础护理(六洁到位:口腔、头发、手足、皮肤、会阴、床单位);协助患者进餐;协助卧床患者翻身、床上移动等,保持患者功能体位及卧位舒适;协助患者拍背,促进有效咳嗽、咳痰等。

(7)了解患者、家属心理需求及对健康教育的需求,有针对性地开展心理指导及健康教育。

(8)严格执行危重患者床旁交接班。

(9)履行告知义务,尊重患者及家属的知情权。

(10)定时通风,保持病室空气清新及环境整洁。

【一级护理】

1.分级标准

(1)病情趋向稳定的重症患者;

(2)治疗期间需要严格卧床的患者;

(3)全麻妇科肿瘤手术术后的患者;

(4)当日行妇科静脉麻醉或病房小型手术患者。

2.服务内涵

(1)每小时巡视,观察患者病情变化。

(2)根据患者病情需要,定时测量生命体征。

(3)根据医嘱正确执行各项治疗及用药。

(4)做好专科护理,如各种引流管的护理、伤口及阴道出血的观察等。

(5)做好术后并发症的预防,如被动肢体锻炼、协助患者床旁活动、抗血栓压力带的使用等。

(6)安全预防措施到位。

(7)根据患者病情及生活自理能力,实施基础护理(六洁到位:口腔、头发、手足、皮肤、会阴、床单位);协助患者进餐;协助卧床患者翻身及床上移动等。

(8)给患者和家属提供护理相关的健康指导,如饮食指导等。

(9)定时通风,保持病室空气清新及环境整洁。

【二级护理】

1.分级标准

(1)病情稳定,限制活动、卧床的患者;

(2)术后恢复期、年老体弱、行动不便、生活部分自理的患者。

2.服务内涵

(1)每2小时巡视,观察患者病情变化。

(2)根据患者病情需要,测量生命体征。

(3)根据医嘱正确执行各项治疗及用药。

(4)根据患者病情需要,提供专科护理,如各种引流管护理、会阴伤口护理等。

（5）指导患者采取措施预防跌倒／摔伤。

（6）协助生活部分自理患者做好基础护理。

（7）提供护理相关的健康指导及功能指导。

（8）定时通风，保持病室空气清新及环境整洁。

【三级护理】

1. 分级标准

（1）生活完全自理且病情稳定的患者；

（2）生活完全自理术前完善检查的患者；

（3）生活完全自理处于康复期的患者。

2. 服务内涵

（1）每3小时巡视，观察患者病情变化。

（2）根据患者病情需要，测量生命体征。

（3）根据医嘱正确执行治疗及用药。

（4）指导患者采取措施预防跌倒／摔伤。

（5）做好待查患者的心理护理。

（6）定时通风，保持病室空气清新及环境整洁。

（7）做好入院、出院等相关内容的宣教与指导。

五、妇产科人力资源调配制度

1. 遵循"以患者为中心"的指导原则，合理安排各班次的人力，实行弹性排班。

2. 根据患者的病情轻重来分配所对应的能级护士。N1负责病情相对简单患者的护理，N2负责病情较复杂患者护理，N3负责病情疑难危重症患者的护理。患者若有突发病情变化，及时调整所对应的能级护士。N1可参与重症患者护理配合。N2和N3承担急、危重症患者的抢救及配合。

3. 根据护士所负责的患者病情轻重调整护士所管患者的数量，保证人力充足，合理配置。白天责任护士不少于4人，夜班责任护士不少于2人，周末责任护士不少于4人，节假日根据患者人数调配责任护士。

4. 提前了解手术患者的数量和手术大小情况，根据手术情况调配人力。并且根据情况，在科内调配人力，保证护理工作质量，同时满足护士的生活需要。手术日保证充足人力，无手术时，或手术量减少时适当减少责任护士数量。手术台数大于10台／日时，增加夜班护理员1名，以加强对患者的巡视和基础护理。

5. 如遇突发事件需要增加人力时，护士长合理安排人力进行人员临时调配。

6. 按照护士分层进行排班,做到人员搭配合理,保证护理质量。排班前根据护士休假需求,在确保完成护理工作的基础上满足护士意愿,做到劳逸结合。避免同一病房同时多人休假,设立休假申请制度,做到早计划、早安排。护士如需临时调班,必须在同一层级护士之间调班,确保护理质量。

7. 在护理部指导原则下,根据病房实际情况调整人员配比,必要时请求总护士长协调。

(李 蕊 张嘉美)

第五节 妇产科护理内容

一、妇科护理内容

【常见症状】

外阴及阴道瘙痒、阴道出血、白带异常、下腹部肿块、下腹部疼痛等。

【护理评估】

1. 个人及家族史 评估患者的年龄、职业、经济状况、以往的健康情况、传染病史、手术外伤史、药物过敏史、性生活史、生育史。月经周期及经期持续时间、月经量、有无痛经等伴随症状。月经异常的患者应了解前次月经情况,对于绝经患者应询问绝经年龄及绝经后是否有阴道出血、白带异常等症状。了解患者父母、兄弟姐妹的健康状况,家庭成员中有无恶性肿瘤等遗传疾病。

2. 现病史 评估患者目前的主要症状、症状的严重程度,发病缓急等。对于外阴及阴道瘙痒患者应观察外阴是否有抓搔的痕迹,白带是否正常,血糖是否正常;阴道出血患者应注意评估出血量、出血与月经周期的关系,有无疼痛、下腹包块等伴随症状;白带异常患者应了解白带的颜色、性状、气味及白带量;下腹包块患者应评估包块的大小、位置及活动度,是否伴有疼痛等症状。

3. 治疗经过 了解患者接受检查及其结果,如血常规、血液生化、B超、白带检查等;评估患者接受的治疗、疗效及不良反应等情况。

4. 心理社会状况 了解患者的心理状况,有无紧张、焦虑、恐惧等不良心理反应;了解患者家庭成员对疾病的态度、关心程度等;了解患者及家属对疾病的认识。

【护理措施】

1. 阴道出血 ①严密观察患者病情变化,观察并记录阴道出血时间、出血量、血液颜色、性状等,对于大量出血者应注意有无口唇苍白或发绀、烦躁不安、冷汗、意识淡漠、血压下降、脉搏加快、尿量 <30ml/h 等休克表现;②当

患者出现休克表现时立即通知医生,做好抢救准备,并给予氧气吸入,迅速建立静脉通路,遵医嘱给予静脉补液、止血、输血治疗,必要时遵医嘱做好术前准备;③少量出血者应注意休息,大量出血者应绝对卧床;④做好会阴护理,指导患者保持外阴的清洁和干燥,监测体温变化,预防感染,必要时遵医嘱给予抗生素治疗;⑤指导患者遵医嘱用药,注意观察药物的疗效及不良反应;⑥指导患者均衡饮食,增加蛋白质和富含铁剂食物,如牛奶、鸡蛋、鱼、肉、动物肝脏及新鲜水果、蔬菜等。

2. 白带异常 ①观察白带的颜色、量、气味和性质;②指导患者遵医嘱正确使用药物;③保持外阴的清洁干燥,每天会阴冲洗,并指导患者勤换内裤;④白带量较多时指导患者取半卧位,限制炎症扩散;⑤炎症急性发作期应注意休息,避免因疲劳加重症状;⑥急性生殖器炎症期应避免不必要的妇科检查、阴道冲洗,防止炎症扩散。

3. 下腹部肿块 ①注意观察患者下腹部肿块的质地、活动度、大小及有无疼痛和压迫症状等,及时发现肿块破裂或扭转等急腹症征象;②下腹部包块患者出现急性剧烈疼痛时,应加强血压、脉搏、呼吸、体温等生命体征的监测,通知医生,必要时遵医嘱做好术前准备。

4. 下腹部疼痛 ①注重患者疼痛主诉,观察患者对疼痛的反应,了解疼痛的部位、性质、严重程度、伴随症状等,判断可能的原因;②协助患者采取有利于减轻疼痛的体位。对于烦躁不安者,应加强安全防护措施,防止坠床等意外发生;③协助未明确诊断的患者做好各项检查准备并及时向患者讲解检查的目的和注意事项;④遵医嘱给予镇痛药物,但在未明确诊断前严禁随意使用强效镇痛剂或激素,以免掩盖症状,延误病情;⑤已确诊的慢性疼痛患者可遵医嘱选择局部热敷、针灸等方法缓解疼痛,痛经患者应注意休息,可应用局部热敷等方法缓解疼痛。

二、产科护理内容

(一)高危妊娠的护理内容

【护理评估】

1. 个人史及家族史 年龄、职业、身高、体重、结婚年龄、丈夫健康情况,有无吸烟、饮酒嗜好等,了解孕妇的生育史,有无流产史、早产、死胎、死产、低体重儿、巨大儿史,有无性病、传染病、过敏及手术史,孕早期有无服药史,有害药物及致畸因素接触史,如汞、铅、苯、农药、一氧化碳、放射线、病毒感染,有无生殖道畸形或肿瘤史,有无多年不育经治疗后妊娠史,有无先兆子痫或子痫、心脏病、糖尿病、慢性肾炎、肝炎、贫血、甲状腺疾病、佝偻病、结核病史等,有无高血压、精神病、多胎、畸形、遗传病等家族病史。

2. 孕期情况　孕周、预产期、目前子宫高度、大小、形态，骨盆大小及形状，是否闻及胎心，胎心音是否在 120～160 次 / 分、出现胎动时间及胎动的情况，有无胎位异常，孕妇体重变化情况，有无早孕反应情况，有无腹痛、阴道出血，有无分娩合并症及胎膜早破、羊水异常等，分娩时评估产程进展情况、宫缩、胎心率是否正常。

3. 治疗及检查经过　接受的检查及检查结果，如血压、孕酮、尿糖、尿蛋白检测、B 超检查、胎心监护、胎盘功能检查、心电图检查、阴道检查及白带清洁度、滴虫、真菌、TCT 检测、胎儿心电图监测、羊膜镜检查、羊水检查、甲胎蛋白测定等。

4. 社会心理情况　高危孕妇在妊娠早期担心流产及胎儿畸形，孕 28 周后担心早产、胎死宫内或死产，可能因不可避免的流产、死产、胎儿畸形等产生悲观和失落的情绪。

【护理问题】

1. 恐惧　与担心胎儿及自身的健康受到威胁有关。

2. 潜在性悲伤　与可能失去胎儿有关。

3. 焦虑　与缺乏高危妊娠的相关知识有关。

【护理措施】

1. 饮食护理　①指导孕妇健康饮食，改善孕妇的营养状况，保证胎儿健康生长发育；②对胎儿功能减退、发育迟缓的孕妇给予高蛋白、高热量的饮食，补充维生素、铁和钙，必要时遵医嘱给予静脉补充多种氨基酸；③对于妊娠糖尿病、巨大儿的产妇，根据医嘱进行膳食控制。

2. 活动与休息　指导孕妇采取左侧卧位，有助于改善肾循环及子宫胎盘的供血；高危产妇应卧床休息，可改善子宫胎盘血循环，增加雌三醇的合成和排出。

3. 病情观察　①严密观察高危孕妇的一般情况，有无阴道流血、腹痛、高血压、水肿、心力衰竭、胎儿缺氧、高血糖、贫血等症状和体征，及时报告医生并予处理；②分娩时严密观察胎心率及羊水的性状，观察产程进展、宫缩情况，做好母儿监护。

4. 心理护理　①为产妇提供必要的指导和安慰，鼓励产妇诉说内心的不安、焦虑、恐惧等，帮助其消除或减轻恐惧情绪；②运用适当的沟通方式和技巧，帮助产妇及家属放弃不现实的期望；③鼓励和指导家属的参与和支持。

【健康指导】

1. 清洁舒适　孕期排汗量增多，要勤沐浴，勤换衣裤。宜穿宽松、柔软、舒适的衣裤，冷暖适宜。孕期宜穿轻便舒适的鞋子，鞋跟宜低，但不应完全平跟，以能够支撑体重。孕期阴道分泌物增多，应保持外阴清洁，每日清洁外阴或经常洗澡,以免分泌物刺激外阴部,但严禁阴道冲洗。穿透气性好的棉质内裤。

2. 自我监护 ①向高危孕妇及家属介绍合理的孕期自我监护(包括各种异常的自觉症状)及胎儿监护的方法,以便及时发现各种合并症及异常情况,及时就诊;②指导产妇进行产褥期的自我护理和监护,及时发现异常情况,及时就诊。

3. 疾病知识 ①向孕产妇介绍疾病的治疗护理过程及孕产妇的自身情况;②介绍各项检查、护理的目的、意义及对孕妇及胎儿可能产生的影响等,取得孕妇和家属的有效配合;③根据妊娠和疾病的进展向孕妇及家属介绍可能的分娩方式及对母婴的影响等;④指导产妇选择合理的喂养方式。

(二)产后并发症的护理

【护理评估】

1. 个人史及家族史 年龄、职业、婚姻状况、家庭关系、个人生活习惯、对婴儿的期望等,了解产妇的孕产史,有无流产史、早产、死胎、死产史,有无性病、传染病、泌尿及生殖道感染史、过敏及手术史,有无高血压、精神病、畸形、遗传病等家族病史。

2. 本次分娩情况 有无妊娠合并糖尿病、胎膜早破、产程延长、胎盘残留、产道损伤、产后出血、手术分娩或器械助产、新生儿健康状况、对分娩的感受等。

3. 治疗及检查经过 接受的检查及检查结果,如病原体抗原和特异性抗体检测、宫颈分泌物、后穹隆穿刺物、白细胞计数、B超检查、CT、磁共振等。

【护理问题】

1. 体温过高 与产褥感染有关。

2. 舒适的改变 与高热、产褥感染有关。

3. 疼痛 与产褥感染有关。

4. 焦虑 与担心自身健康及婴儿喂养有关。

5. 营养失调:低于机体需要量 与发热消耗过多,摄入量降低有关。

6. 个人应对无效 与发生产后抑郁有关。

【护理措施】

1. 饮食护理 ①高热使患者胃口不佳,可为患者提供易消化、高热量、高蛋白、高维生素的食物;②注意补充水分,每天应至少 2000ml 水。③必要时遵医嘱静脉输液。

2. 病情观察 ①密切观察患者体温、血压、脉搏、呼吸,如有异常及时通知医生;②定期检查血常规及白细胞总数、分类、病原体抗原和特异性抗体检测等,掌握患者病情;③如有高热,可遵医嘱予物理降温,必要时遵医嘱应用抗生素；④观察恶露颜色、性状和气味，子宫复旧情况及会阴伤口情况；⑤高度关注有焦虑症状、手术产及存在抑郁症高危因素的产妇，注意安全保护，避免危险因素。

3．体位与舒适　①高热期保证患者充足的休息和睡眠；②采取半坐卧位，以利恶露的排出；③保持大小便通畅，以减轻盆腔充血，从而减轻疼痛。

4．心理护理　①为患者及家属讲解疾病的知识及自我护理的方法，缓解患者的焦虑情绪；②加强婴儿护理，促进母婴情感交流；③引导产妇诉说分娩、妊娠的感受；④依产妇体力恢复情况，逐渐引导产妇参与护理婴儿的活动，从而培养产妇对婴儿的感情；⑤指导产妇及家属哺乳技能，直至产妇能够独立哺乳；⑥发挥社会支持系统的作用，改善家庭关系，改善家庭生活环境；⑦重症患者需要请心理医师或精神科医师给予治疗。

【健康指导】

1．清洁舒适　指导患者采取自我护理预防感染，产后应保持外阴清洁，每日清洁外阴。高热期，排汗量增多，要勤沐浴，勤换内衣裤，穿透气性好的棉质内裤。

2．哺乳期用药　有些药物可能会通过乳汁分泌影响新生儿健康，应选择对新生儿无影响的药物；虽然有些可能对胎儿有不良影响，但可治疗危及孕妇健康或生命的疾病，权衡利弊后仍须用药时，可暂停母乳喂养；指导患者遵医嘱用药，勿自行增减或停用药物。

3．病情监测　教会患者识别恶露异常、腹痛、发热等产褥期感染复发的征象，出现异常情况应及时就诊；做好产后心理障碍患者的出院指导与家庭随访工作，为需要的产妇提供心理咨询。

（李蕊　李颖）

第六节　妇产科专科风险评估与防范

在护理工作中一切影响患者康复的因素，工作人员自身健康因素，医院环境、设备、物品、药品、组织管理因素等都成为护理工作中的风险因素。护理风险一旦发生，可导致患者死亡、伤残或功能损害，给患者及家属的工作、生活等带来不良的影响。风险管理流程是指对患者、工作人员及探视人员可能发生伤害的潜在风险进行识别、评估、并采取正确行动的过程。

一、跌倒风险评估与防范

医疗意外是指医务人员在对患者的诊疗护理过程中，不是因为医疗过失，而是因为患者病情的发展变化及其他客观因素造成的意想不到的事件。

【目标人群】

1. 长期卧床的患者　多数先兆流产患者在住院保胎期间除下地如厕之外会被要求长期卧床，患者容易因为直立性低血压导致晕厥跌倒。

2. 妊娠反应的患者　某些患者在怀孕期间妊娠反应较大，恶心、呕吐剧烈，没有食欲无法进食，当患者血容量降低，会导致患者在起床时发生晕厥跌倒。

3. 药物流产患者　因患者在药物流产过程中阴道流血较多，并且腹痛，容易在站立的时候发生低血压，有跌倒的危险。

4. 贫血、内出血的患者　在体位改变尤其是当憋尿 B 超结束，排空小便后更容易发生跌倒。

5. 手术后患者　由于手术前肠道准备，手术后一段时间的卧床，患者容易在第一次起床下地时发生头晕，直立性低血压而导致跌倒事件的发生。

6. 风险意识不足的患者　有的患者不愿意劳烦家属和护理人员，或对自身的能力评估过高，没有认识到跌倒的危险，勉而为之，容易发生跌倒。

7. 化疗反应　妇科肿瘤患者需要化学治疗时，因为不良反应造成恶心、呕吐，进食少，加之化疗药物毒性作用致头晕、体虚，在变化体位时容易发生跌倒。

8. 年龄大于 60 岁，有神经系统疾病史及有跌倒史的患者。

9. 产科患者　因为患者疲惫虚弱，首次下床活动时，容易发生晕倒。尤其在患者下地自行排尿的时候，由于排尿后膀胱内压力骤减，容易发生晕厥。子痫前期、子痫的患者，使用镇静、降压药后有跌倒、坠床的危险。

【护理风险评估】

1. 孕产妇评估产程长短、产后出血量多少、产后是否便秘、产后是否尿潴留、身体状况及进食状况。有无并发症：妊娠高血压疾病、妊娠贫血、前置胎盘。有无癫痫、糖尿病、精神病、心脏病等病史。

2. 所有跌倒风险者对疾病或分娩以及跌倒风险的认知能力。

3. 环境因素　地面湿滑不平、防护设施不全、床铺过高等因素都可以造成患者的跌倒。特别是非电动的妇科检查床高矮不能控制，需要脚蹬协助患者躺在检查床上，孕妇身体不方便很容易因为上检查床而发生跌倒事件。

【护理措施】

根据"5E"伤害预防综合策略，制定相应的护理措施。有研究结果表明，造成护理不良事件发生的主要原因是患者评估不足和沟通不良。临床发现不良事件的发生很大程度上也是因为这两点没有做好而造成的。

1. 全面、动态评估患者的跌倒 / 坠床危险例数　患者常规入院时、手术前、转科前利用《住院病人跌倒 / 坠床评估表》评估患者跌倒 / 坠床的危险，并根据患者病情变化和治疗情况动态评估。至少每周一次评估《住院病人跌倒／坠床评估表》。

2．标记目标人群　在患者一览表和患者床头放置防跌倒的标识，方便医务人员对目标人群做到心中有数，每个医务人员包括其他工作人员如保洁员、护理员等在患者要活动时能给予协助或警告。同时在床头放置标识也便于随时提醒患者及患者家属有跌倒／坠床的危险，在行动中多注意。

3．加强病区环境的安全管理　布局尽可能满足妇产科患者的特点。充足的光源照明，各类标识醒目。及时清除地面的污渍水迹，保持地面干燥，培训保洁员对地面的清理，保障患者走路时地面的安全；没有杂物，病室尤其是病床旁边没有障碍物，保持患者活动区域物品摆放的整洁，个人物品放置在橱柜中，防止因为乱放物品导致患者摔倒；洗手间、浴室有扶手和防滑垫。

4．发挥健康教育在预防跌倒／坠床中的作用。用通俗易懂的句子对患者及家属进行跌倒相关的健康教育，讲解容易跌倒的原因、注意事项及针对原因采取的防范措施等。《住院病人跌倒／坠床评估表》评估分值高的患者要进行多次讲解。可以采用多种形式的健康宣教，不仅仅局限在口头叙述，可以运用纸质宣教材料，多利用图画展示，减少大篇幅的文字叙述，以便增加健康宣教的接受度。随着医疗条件的改善，一些地方可以利用多媒体进行健康宣教，提高患者的感官认识，也很容易被患者接受。

5．指导患者防跌倒措施　指导患者穿防滑拖鞋，对伴有生理疾病的患者多观察，要求患者活动时必须有家人或者医务人员在场。教会患者及家属使用床边呼叫仪、正确使用护栏。衣服要合体，尤其是病号裤子要合适，防止因为过长导致患者绊倒。

6．清洁灌肠后，患者如厕必须有家属陪同，并嘱咐患者不要反锁厕所门。

7．对服用影响意识和活动的药物，如降压药、利尿药、镇静安眠药、麻醉止痛药等，应引起高度重视，加强用药安全宣教。

8．术后／产后活动指导　原则为循序渐进运动，以患者自己能耐受为准则进行活动。术后不急于下地活动，应先从床上活动四肢开始，先床头抬高坐起，过渡到床旁坐起，再到床旁站立，进而原地踏步走，头不晕的前提下床旁活动，最后过渡到病室内活动。患者术后第一次下地活动时，必须有护士在床旁指导。每次患者活动，甚至于术后两天以后的活动，都应有家属在旁边陪伴。

9．制度方面，完善各项规章制度并认真落实、执行护理常规和操作规程，及时巡视病房，发现安全隐患及时解决等。

10．各种应用于患者的设施，如体重秤、妇科检查床，定期维修保养，防止因为仪器的损坏导致患者跌倒。

11．在为患者进行各项操作时也要有安全意识，比如，患者上检查床时进行阴道冲洗时,护士应在旁边搀扶,尤其是年龄大的患者。曾经有过案例有患者在上检查床时摔倒,导致外伤,影响手术。产科患者肚子大,身形笨拙,上检查床时尤为注意安全。有条件最好使用电动检查床,可以升降座椅方便患者上下检查床。如果条件有限,利用脚凳时,也要特别提醒患者踩稳脚凳再上检查床。如果有条件,脚凳的重量要大一些,放置材质太轻,容易踩翻。

知识链接

"5E"伤害预防综合策略

目前公认的伤害防御策略包括5个方面。

1. 教育预防策略(education) 包括在一般人群中开展改变态度、信念和行为的项目,同时还针对引起或受到伤害的高危个体。

2. 环境改善策略(environmental modification) 通过减少环境危险因素降低个体受伤害的可能性。

3. 工程策略(engineering) 包括制造对人们更安全的产品。

4. 强化执法策略(enforcement) 包括制定和强制实施相关法律、规范,以创造安全环境和确保生产安全的产品。

5. 评估策略(evaluation) 涉及判断哪些干预措施、项目和政策对预防伤害最有效。通过聘雇,是研究者和政策制定者知道什么是预防和控制伤害的最佳方法。

二、管路滑脱风险评估与防范

【概述】

妇产科手术后需要放置各种引流管,包括腹腔引流管或阴道引流管,通过放置引流管可将腹腔冲洗液引流出来,防止术后感染及淋巴囊肿的形成,同时便于术后观察腹腔内出血、尿漏、肠漏的发生,常见引流管分为2类,一种是腹腔引流管,另外一种是阴道引流管;阴道引流管又分为2种,一种为直形管,一种是T形管,除了T形管不需要缝针以外,其他2种为了防止脱落都需要缝上一针。除此之外,根据病情的不同,手术的不同,有的患者需要术后留置胃管。胃管仅仅通过胶布粘贴在患者鼻翼两侧起到固定作用,很容易脱出。所以各种引流管的护理直接关系到患者术后的恢复。

【护理评估】

管路滑脱的原因:与病情及管路评估不足、未约束、固定或约束固定不妥、沟通指导不良、医护操作不规范、巡视观察不到位等有关。

【护理措施】

1．护士培训，提到护士安全护理的素质，掌握妇产科各种管理的护理知识，规范护理工作，落实管路护理措施。提高预见性，防范管路滑脱事件的发生。

2．提供适当的管路护理用物，比如合适的固定胶布（3M2733-75 肤色医用弹力卷式胶布），不同管路使用不同型号的胶布，根据患者情况选择固定方式。同时注重细节，例如冬季和夏季胃管固定时注意点不同，夏季患者皮肤出油现象严重，不容易固定，要每班检查胶布的黏性，粘贴之前要用清水擦拭鼻翼两侧，不能涂抹化妆品等细节都应加以注意。

3．加强管路护理的监管，包括：检查护士对管路进行标识、评估患者配合程度、管路外露长度标记、管路固定是否牢固、管路长度是否满足患者的活动范围、管路是否通畅及引流液的观察记录等方面。

4．改善临床环境，实施护士弹性排班，防止因为人力不足导致护理工作质量下降。加强巡视，对有潜在脱管危险的患者，同时指导患者家属配合我们的工作。

5．不断完善管路护理工作流程，找出护理工作的关键点，如标识 - 固定 - 长度 - 位置 - 通畅 - 患者配合度，方便护士记忆，并能及时发现问题。

6．对能配合的患者和家属进行及时的健康教育，规范宣教语言，提高护理依从性。临床发现很多脱管患者并不知道平时什么样的动作会引起脱管，所以在为患者进行宣教的时候应当用患者能明白的话解释如何在鼓励患者多活动的时候保持引流管的安全。例如术后第一天患者活动不便，或者患者体重比较大时，在床上平移改变姿势，与床面形成的摩擦力大，有时会将阴道引流管蹭出。所以如果护士在平时宣教的时候如果能生动的举些例子，就很容易让患者明白理解，从而配合我们的工作。

7．对不能配合的、躁动的患者使用保护性约束，防范意外拔管。临床中要注意一些术后患者对尿管、胃管引起不适容易产生烦躁、不配合，最终造成自己拔管，所以对有这种倾向的患者，对患者家属进行宣教，防止患者拔管，适当时候可以用药缓解患者的不适。

8．一旦发生管路滑脱，立即按照《北京协和医院护理工作手册》中相关内容进行上报和处理。

三、大出血的风险评估与防范

【概述】

妇产科出血从广义讲包括产科阴道出血和除生理性月经外生殖系统各器官的出血，是妇产科疾病的一种常见症状，也是妇产科患者就诊时常见主诉。

两大表现为阴道流血或腹腔内出血。其出血特点为发病急、病情重、变化快，需要在短时间内作出诊断并决定处理方案。

【临床表现】

月经过多、过频常见于子宫病变如功能失调性子宫出血、子宫肌瘤、子宫腺肌病；血液病如血小板异常、后天获得血小板功能障碍、血友病、白血病等。不规则阴道出血伴下腹疼痛常见于炎症性疾病如急慢性子宫内膜炎、子宫肌炎、慢性盆腔炎；肿瘤如输卵管癌、阴道、宫颈、宫体恶性肿瘤晚期等。不规则阴道流血伴尿妊娠试验阳性，常见于流产如先兆流产、难免流产、不全流产、完全流产等；异位妊娠如输卵管妊娠、腹腔妊娠等，葡萄胎、侵蚀性葡萄胎、绒毛膜癌等。产褥期阴道流血常见于子宫黏膜下肌瘤、子宫内膜息肉、子宫颈息肉、陈旧性宫外孕；卵巢及间质肿瘤如卵巢卵泡膜细胞瘤，阴道、宫颈、宫体恶性肿瘤等。

【治疗原则】

妇产科疾患所致少量出血可采用保守方法处理；对于大量及经久不止的出血，以往多用手术止血；对于急性大出血，应立即进行急救处理。

1. 止血措施　对于宫缩无力时，需使用缩宫素，或宫腔内填塞纱条，或及时行子宫切除术，处理诱发弥散性血管内凝血（DIC）的病因。

2. 输液和输入成分血　大出血时，应及时、快速补充晶体溶液和血浆代用品，并间断输入浓缩红细胞。

3. 药物处理　止血药可归纳为 4 类：作用于凝血因子生成如维生素 K；作用于血管壁如酚磺乙胺（止血敏）；促进血小板功能和凝血过程；抗纤溶药如氨甲环酸等。

【护理评估】

1. 健康史　询问患者出血开始的时间、持续时间、血量、出血前是否用过药物，特别是激素类药物、有无外伤、出血后治疗、出血与月经的关系、与孕产次关系、末次足月产或流产时间、经过，手术史应重点了解，在孕期应询问妊娠经过、出血时间，既往史应注意肝病史及血液病史等。

2. 体格检查　应注意脉率、血压、体温、面色是否苍白、皮肤湿冷、休克、淋巴结肿大、肝脾肿大、生殖道以外出血。妇科检查注意腹部膨隆、压痛、移动性浊音；外阴阴道裂伤、血肿、溃疡、后穹隆膨出、触痛；子宫颈裂伤、溃疡、糜烂、接触出血、息肉、宫颈举痛，或宫口开大，胚胎组织阻塞；子宫增大，质软或硬、位置、压痛、牵引痛，活动度，表面凹凸不平；两侧附件增厚、包块、触痛、盆腔积液；孕中晚期按产前检查项目——检查，主要查明出血来源、与妊娠的关系。

3. 相关检查　主要检查血常规、血小板、血细胞比容；hCG 定量检查，尿妊娠免疫抑制试验、定性试验；B 型超声诊断对诊断流产、异位妊娠、胎盘早剥、前置胎盘、葡萄胎、子宫肌瘤有很大帮助。诊断性刮宫对难免流产、不全流产、功能失调性子宫出血既有诊断价值又有治疗意义，对疑有子宫内膜癌患者应进行分段诊刮，可疑子宫颈妊娠不可冒然刮宫，以免造成不可收拾的大出血。

【护理措施】

1. 积极做好抢救工作　在抢救出血的患者时，护理人员要保持镇定，采取有效措施，应用缩宫素，配合医师做好抢救工作，并予心理护理解除患者紧张、恐惧，注意观察尿量和尿颜色，同时记录病情和出入量。

2. 密切观察　密切观察阴道流血、宫底高度、子宫硬度、膀胱有无充盈、阴道有无血肿及全身情况等，如有无肛门坠胀、头晕、胸闷、寒战等。注意休克抢救时补液过多、过快，可导致肺水肿，应用 CVP 测定维持心排出量范围内最低水平的血管内容量，加强对患者的监护管理。密切观察血压、心率、尿量等指标，注意末梢循环情况，若患者四肢皮肤苍白、湿冷，表明休克无好转，是继续补液的指征。在末梢循环良好的情况下，严格控制输液量及输入速度，预防肺水肿的发生。

3. 注意保暖　大量输液、输血，特别是输入冷藏血，会使患者的体温降低，可用毛毯保温，同时保持室内的环境温度在 24～26℃，及时吸氧，对静脉输注的液体加温等，定时测量体温。

4. 预防感染　保持环境清洁，室内通风，每天 2 次，每次 30 分钟，定期进行室内空气净化处理。注意个人卫生，保持外阴部清洁，使用消毒的卫生垫勤换内衣、内裤等。产妇使用专用便器，以免交叉感染。积极纠正贫血，预防感染，增加营养，以增强机体抵抗力。

【出血风险管理】

1. 定期进行护理风险教育，强化风险意识：结合临床案例，从中吸取经验教训，引以为戒；每月召开护理安全分析会，找出影响质量的、存在隐患的因素，并针对这些因素，提出整改措施，检查落实。尊重患者权利，切实履行告知风险的义务，并签署手术知情书和谈话记录。

2. 改进护理工作方式，增加人力投入　针对本科室夜间急诊入院患者多，工作繁忙，及以往病房存在的问题和教训，为保证各项护理服务到位，增加人力投入，各班注意人员合理搭配。

3. 识别和评估产后出血的高危因素　对多孕、多产、曾多次宫腔手术、产后出血史、瘢痕子宫、子宫肌瘤、子宫畸形、血液病、宫缩乏力产程延长，行胎头吸引、产钳阴道助产等高危因素进行预见，做好预防工作。

4. 建立急救预案，加强风险处理　加强急救仪器设备及物品药品管理，各种抢救物品、器材专人负责，定期消毒保养 1 次 / 周，有故障及时维修，保证仪器设备完好备用。做好现场人员合理分工，明确岗位职责对现场抢救人员进行分工，明确各岗位职责，护理工作流程采用协和医院编写的出血急救流程。一旦发生大出血，立即并启动急救预案。

（王　磊）

第二章 妇产科护理管理

第一节 妇产科护理技术

一、妇科备皮

备皮是去除手术区毛发和污垢，为手术时皮肤消毒做好准备，预防切口感染的外科手术常见护理技术。

【适应证】

外科手术患者。

【禁忌证】

无。

【护理评估】

1. 患者病情、手术方式、皮肤准备的范围。

2. 皮肤准备范围内的皮肤完整情况。

【操作前准备】

1. 告知患者操作目的、方法。

2. 指导患者配合，协助患者排尿。

3. 操作护士洗手、戴口罩。

4. 物品准备　治疗车、一次性尿垫、备皮刀、络合碘、手套、纱布、冲洗钳1把、消毒海绵块1块（图2-1和图2-2）。

5. 环境准备　整洁、安静、注意保暖、遮挡患者。

【操作中护理】

1. 携用物至床旁，核对患者，充分解释。

2. 将一次性尿垫垫于患者臀下，协助患者取膀胱截石位，充分暴露备皮区域。

3. 用冲洗钳夹取海绵块，蘸取络合碘溶液涂擦备皮区域。

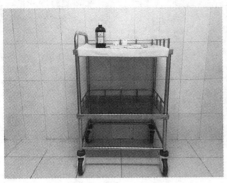
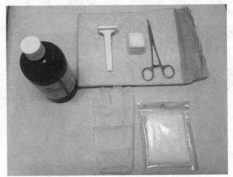

图 2-1　备皮物品准备 1　　　　　图 2-2　备皮物品准备 2

4. 一手绷紧皮肤，一手持备皮刀，分区剃净毛发，先腹部后会阴部。

5. 用棉签蘸络合碘溶液清除脐部污垢，并用棉签蘸清水清洗干净。

6. 备皮后清洁局部毛发，擦净皮肤，检查是否剃净，有无皮肤损伤。

7. 协助患者穿好衣裤，取舒适卧位。

【重点提示】

使用备皮刀备皮时，备皮刀与皮肤保持 45°，与毛发生长方向顺行，不可逆行剃除，以免损伤毛囊。

二、妇科阴道冲洗

阴道冲洗（灌洗）有清洁、收敛和热疗的作用，是妇科手术术前准备内容之一。

【适应证】

1. 各种妇科炎症，如阴道炎、宫颈炎的治疗。

2. 妇科术前准备。

3. 腔内放疗，常规清洁冲洗。

【禁忌证】

1. 月经期、产后或人工流产术后子宫颈口未闭或有阴道出血者。

2. 宫颈癌患者有活动性出血者，绒癌患者有阴道转移者，为防止大出血，禁止冲洗。

3. 未婚无性生活患者原则上不能冲洗，如需冲洗可用导尿管进行冲洗，但不能使用阴道窥具。

【护理评估】

1. 病情、意识状态、患者自理及合作程度。

2. 询问患者有无阴道冲洗之禁忌情况。

【操作前准备】

1. 告知患者：操作目的、方法。

2. 指导患者配合的方法，协助患者排尿。

3. 操作护士洗手、戴口罩。

4. 准备用物 治疗车、一次性尿垫、手套、冲洗钳2把、消毒海绵2块、冲洗头1个、窥具1个、冲洗桶1个、橡皮管1根、络合碘（图2-3和图2-4）。

5. 环境准备：整洁、安静、遮挡患者、注意保暖。

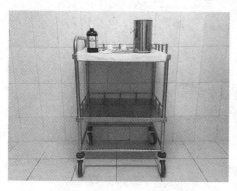

图2-3 阴道冲洗物品准备1

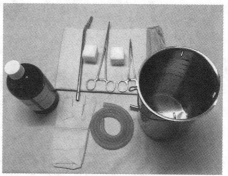

图2-4 阴道冲洗物品准备2

【操作中护理】

1. 配冲洗液 调节水温41～43℃，按1:40比例配络合碘溶液500～1000ml。

2. 将冲洗桶挂于输液架上，液面高度距床沿60～70cm。

3. 协助患者躺于检查床，取膀胱截石位，脱下一侧裤腿，臀部垫一次性尿垫。

4. 冲洗钳夹一块蘸有络合碘溶液的海绵块擦拭外阴，由上至下，由外向内，再用另一把冲洗钳夹海绵块蘸络合碘溶液消毒阴道各壁。

5. 排净冲洗桶连接的橡胶管内的空气，在患者大腿内侧试水温适宜后备用。

6. 用窥具打开阴道，先冲洗外阴部，再将冲洗头送进阴道深部，由内向外冲洗，并缓慢转动窥具，以保证能够充分冲洗到阴道穹隆及阴道侧壁。

7. 待冲洗液剩100ml左右时，夹闭橡皮管，轻轻下压窥具，使阴道内残留液体流出，取出窥具及冲洗头。

8. 协助患者坐起，待阴道内残存的液体流尽后，用干净的卫生纸擦干外阴。

9. 协助患者穿裤子，回床单位，协助取舒适卧位。

【重点提示】

1. 冲洗过程，动作轻柔，勿损伤阴道壁和宫颈组织。

2. 冲洗液温度过高会烫伤患者的阴道黏膜，温度过低，患者不舒适。

3. 冲洗桶与床沿的距离太高，压力过大、水流过速，使液体或污物进入宫腔，距离太低，压力不足，冲洗效果不佳。

4. 冲洗头不宜插入过深，避免刺激后穹隆引起不适，或损伤局部组织引起出血。

5. 老年女性，阴道干涩，冲洗后自觉阴道不适，偶有少量阴道出血，严密观察患者有无阴道不适的感觉，并做好解释工作。

三、妇科阴道上药

阴道上药是治疗妇科炎症最常见、也最直接的方式，也是妇科手术术前准备的内容之一。

【适应证】

1. 各种阴道炎、子宫颈炎或术后阴道残端炎症的治疗。

2. 经腹全子宫切除术术前做标记。

【禁忌证】

1. 月经期、阴道出血患者。

2. 未婚无性生活妇女原则不行阴道上药。

【护理评估】

1. 患者病情、意识状态、患者自理能力及合作程度。

2. 询问患者有无未婚无性生活、阴道出血等禁忌证。

【操作前准备】

1. 告知患者 阴道上药的方法、目的。

2. 指导患者配合，协助患者排尿。

3. 操作护士洗手、戴口罩。

4. 物品准备 治疗车、一次性尿垫、一次性窥具、消毒长棉签、药物、手套（图2-5和图2-6）。

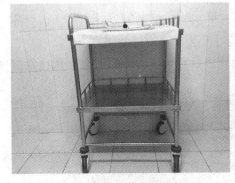

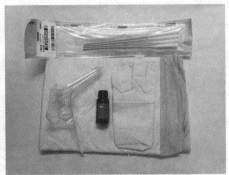

图2-5　阴道上药物品准备1　　　　图2-6　阴道上药物品准备2

【操作中护理】

1. 核对患者及药物，充分解释。

2. 协助患者躺于检查床，取膀胱截石位，脱下一侧裤腿，臀下垫一次性尿垫。

3. 上药前先进行阴道冲洗(方法同阴道冲洗操作)。

4. 用窥具打开阴道，并充分暴露阴道及宫颈。

5. 用消毒长棉签擦去阴道内残存冲洗液及分泌物。

6. 用长棉签蘸取药液，均匀擦抹于子宫颈或阴道病变处，如果是经腹全子宫切除术术前做标记，则用长棉签蘸取甲紫溶液，均匀涂抹在宫颈、阴道后穹隆处。

7. 取下窥具，协助患者坐起，穿裤子。

8. 协助患者回床单位取舒适卧位。

【重点提示】

1. 阴道冲洗擦干后放药，使药物直接接触炎性组织而提高疗效。

2. 上非腐蚀性药物时，应轻柔转动窥具，使阴道四壁均能涂抹药物。

3. 应用腐蚀性药物，注意保护好阴道壁及正常组织。上药前用纱布垫于阴道后壁和后穹隆部，以免药液下流灼伤正常组织。

4. 如上药药物为栓剂、片剂、丸剂均可戴上无菌手套，直接将药物放于阴道后穹隆处，并嘱患者卧床休息 30～60 分钟，最好于睡前或休息时放入，以防起床后脱出。

5. 阴道上药后，禁止性生活。

四、妇科会阴冲洗

会阴冲洗是妇产科临床护理工作中最常见的护理技术，由于女性会阴部的各个孔道彼此邻近，容易发生感染，且会阴部潮湿、温暖，病菌极易孳生，因此对会阴部及其周围进行擦洗清洁是十分必要的。

【适应证】

1. 产后会阴有伤口者。

2. 会阴、阴道手术前后的患者。

3. 急性外阴炎患者。

4. 长期阴道出血患者。

5. 长期卧床患者。

【禁忌证】

无。

【护理评估】

1. 患者病情、会阴部及会阴伤口情况。

2. 告知患者操作目的、方法。

3. 指导患者配合,协助患者排尿。

【操作前准备】

1. 操作护士洗手、戴口罩。

2. 物品准备　治疗车、便盆、一次性尿垫、冲洗壶、1:40 络合碘溶液、冲洗钳1把、消毒海绵1块、纱布1块、量杯、温度计(图2-7和图2-8)。

3. 环境准备　整洁、安静、调节室温、遮挡患者。

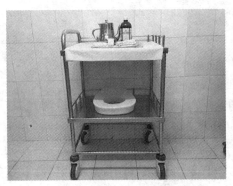

图2-7　会阴冲洗物品准备1

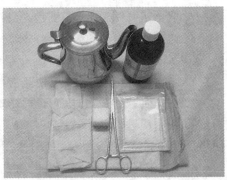

图2-8　会阴冲洗物品准备2

【操作中护理】

1. 携用物至床旁,核对患者,充分解释。

2. 协助患者取仰卧位,双腿屈曲分开,脱下裤子至膝部下,臀下垫一次性尿垫,垫上放好便盆。

3. 护士一手持装有1:40 络合碘溶液(水温41~43℃)的冲洗壶,一手持冲洗钳夹取海绵块,边冲洗边用海绵擦洗。

4. 会阴有伤口者先冲洗伤口处,再从阴阜至会阴联合体,由上至下,由外至内擦洗,最后冲洗肛门。

5. 用纱布擦干会阴,顺序由上至下,由里至外,撤出便盆。

6. 协助患者穿好衣裤,取舒适卧位。

【重点提示】

1. 擦洗顺序正确、动作轻柔,擦洗时注意观察会阴部及会阴伤口周围有无红肿、分泌物及伤口愈合情况。

2. 擦洗液温度适中,注意保暖。

五、妇科会阴湿热敷

会阴湿热敷是利用热源和药物直接接触患处,促进局部血液循环,改善组织营养,增强局部白细胞的吞噬作用,以及加强组织再生和消炎、镇痛。

【适应证】

1. 会阴部水肿、血肿者。

2. 会阴伤口硬结及早期感染者。

【禁忌证】

伤口缝合 24 小时内。

【护理评估】

1. 患者病情、意识状态、患者自理能力及合作程度。

2. 会阴部局部皮肤情况,有无破损,肿胀程度。

3. 会阴部的感知觉。

【操作前准备】

1. 告知患者湿热敷目的、方法。

2. 指导患者配合,协助患者排尿。

3. 操作护士洗手、戴口罩。

4. 物品准备　治疗车、一次性尿垫、弯盘、止血钳 2 个、温热的 50% 硫酸镁溶液、治疗巾、无菌纱布、装有水温 41～48℃ 的热水袋、凡士林(图 2-9 和图 2-10)。

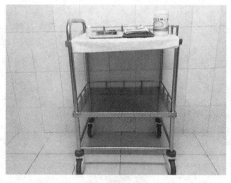

图 2-9　会阴湿热敷物品准备 1

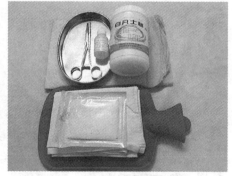

图 2-10　会阴湿热敷物品准备 2

【操作中护理】

1. 携用物至床旁,核对患者,充分解释。

2. 协助患者取仰卧位,双腿屈曲分开,脱下一侧裤腿,充分暴露会阴部,臀下垫一次性尿垫。

3. 先进行会阴冲洗（方法同会阴冲洗技术）。

4. 将纱布浸于温热的 50% 硫酸镁溶液中。

5. 外阴涂抹凡士林，薄厚适宜。

6. 双手各持一把止血钳，将纱布拧至不滴水。

7. 将纱布在患者大腿内侧测试一下温度，以免烫伤。

8. 张开纱布，平敷于会阴部。

9. 检查热水袋有无漏水现象。

10. 用治疗巾将热水袋包裹放置于会阴部，注意遮挡。

11. 热敷 20～30 分钟后，撤去垫巾，协助患者穿好裤子，取舒适卧位。

12. 加强巡视，评价热敷效果。

【重点提示】

1. 湿热敷面积应是病损范围的 2 倍。如会阴有切口，操作应按无菌技术原则进行。

2. 定期检查热水袋的完好性，避免烫伤，特别是休克、昏迷、感觉不灵敏的患者。

六、妇科会阴吹风

会阴吹风用于外阴手术及产后伤口的愈合，可消除外阴分泌物、去除异味、增进患者舒适感，是妇产科常见的护理技术之一。

【适应证】

1. 外阴癌术后。

2. 由各种原因导致的外阴伤口。

【禁忌证】

无。

【护理评估】

1. 患者病情、意识状态、自理能力及合作程度。

2. 会阴部伤口情况。

3. 会阴部的感知觉。

【操作前准备】

1. 告知患者操作目的、方法。

2. 指导患者配合，协助患者排尿。

3. 操作护士洗手、戴口罩。

4. 物品准备　纱布、手套、吹风机（图 2-11 和图 2-12）。

5. 环境准备　整洁、安静、调节室温、遮挡患者。

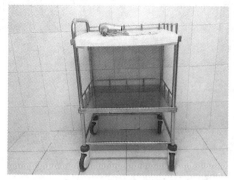
图 2-11 会阴吹风物品准备 1

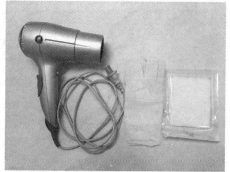
图 2-12 会阴吹风物品准备 2

【操作中护理】

1. 携用物至床旁，核对患者，充分解释。

2. 协助患者取仰卧位，双腿屈曲分开，脱裤子至膝下。

3. 先进行会阴冲洗（方法同会阴冲洗技术）。

4. 护士将吹风机调至自然风。

5. 护士左手戴手套，用纱布尽量分开会阴部，右手持吹风机距离会阴 15cm 处进行吹风。

6. 吹风约 15 分钟至吹干。

7. 协助患者穿好衣裤，取舒适卧位。

8. 护士加强巡视，询问患者的感觉。

【重点提示】

1. 操作过程动作轻柔、熟练，注意患者保暖。

2. 选择自然风吹干，温度过高不利于保持伤口干燥。

七、手 工 挤 奶

手工挤奶是指通过手工方法将乳房内的乳汁排出，以刺激、保持泌乳和缓解乳胀。

【适应证】

1. 母婴分离时，保持泌乳。

2. 乳房肿胀，需保持乳腺管通畅者。

3. 乳头或乳晕破溃，不适于用吸奶器时。

4. 新生儿不能有效吸吮时。

【禁忌证】

退奶产妇。

【护理评估】

1. 乳头条件　正常、平、凹陷。

2. 乳房肿胀情况。

【操作前准备】

1. 洗净双手，清洁乳房。

2. 采用舒服的姿势并放松身心。

3. 轻柔按摩乳房或在乳房上敷一条热的毛巾，以利于输乳管内乳汁的流出。

4. 准备一个宽口清洁容器。

【操作中护理】

1. 拇指在上，其余四指在下面托住乳房，握成一个"C"型。将拇指和示指及中指放在乳头后方约2.5～4.0cm处。

2. 两指向胸壁方向下压，对挤，规律地一挤一放的动作，指腹向乳头方向滚动，同时将手指的压力从中指移动到示指，将乳汁推挤出来，见图2-13。

3. 以同样的方法各个方向挤压，直至将乳汁全部挤出。

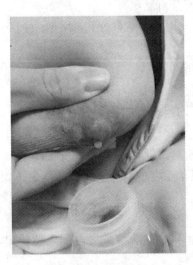

图2-13　人工挤奶

【操作后护理】

1. 仔细检查乳房内有无肿块。

2. 操作后可挤出一滴乳汁涂在乳头上，防止乳头皲裂。

【重点提示】

1. 不要挤压乳头。

2. 挤压时避免太深或太用力，以免阻塞输乳管。

3. 对挤时从下压的地方开始，手指不要在乳房上滑动。

4. 一侧乳房挤压 3～5 分钟至乳汁减少，换另一侧继续挤压，如此反复，共挤压 30 分钟为宜。

5. 挤压乳晕的手指要勤换位置。

八、乳腺按摩技术

乳腺按摩能促进乳汁分泌，促进子宫收缩，减少产后出血；能缓解乳涨，促进乳腺管通畅，减少乳腺炎的发生，乳腺按摩是产科常见的护理技术之一。

【适应证】

产后产妇。

【禁忌证】

退奶产妇。

【护理评估】

乳腺肿胀情况。

【操作前准备】

1. 患者取舒适体位。

2. 操作者清洁双手。

3. 用温热毛巾对整个乳房热敷。

【操作中护理】

1. 一只手从下面托起乳房，另一只手横放在一侧乳房上，以打圈的方式从乳房根部向中间按摩，呈放射状，见图 2-14 和图 2-15。

2. 同法按摩另一侧乳房。

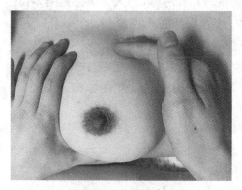

图 2-14　乳腺按摩 1

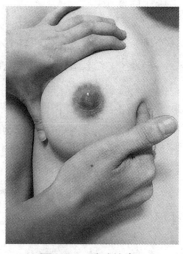

图 2-15　乳腺按摩 2

【操作后护理】

1. 检查乳房内有无肿块。

2. 配合手工挤奶将乳汁排出。

【重点提示】

1. 热敷时间应<3分钟。

2. 乳房肿胀时避免热敷。

3. 按摩力量适中，避免损伤乳腺管。

4. 乳房有硬块处可适当增加按摩时间。

九、新生儿沐浴

新生儿沐浴可以达到清洁皮肤，使新生儿感到舒适；协助新生儿皮肤排泄和散热，促进血液循环；活动肌肉和肢体的目的。

【适应证】

新生儿。

【禁忌证】

1. 新生儿皮肤感染者。

2. 新生儿病情不稳定者。

【护理评估】

1. 新生儿的日龄、病情等。

2. 新生儿皮肤的情况、清洁程度、有无损伤。

3. 新生儿停止哺喂30分钟以上。

【操作前准备】

1. 调节室温　28～30℃，冬季关闭门窗，必要时使用热风预热；夏季关闭空调（冷风）。调节水温：39～41℃。

2. 洗澡台　洗澡垫，垫上放毛巾（一人一巾），方纱（一人一块），见图2-16。

3. 处置台　毛巾垫，垫上放大浴巾；婴儿用沐浴液、洗发水、润肤乳、婴儿油、软毛发梳备用；护臀霜、75%酒精、消毒棉签、备用手腕条，见图2-17。

4. 婴儿秤　秤上垫布，将读数置零，见图2-18。

5. 穿衣台　毛巾垫，垫上放尿布、婴儿衣服、纸尿裤，见图2-19。

6. 新生儿记录单。

7. 人员准备　操作护士无长指甲、洗手。

【操作中护理】

1. 核对新生儿腕条，记清床号及母亲姓名，将婴儿抱至洗澡台上。

2. 用清水纱布由内向外擦洗双眼，从内眦到外眦；清洗脸颊。

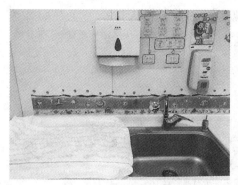

图2-16 新生儿洗澡台准备

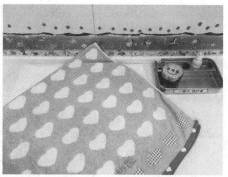

图2-17 新生儿洗澡处置台准备

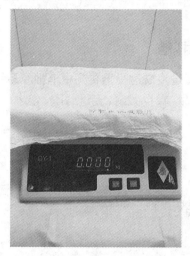

图2-18 新生儿婴儿秤准备

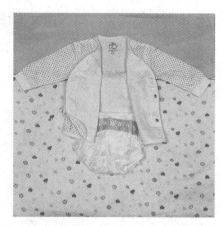

图2-19 新生儿穿衣台物品准备

3．脱去婴儿衣服,脐部用尿布覆盖,一手从耳根部将耳郭向下折盖住耳孔,用沐浴露洗头。

4．依次洗颈下、腋窝、上肢、前胸、后背。

5．将新生儿调转方向,尿布遮住脐部及上身,清洗臀部、下肢、腹股沟及外生殖器,注意皮肤皱褶处应清洗干净。

【操作后护理】

1．洗毕立即将新生儿抱至处置台,用大浴巾擦干头部及身体,注意将脖子、腋下、腹股沟及皮肤褶处沾干。

2．左手将丝线轻轻上提,充分暴露脐窝,右手持棉签适量沾取75%酒精消毒脐带根部,从内向外消毒脐窝,观察脐部分泌物的量、颜色、性质。

3. 准确记录体重,大小便次数。观察皮肤,活动有无异常。

4. 穿好衣服及尿裤,核对腕条、床头卡,核对无误后将新生儿放回婴儿车中。如手腕条丢失应及时补上。

5. 置婴儿右侧卧位,带好帽子,盖好被子。

【重点提示】

1. 护士为每个新生儿洗澡之间要严格洗手,防止交叉感染。

2. 保持室温恒定,动作轻柔,注意遮盖新生儿避免受凉或受伤。

3. 操作时,应避免新生儿眼、耳、口、鼻进水。

4. 注意新生儿安全,沐浴时护士不可离开新生儿。

5. 沐浴时观察新生儿皮肤有无破损,肢体活动有无异常并及时处理问题。

6. 在每个新生儿洗澡之间,洗澡垫用 75% 酒精擦拭,更换干净的毛巾备用。

十、新生儿抚触

新生儿抚触可以将温和、良好的刺激通过皮肤感受器传到中枢神经系统,并产生生理效应,可以促进新生儿生长发育,减少哭闹,促进睡眠,增进母子感情。

【适应证】

新生儿。

【禁忌证】

1. 新生儿皮肤感染者。

2. 新生儿病情不稳定者。

3. 新生儿哭闹时需停止抚触。

【护理评估】

1. 新生儿的日龄、病情等。

2. 新生儿皮肤的情况、清洁程度、有无损伤。

3. 新生儿停止哺喂30分钟以上。

【操作前准备】

1. 调节室温　28～30℃,冬季关闭门窗,必要时使用热风预热;夏季关闭空调(冷风)。

2. 物品准备　抚触油、大毛巾、换洗衣物、尿片。

3. 人员准备　操作者清洁并温暖双手。

【操作中护理】

1. 轻轻按摩头部,用拇指在宝宝下颌画一个笑容,见图2-20。

2. 双手放于两侧肋缘,右(左)手向上滑至宝宝的右(左)肩,见图2-21。

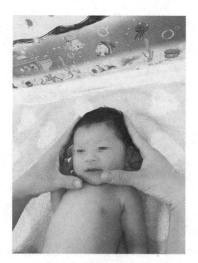

图 2-20　新生儿抚触（头部）

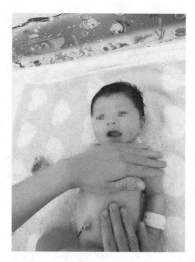

图 2-21　新生儿抚触（胸部）

3.顺时针方向按摩脐部，按摩时做"I Love You"动作，见图2-22。

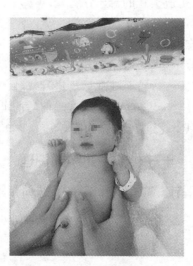

图 2-22　新生儿抚触（腹部）

4.双手平放背部从颈部向下按摩。

5.将新生儿双手下垂，用一只手捏住宝宝胳膊，从上臂手腕轻轻地挤捏，然后按摩手指；同样的方法按摩另一只手，见图2-23。

6.按摩宝宝的大腿、膝部、小腿，从大腿至脚踝部轻轻挤捏，然后按摩脚踝及足部；用拇指从脚后跟按至脚趾，注意保护脚踝，见图2-24。

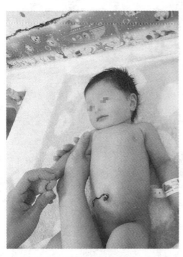

图 2-23　新生儿抚触（上肢）

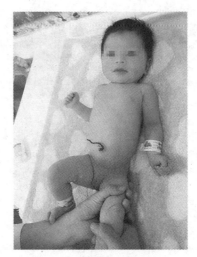

图 2-24　新生儿抚触（下肢）

【重点提示】

1. 房间温度适宜，可放柔和的音乐作背景。

2. 一边按摩一边与宝宝说话，进行感情交流，不受外界打扰。

3. 按摩可以根据宝宝的喜好打乱顺序。

4. 在脐痂未脱落前不要按摩脐部。

5. 宝宝感觉疲劳时，应等待至睡眠后再进行抚触。

6. 抚触时间的选择　宝宝安静状态、洗澡前后均可、中午或晚上睡前。

7. 每次抚触时间以不超过 15 分钟为宜。

十一、新生儿脐部护理

脐部护理是为了保持脐部的清洁、干燥，促进脐带脱落，预防感染。

【适应证】

脐带未脱落的新生儿。

【禁忌证】

无。

【护理评估】

1. 新生儿出生天数。

2. 脐周皮肤情况，有无红肿。

【操作前准备】

1. 物品准备　无菌棉棍、75% 酒精。

2. 人员准备　操作者清洁双手。

【操作中护理】

1．持棉签适量蘸取 75% 酒精，轻轻提起脐带残端，充分暴露脐窝。

2．从脐带根部以环形的方式向外涂抹，每次用棉棍 1～2 根，直至脱落。

【重点提示】

1．新生儿脐带一般脱落时间为 7～14 天，脐带未脱落之前应做好脐部护理，每日至少 1 次，沐浴后进行。

2．在脐部护理时，注意观察脐带有无出血、发红和异常的分泌物、味道。

3．如脐部有分泌物酌情增加棉签根数。

4．适量蘸取酒精，如酒精过多，清洁后脐窝潮湿，应用干棉签擦干。

5．脐带在脱落前会有少量渗血，为正常现象。

6．脐带脱落后可再用酒精擦洗 1～2 天。

7．脐带未脱落之前洗澡时尽量不要浸水，以防感染。

（张　静　杨小平）

第二节　妇产科诊疗技术规范

一、负压吸引人工流产术的护理

负压吸引人工流产术简称人流术，是指利用负压吸出早期妊娠物，人工终止妊娠的手术。见图 2-25。

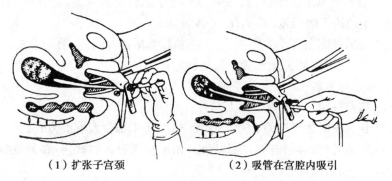

（1）扩张子宫颈　　　　　　（2）吸管在宫腔内吸引

图 2-25　负压吸引吸取胚胎示意图

【适应证】

1．妊娠 10 周以内，要求终止妊娠而无禁忌证者。

2．因患某些疾病不宜继续妊娠者。

【禁忌证】

1．各种疾病的急性阶段。

2．生殖器炎症。

3．全身情况不良不能耐受手术者。

4．术前2次体温＞37.5℃者。

【护理评估】

1．评估患者做此项手术的目的及有无禁忌证。

2．评估相关化验及各项检查，了解患者既往史、现病史、目前状况、过敏史、月经史、婚孕史。

3．评估患者生命体征是否正常。

【操作前准备】

1．患者准备

（1）术前患者需禁食水4～6小时，以避免术中麻醉引发胃肠反应，而致恶心、呕吐，造成窒息。

（2）患者进入手术室前需排空膀胱。如手术需在B超监测下进行，患者则需憋尿，以免影响B超效果。

2．物品、药品准备

（1）刮宫包：窥具1个、宫颈钳1把、探针1个、扩宫棒1套、弯钳1把、卵圆钳3把、吸管1套、刮匙1个、弯盘1个、治疗巾1个、袖套1付、裤腿1付、孔巾1个、方纱、海绵块、长棉棍；无菌手套；络合碘溶液等各种无菌物品，并检查其灭菌状态是否完好。

（2）检查手术所需的仪器、设备是否处于运转正常状态，包括：电动妇科手术床、电动流产吸引器、冷光灯、手术椅等。

（3）根据医嘱备齐手术中用药，严格执行麻醉药品清点、登记制度。

（4）抢救药品、物品随时处于待用状态。

3．核对与宣教

（1）核对医嘱。

（2）认真核对患者床号、姓名、手术名称、手术部位及麻醉方式。

（3）向患者解释操作的目的和过程，耐心解答患者的疑问，做好宣教及心理护理，消除患者的顾虑，取得患者的配合。

【诊疗过程与护理配合】

1．体位　协助患者取膀胱截石位，注意保暖及适当遮挡。

2．建立静脉通路，遵医嘱给予麻醉药物，严格执行麻醉药品清点、登记制度。

3．戴一次性手套，使用络合碘溶液常规消毒外阴、阴道，铺无菌巾。

4．在手术过程中为医生提供相应的配合工作，严格执行无菌技术操作、手术物品查对制度。

5．连接负压吸引器。

6．操作过程中随时观察患者的病情变化，主动关心安慰患者，缓解患者的紧张情绪。

7．手术结束前遵医嘱给予缩宫素，以促进子宫收缩，预防大出血。

8．操作结束后，询问患者有无不适，整理衣裤，转至病床，嘱患者卧床休息。

9．处理病理　术中留取的病理标本，协助医生浸泡于福尔马林溶液中，并做好核对、登记及粘贴病理单的工作。及时送检。

10．整理用物，洗手。

知识链接

什么是人工流产综合征？

人工流产综合征是指患者在人工流产术中或手术结束时出现心动过缓、心律紊乱、血压下降、面色苍白、出汗、头晕、胸闷，甚至发生晕厥和抽搐。

人工流产综合征的原因？

发生的原因主要是因宫颈和子宫遭受到机械性刺激引起迷走神经反射所致，并与患者精神紧张，不能耐受宫颈扩张、牵拉和过高的负压有关。

人工流产综合征如何预防？

给予患者精神安慰；操作时力求轻柔，扩张宫颈选择适宜的扩宫棒，不施暴力，吸宫时掌握应有的负压，吸净后勿反复吸刮宫壁。

【操作后护理】

1．患者卧床休息4～6小时，麻醉清醒后方可进食水。

2．密切观察患者阴道出血及腹痛等情况。术后1～2周内，阴道可有少量血性分泌物，一般无须处理。出血多时，卧床休息，避免过度劳累、剧烈运动。如出血大于月经量、腹痛等症状及时就医。

3．保持外阴清洁，每日使用流动水冲洗。

4．术后禁盆浴、性生活1个月。

5．遵医嘱按时按量准确服药。

6．按时复诊，一般为术后2周。

【重点提示】

1. 有阴道出血者,仅常规消毒外阴。

2. 术前应检查手术所需的仪器、设备是否处于运转正常状态。

3. 严格执行无菌技术操作,配合医生手术,熟悉手术过程,及时供给手术所需的一切物品。

4. 严格执行手术物品查对制度,与医生共同清点台上所有物品,台上掉下的物品应集中放于固定位置,以便清点。

5. 根据医嘱备齐手术中用药,遵医嘱准确给药。严格执行麻醉药品清点、登记制度。

6. 抢救物品、药品随时处于待用状态。

(张嘉美)

二、中期妊娠引产术的护理

妊娠 12～27 周,用引产终止妊娠的方法,称为中期妊娠引产术。现临床常用的方法有利凡诺羊膜腔内注射引产、米非司酮＋米索前列腺素联合药物引产两种方法。

(一)米非司酮＋米索前列腺素联合药物引产护理配合

【适应证】

1. 妊娠 12～16 周,要求终止妊娠者或因某种疾病不宜继续妊娠者。

2. 阴道清洁度 1～2 度,无阴道炎症,3 天内无性交史。

【禁忌证】

1. 急性传染病及急性生殖器炎症,应在治愈后方可进行药物引产。

2. 有活动性肝、肾疾病伴功能不全者禁用药物引产。

3. 对前列腺素药物有禁忌者,如青光眼、眼压高者。

4. 凝血功能障碍及有明显出血倾向者。

5. 过敏体质,对前列腺素过敏者。

【评估】

1. 评估患者做此项手术的目的及有无禁忌证。

2. 评估相关实验室及各项检查,了解患者既往史、现病史、目前状况、过敏史、月经史、婚孕史。

3. 评估患者生命体征是否正常。

【操作前准备】

1. 向患者解释操作的目的和过程,耐心解答患者的疑问,做好宣教及心理护理,消除患者的顾虑,取得患者的配合。

2. 引产前 3 天每日用 1∶40 的络合碘溶液行阴道冲洗,预防产后感染。

3．生产及产后刮宫操作前准备同"负压吸引人工流产护理配合"。

【诊疗过程与护理配合】

1．用药方法

（1）第1、2天：米非司酮50mg，早、晚各1次口服，服药前、后2小时禁食。

（2）第3天：米索前列醇600μg，清晨，空腹，用凉开水送服，3小时后再用米索前列醇200～600μg置于阴道后穹隆。

知识链接

米索前列醇如何追加剂量使用？

第3天米索前列醇600μg服用后，观察3小时后无宫缩，可追加1次给药，再次追加需间隔2～3小时，总量不超过1600μg，最大剂量不超过1800μg。

2．用药后配合

（1）根据患者自身宫颈条件，医生会在阴道放药，以软化宫颈利于患者生产。

（2）严密观察患者宫缩、阴道出血及产程进展。如宫缩过强，宫口未开，可根据医嘱给予镇静剂；宫缩规律后，要注意宫缩的频率、强度及持续时间，随时了解产程进展情况。

3．胎儿娩出前将患者送入产房待产。

4．生产及产后刮宫的诊疗过程与护理配合，同"负压吸引人工流产护理配合"。

【操作后护理】

1．用药后，严密观察患者宫缩、阴道出血及产程进展。

2．生产后，患者卧床休息4～6小时，麻醉清醒后方可进食水。

3．严密观察患者腹痛及阴道出血情况，注意区别是因宫缩引起的腹痛还是异常腹痛。

4．督促患者尽早排尿，以避免因膀胱过度充盈影响子宫收缩。

5．注意防范患者发生产后虚脱跌倒。

6．退奶指导

（1）遵医嘱给予口服退奶药物。

（2）在饮食上要注意少食用汤汁类及油腻的食物。

（3）焦麦芽50g，每天泡水喝。

（4）芒硝外敷乳房。

7. 健康指导

（1）产后由于子宫颈口尚未完全关闭，细菌容易侵入，应注意个人卫生，勤换洗内衣裤，同时应注意产后 1 个月内禁止盆浴，以免引起感染。

（2）产后由于子宫尚未复旧，请注意 1 个月内禁止性生活，如需生育者，最好在引产半年后再怀孕。

（3）产后应注意休息及增加营养。进食营养丰富易消化的饮食，忌食生冷刺激性食物。

（4）休息 4～6 周后，如未发生异常情况即可恢复工作。

（5）产后 1 个月门诊复查。

【重点提示】

1. 服药过程中督促患者按时服药，勿漏服。

2. 在药物引产第三天口服米索前列醇后要密切观察患者有无手足发红、发痒或麻木等情况，警惕过敏性休克的发生。

（二）利凡诺羊膜腔内注射引产护理配合

利凡诺（依沙吖啶）是一种外用消毒剂，引产时精制成纯品，注入羊膜腔内后，可引起宫缩，排出胎儿。用量为 50～100mg，溶于 5～10ml 注射用水中。将利凡诺（依沙吖啶）直接注入到羊膜腔内，方法简便易行，成功率高，感染率低，优于其他的引产方式。

【适应证】

1. 妊娠 16～27 周要求终止妊娠者或因某种疾病不宜继续妊娠者。

2. 阴道清洁度 1～2 度，无阴道炎症，3 天内无性交史。

【禁忌证】

1. 有急慢性肝、肾疾病伴有功能不全者。

2. 各种疾病的急性期。

3. 腹部皮肤有感染者。

4. 术前 24 小时内，相隔 6 小时两次体温在 37.5℃以上者。

5. 凝血功能障碍及有明显出血倾向者。

6. 子宫畸形慎用。

【并发症】

1. 出血。

2. 软产道损伤。

3. 感染。

4. 羊水栓塞。

5. 利凡诺中毒。

【评估】

1. 评估患者做此项手术的目的及有无禁忌证。

2. 评估相关实验室及各项检查，了解患者既往史、现病史、目前状况、过敏史、月经史、婚孕史。

3. 评估患者生命体征是否正常。

【操作前准备】

1. 向患者解释操作的目的和过程，耐心解答患者的疑问，做好宣教及心理护理，消除患者的顾虑，取得患者的配合。

2. 引产前3天每日用1：40的络合碘溶液行阴道冲洗，预防产后感染。

3. B超监测胎盘位置及羊水深度，标记定位以便选择穿刺部位。

4. 羊膜腔内注射操作前准备

（1）患者准备：术前患者需排空膀胱。

（2）物品、药品准备：治疗包：直止血钳1把、心内注射针1个、40ml小量杯1个、孔巾1个、棉球、纱布；腰穿针；一次性注射器；无菌手套；络合碘溶液等各种无菌物品，并检查其灭菌状态是否完好。根据医嘱备齐手术中用药。抢救药品、物品随时处于备用状态，见图2-26。

5. 生产及产后刮宫操作前准备，同"负压吸引人工流产护理配合"。

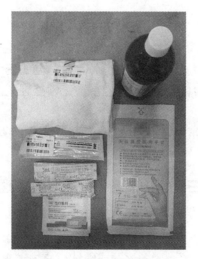

图2-26　羊膜腔注射物品准备

【诊疗过程与护理配合】

1. 协助患者取仰卧位，暴露腹部，注意保暖及适当遮挡。

2. 戴一次性手套，常规消毒腹部穿刺点周围皮肤，铺无菌孔巾。

3. 羊膜腔穿刺　使用7～9号有针芯的腰椎穿刺针，从选择好的穿刺点垂直刺入,经过三个抵抗(即皮肤、肌鞘、子宫壁)后有空虚感,即进入羊膜腔内。穿刺针确切进入羊膜腔后,拔出针芯即有羊水溢出。

4. 注药　将装有利凡诺药液的注射器与穿刺针相连接,先回抽少许羊水,再注入药液。注入药液后,回抽少许羊水后再注入,用以洗净注射器内残余药液。

5. 在手术的过程中,配合医生完成各项无菌操作及药物的配制。严格执行无菌技术操作、手术物品及药品的清点、查对制度。

6. 操作过程中随时观察患者的病情变化,主动关心安慰患者,缓解患者的紧张情绪。

7. 操作完成后,拔出穿刺针,协助医生于穿刺点覆盖消毒纱布并加以固定。

8. 操作结束后,询问患者有无不适,整理衣裤,转至病床,嘱患者休息。

9. 整理用物,洗手。

【操作后护理】

1. 根据患者自身宫颈条件,医生会在阴道放药,以软化宫颈利于患者生产。

2. 严密观察患者宫缩、阴道出血及产程进展。如宫缩过强,宫口未开,可根据医嘱给予镇静剂;宫缩规律后,要注意宫缩的频率、强度及持续时间,随时了解产程进展情况。

【重点提示】

1. 羊膜腔内注射药物后,患者需卧床休息 4 小时,但需在床上多翻身,以利药物均匀分布。之后应鼓励患者多活动,以利尽早生产。

2. 严密观察患者生命体征的变化,特别是体温的变化(使用利凡诺后 24～48 小时内,患者体温可能会升高,绝大多数无须处理,待胎儿娩出后即可恢复正常)。

3. 严密观察患者宫缩、阴道出血及产程进展。

(张嘉美)

三、宫内节育器放置术的护理

【适应证】

1. 已婚育龄期妇女无禁忌证,自愿要求放置宫内节育器者。

2. 无相对禁忌证,要求紧急避孕或继续以宫内节育器避孕者。

【禁忌证】

1. 妊娠或可疑妊娠。

2. 月经过频、经量过多或不规则阴道流血。

3. 生殖器官急慢性炎症、肿瘤、子宫畸形。

4. 人工流产后子宫收缩不良,疑有妊娠组织残留或感染。

5. 宫颈内口过松、重度宫颈裂伤或Ⅲ度子宫脱垂。

6. 严重全身性疾患。

7. 有铜过敏史者,禁止放置含铜节育器。

【并发症】

1. 节育器嵌顿及断裂。

2. 子宫穿孔及节育器异位。

3. 节育器下移或脱落。

4. 带器妊娠。

【评估】

1. 评估患者做此项手术的目的及有无禁忌证。

2. 评估患者放置时间是否适合

(1)月经干净后3～7天无性交。

(2)产后42天子宫恢复正常大小。

(3)剖宫产术后半年。

(4)人工流产术后,宫腔深度<10cm。

3. 评估相关实验室及各项检查,了解患者既往史、现病史、目前状况、过敏史、月经史、婚育史。

4. 评估患者生命体征是否正常。

【操作前准备】

1. 患者准备　术前患者需排空膀胱。

2. 物品、药品准备。

(1)妇科手术包:窥具1个、弯钳1把、宫颈钳1把、探针1个、卵圆钳3把、弯盘1个、治疗巾1个、孔巾1个、袖套1副、方纱、海绵块、长棉棍;节育环;无菌手套;络合碘溶液等各种无菌物品,并检查其灭菌状态是否完好。

(2)检查手术所需仪器、设备是否处于运转正常状态,包括:电动妇科手术床、冷光灯、手术椅等。

(3)根据医嘱备齐手术中用药。

(4)抢救药品、物品随时处于备用状态。

3. 核对与宣教

(1)核对医嘱。

(2)认真核对患者床号、姓名、手术名称、手术部位及麻醉方式。

(3)向患者解释操作的目的和过程,耐心解答患者的疑问,做好宣教及心理护理,消除患者的顾虑,取得患者的配合。

【诊疗过程与护理配合】

1. 体位　协助患者取膀胱截石位,注意保暖及适当遮挡。

2．戴一次性手套，使用络合碘溶液常规消毒外阴、阴道，铺无菌巾。

3．在手术过程中为医生提供相应的配合工作，严格执行无菌技术操作、手术物品查对制度。

4．操作过程中随时观察患者的病情变化，主动关心安慰患者，缓解患者的紧张情绪。不同节育环的放置见图2-27～图2-29。

5．操作结束后，协助患者整理衣裤，护送患者返回病床，嘱患者卧床休息。

6．整理用物。

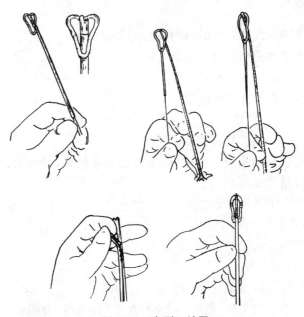

图 2-27　宫型环放置

【操作后护理】

1．嘱患者术后卧床休息，并密切观察患者阴道出血及腹痛等情况。

2．健康指导

（1）保持外阴清洁，每日使用流动水清洗外阴，勤换内裤。

（2）禁性生活、盆浴1个月。

（3）术后3个月，每次行经或排便时注意有无节育器脱落。

（4）术后1、3、6、12个月各随访1次，以后每半年随访。

（5）告知患者注意观察自身状况，如出现急性绞痛或感染症状，持续出血或月经异常，尾丝消失、变长、变短或尾丝脱落，腰酸、腰痛、月经情况的改变等情况及时就诊。

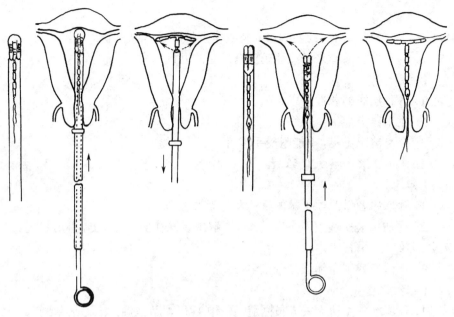

图 2-28　T 形环放置

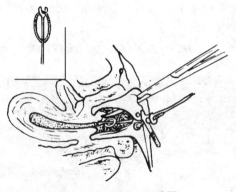

图 2-29　环形 IUD 放置

（杨长捷　张嘉美）

四、分段诊刮术的护理

【概述】

　　诊断性刮宫简称诊刮,是妇产科常见的一种诊疗方法,刮取子宫内膜和内膜病灶行组织学检查,作出病理诊断。若同时怀疑宫颈管病变,则需分步进行诊刮称分段诊刮。

【适应证】

1. 子宫异常出血，为明确诊断特别是要排除子宫内膜癌。

2. 为除外宫颈管来源或蔓延至宫颈管的宫颈病变。

【禁忌证】

1. 各种疾病的急性阶段。

2. 生殖器炎症。

3. 全身情况不良，不能耐受手术者。

4. 术前2次体温>37.5℃者。

【评估】

1. 评估患者做此项手术的目的及有无禁忌证。

2. 评估相关实验室及各项检查，了解患者既往史、现病史、目前状况、过敏史、月经史、婚育史。

3. 评估患者生命体征是否正常。

【操作前准备】

1. 环境准备　请无关人员回避，关闭门窗，调节室温，采取适当遮挡。

2. 物品准备　刮宫包：阴道窥器1个、卵圆钳1把、组织钳2把、组织扩张器1套、弯盘1个，刮匙1把、子宫探针1个，纱布、棉球；病理瓶、络合碘溶液、10%甲醛溶液、无菌手套。负压引流装置、吸氧装置、麻醉药品及抢救药品、物品等，见图2-30。

3. 核对医嘱，辨识患者，向患者解释操作的目的和过程，取得患者配合。

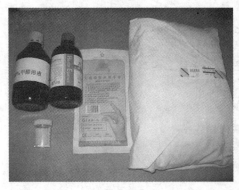
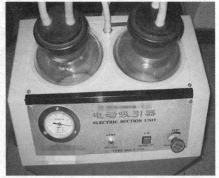

图2-30　分段诊刮用物准备

【诊疗过程与护理配合】

1. 体位　协助患者上妇科检查床，取膀胱截石位，注意保暖。

2. 建立静脉通路，遵医嘱用药。

3. 戴一次性手套，常规消毒外阴、铺无菌巾。

4. 在手术过程中为医生提供所需器械。如探针、扩宫棒、刮匙、吸管等。

5. 连接负压吸引器。

6. 操作过程中注意观察患者病情变化，必要时给予心理安慰，以缓解患者紧张情绪。

7. 操作结束后，询问患者有无不适，整理衣裤，转至病床，嘱患者休息。

8. 处理病理　准备病理标本小瓶，倒入 10% 甲醛固定液约 10ml，如分段诊刮要准备 2 个标本瓶，粘贴好病理单后及时送检病理。

9. 整理用物，洗手。

【操作后护理】

1. 患者卧床休息 4～6 小时，麻醉清醒后方可进食。

2. 密切观察患者阴道出血及腹痛等情况。术后 1～2 周内，阴道可有少量血性分泌物，一般无须处理。出血多时，卧床休息，避免过度劳累、剧烈运动。如出血大于月经量、腹痛等症状及时就医。

3. 保持外阴清洁，每日使用流动水冲洗。术后禁盆浴、性生活 1 个月。

4. 遵医嘱按时按量准确服药，按时复诊，一般为术后 2 周。

5. 摄入高蛋白质、高维生素，富含铁剂的饮食。

6. 尽早半卧位或下地活动，排除宫腔内积血。

【重点提示】

1. 有阴道出血者，单纯清洗外阴，不冲洗阴道。

2. 术前应检查手术所需的仪器、设备是否处于运转正常状态。负压吸引器瓶清洁。

3. 严格执行无菌技术操作，配合医生手术，熟悉手术过程，及时供给手术所需的一切物品。

4. 严格执行手术物品查对制度，与医生共同清点台上所有物品，台上掉下的物品应集中放于固定位置，以便清点。

5. 根据医嘱备齐手术中用药，遵医嘱准确给药。严格执行麻醉药品清点、登记制度。抢救物品、药品随时处于待用状态。

五、腰椎穿刺术的护理

【概述】

腰椎穿刺术是医学上一种常用的检查和治疗手段。它是从患者脊椎骨间隙内抽取出一定的液体——"脑脊液"，用于临床诊断分析和治疗，并通过鞘内注射化疗药物治疗肿瘤疾病的目的。

【适应证】

1. 中枢神经系统炎症性疾病的诊断与鉴别诊断，包括：化脓性脑膜炎、结核性脑膜炎、病毒性脑膜炎、真菌性脑膜炎、乙型脑炎等。

2. 脑血管意外的诊断与鉴别诊断,包括:脑出血、脑梗死、蛛网膜下腔出血等。

3. 肿瘤性疾病的诊断与治疗,用于诊断脑膜白血病,并通过腰椎穿刺鞘内注射化疗药物治疗脑膜白血病,用于绒癌脑转移患者颅内压的测定及脑脊液生化及 hCG 的变化。

4. 测定颅内压力和了解蛛网膜下腔是否阻塞等。

【禁忌证】

1. 可疑有颅高压、脑疝发生的患者。

2. 可疑颅内占位病变者。

3. 高热、休克等危重患者。

4. 穿刺部位有炎症,体温 > 37.5℃。

5. 心肺功能不全者。

6. 凝血功能障碍者。

【护理评估】

1. 评估患者做此项操作的目的及有无禁忌证。

2. 了解患者的病史及药物过敏史,核对患者的化验检查特别是凝血、血常规的化验结果。

3. 穿刺前应测量患者生命体征如体温、血压、脉搏等。

【操作前准备】

1. 患者准备。

(1)操作前应向患者说明穿刺目的,消除顾虑,取得配合。并应签署知情同意书。

(2)穿刺前患者应监测体温,如体温 > 37.5℃,需暂缓穿刺。

2. 环境准备　请无关人员回避,关闭门窗,调节室温,采取适当遮挡。

3. 物品、药品准备

(1)一次性腰椎穿刺包:无菌手套、手术巾、无菌棉球、注射器、带针芯的腰穿针、收集管和测压管;络合碘溶液,见图 2-31。

(2)根据医嘱备齐药品:2% 利多卡因、0.9% 生理盐水、甲氨蝶呤 0.1g/ 支(鞘内注射时使用),见图 2-32。

(3)备齐抢救物品及药品。

【诊疗过程与护理配合】

1. 体位　患者侧卧于硬板床上,背部与床面垂直,头向前胸部屈曲,两手抱膝紧贴腹部,使躯干呈弓形;或由助手在术者对面用一手抱住患者头部,另一手挽住双下肢腘窝处并用力抱紧,使脊柱尽量后凸以增宽椎间隙,便于进针。

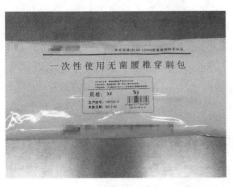
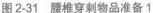
图 2-31　腰椎穿刺物品准备 1

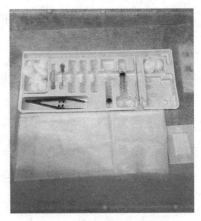
图 2-32　腰椎穿刺物品准备 2

2．协助医生确定穿刺点，以髂后上棘连线与后正中线的交会处为穿刺点，一般取第 3～4 腰椎棘突间隙，有时也可在上一或下一腰椎间隙进行。

3．常规消毒皮肤，戴无菌手套，铺手术巾，自皮肤到椎间韧带逐层做局部浸润麻醉。

4．穿刺　穿刺针沿棘突方向缓慢刺入，穿破硬脊膜而达蛛网膜下腔，抽出针芯流出脑脊液。

5．在手术的过程中，配合医生完成各项无菌操作及药物的配制。严格执行手术物品及药品的清点、查对制度。

6．随时观察患者生命体征的变化。观察患者的脉搏、呼吸、瞳孔以及意识的变化，如有异常应立即停止操作，准备抢救，待生命体征平稳后再进行操作。

7．在放液前连接测压管，协助医生测量患者脑脊液压力。

8．及时留取脑脊液标本送检。脑脊液留取标本一次不超过 6ml，一般收集脑脊液 2～5ml 送检。如需做培养时，应用无菌操作法留取标本。

9．患者如需行鞘内注射时，应遵医嘱配合医生进行药物配制、注射。

10．操作完成后，拔出穿刺针，协助医生于穿刺点覆盖消毒纱布并加以固定。

【操作后护理】

1．手术完毕后，用平车将患者转移至病床，帮助患者摆放术后正确体位。术后患者应头低足高位平卧 6 小时，去枕平卧 24 小时，以避免发生低颅压头痛和出现脑脊液漏。

2．密切监测患者的生命体征，观察患者的呼吸、脉搏、瞳孔大小、询问患者是否出现头痛等症状。如有颅内压升高应配合医生尽快用药。

3. 在患者卧床期间,给予相应的生活护理。

【重点提示】

1. 留取脑脊液标本一次不超过 6ml,一般收集脑脊液 2～5ml 送检;如需做培养时,应用无菌操作法留取标本。

2. 穿刺术后患者需严格头低足高平卧 6 小时,去枕平卧 24 小时,以避免发生低颅压性头痛和出现脑脊液漏。

(田小娟　张嘉美)

六、胸腔穿刺术的护理

胸膜腔穿刺术(thoracentesis),简称胸穿,是指对有胸腔积液(或气胸)的患者,为了诊断和治疗疾病的需要而通过胸腔穿刺抽取积液或气体的一种技术。

【适应证】

1. 诊断性穿刺　对原因未明的胸腔积液,做胸水涂片、培养、细胞及生物化学检查,从而确定胸腔积液的性质,以进一步明确疾病的诊断。

2. 治疗

(1)减轻胸腔大量积液、气胸引起的压迫症状。

(2)抽取脓液治疗脓胸。

(3)向胸腔内注射药物,如化疗药物米西宁等。

【禁忌证】

1. 多脏器功能衰竭者禁忌胸膜腔穿刺。

2. 出血性疾病及体质衰竭、病情危重,难以耐受操作者应慎重。

3. 穿刺前 2 次体温 >37.5℃的患者。

【评估】

1. 评估患者此项穿刺的目的及有无禁忌证。

2. 评估相关化验和各项检查,了解既往病史、现病史、目前状况、过敏史等。

3. 评估患者生命体征是否正常。

【操作前准备】

1. 患者准备

(1)操作前应向患者说明穿刺目的,消除顾虑,取得配合。并应签署知情同意书。

(2)穿刺前患者应监测体温,如患者穿刺前 2 次体温 >37.5℃,需暂缓穿刺。

(3)若患者精神过于紧张,可于术前半小时给予地西泮 10mg 肌注。嘱咐患者在操作过程中,避免深呼吸和咳嗽,如有任何不适及时提出。

2. 环境准备　请无关人员回避,关闭门窗,调节室温,采取适当遮挡。

3．物品、药品准备

（1）一次性胸腔穿刺包：无菌手套、手术巾、无菌棉球、注射器、穿刺针、收集管；络合碘溶液，见图 2-33。

（2）根据医嘱备齐药品：2% 利多卡因、0.9% 生理盐水等，见图 2-34。

（3）备齐抢救物品、药品。

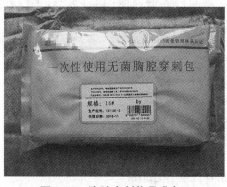
图 2-33　胸腔穿刺物品准备 1

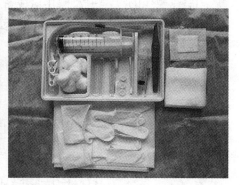
图 2-34　胸腔穿刺物品准备 2

【诊疗过程与护理配合】

1．协助患者摆好正确体位　患者面向椅背，两前臂置于椅背上，前额伏于手臂上。

2．协助医生做好穿刺点的定位　一般选择肩胛下角线或腋后线第 7～8 肋间作为穿刺点（必要时结合 X 线及超声波检查确定，并用甲紫在皮肤上做标志）。

3．常规消毒皮肤，戴无菌手套，铺手术巾，行局部逐层浸润麻醉（注意麻醉穿刺点应选在下一肋骨的上缘）。

4．穿刺针经肋骨上缘垂直缓慢刺入，当有突破感时停止，用水止夹住穿刺针后面的胶管，避免漏气。

5．穿刺成功后，配合医生接上注射器后，再松开水止以抽取胸水。此时需注意穿刺针的固定，防止穿刺针摆动而刺伤肺脏。

6．在手术的过程中，配合医生完成各项无菌操作及药物的配制。严格执行手术物品及药品的清点、查对制度。

7．操作中应密切观察患者的反应，如有头晕、面色苍白、出汗、心悸、胸部压迫感或剧痛、昏厥等胸膜过敏反应；或出现连续性咳嗽、气短、咳泡沫痰等现象时，立即停止操作，并遵医嘱进行对症处理。

8．患者如需行胸腔注射给药，应遵医嘱配合医生进行药物配制、注射。

9．操作完成后，拔出穿刺针，协助医生于穿刺点覆盖无菌纱布，稍用力压迫 3～5 分钟后用胶布固定。

【操作后护理】

1. 操作完成后，护送患者返回病室，嘱患者卧床休息。

2. 密切观察患者是否出现连续性咳嗽、气短、咳泡沫痰等现象，并注意患者生命体征的变化。

【重点提示】

1. 在操作的过程中及操作后应密切观察患者的反应，如有头晕、面色苍白、出汗、心悸、胸部压迫感；或出现连续性咳嗽、气短、咳泡沫痰等现象时，应立即通知医生对症处理。

2. 抽取胸水不应过多、过快。诊断性抽取胸水，量 50～100ml 即可；减压抽取胸水，首次不超过 600ml，以后每次不超过 1000ml；如为脓胸，每次尽量抽尽。

3. 抽取胸水的过程中应注意，接上注射器后，再松开输液器止液夹，注射器抽满后，用止液夹夹闭胶管后才能取下注射器，以避免发生漏气的情况。

七、巴氏腺脓肿切开术的护理

【概述】

前庭大腺又称"巴氏腺"，位于两侧大阴唇后部，腺管开口于小阴唇内侧靠近处女膜处，见图 2-35，在性交、分娩或其他情况污染外阴部时，病原体容易侵入而引起炎症。急性炎症发作时，病原体首先侵犯腺管，腺管呈急性化脓性炎症，腺管口往往因肿胀或渗出物凝聚而阻塞，脓液不能外流积存而形成脓肿，称前庭大腺脓肿，又称巴氏腺脓肿。巴氏腺脓肿切开术的目的在于用外科手术的方法排出脓物。

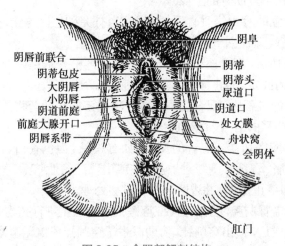

图 2-35　会阴部解剖结构

【适应证】

1. 巴氏腺感染形成的脓肿。

2. 巴氏腺脓肿内压力增大,自行破溃,破孔小,引流不畅。

【禁忌证】

1. 各种疾病急性阶段。

2. 生殖器炎症。

3. 全身情况不良不能耐受手术者。

【评估】

1. 评估患者做此项手术的目的及有无禁忌证。

2. 全面了解患者既往病史、药物过敏史、现病史、目前状况及生命体征是否正常。

3. 评估脓肿大小、活动度。

【操作前准备】

1. 环境准备　请无关人员回避,关闭门窗,调节室温,采取适当遮挡。

2. 物品准备

(1)缝合包:剪刀1把、针持1个、齿镊1个、弯止血钳1把、直止血钳1把、弯盘1个、纱布;刀柄;刀片;缝合针线;无菌手套;络合碘溶液等,见图2-36。

(2)检查手术所需的仪器设备是否处于运转正常状态,如冷光灯、手术床等。

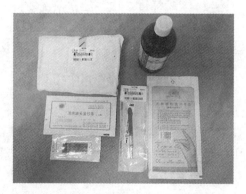

图2-36　巴氏腺脓肿切开术物品准备

3. 核对与宣教

(1)核对医嘱。

(2)认真核对患者床号、姓名、手术名称、手术部位及麻醉方式。

(3)向患者解释操作的目的和过程,耐心解答患者的疑问,做好宣教及心理护理,消除患者的顾虑,取得患者的配合。

【诊疗过程与护理配合】

1. 体位　协助患者上妇科检查床，取膀胱截石位，注意保护患者相应位置的神经、血管及受压部位；防止坠床；减少不必要的暴露，注意保暖。

2. 遵医嘱使用络合碘原液或1:40络合碘溶液进行外阴的清洁。

3. 消毒　常规消毒外阴。

4. 麻醉　局部麻醉。

5. 切开　用手术器械切开脓肿，使脓液流出。

6. 冲洗　用无菌生理盐水冲洗囊腔内壁，确保引流干净。

7. 缝合　切开术后，局部放置溃疡油引流条引流，缝合伤口。

8. 在手术过程中为医生提供相应的配合工作，严格执行无菌技术操作、手术物品查对制度。

9. 操作过程中随时观察患者的病情变化，主动关心安慰患者，缓解患者的紧张情绪。

10. 操作结束后，协助患者整理衣裤，转至病床。

11. 整理用物。

【操作后护理】

1. 嘱患者卧床休息，必要时可根据医嘱给予止痛药缓解疼痛。

2. 监测患者体温情况，遵医嘱给予抗生素预防感染。

3. 保持外阴清洁，用1:40络合碘溶液擦洗，每日2次。伤口愈合后，改用1:5000高锰酸钾溶液坐浴，每日2次。经常换洗内裤，避免阴道分泌物、尿液、粪便的污染。不穿化纤内裤。

（周海莎　张嘉美）

八、胎儿镜检查的护理

胎儿镜检查是用直径很细的光学纤维内镜从母体腹部穿刺，经子宫壁进入羊膜腔，于镜下直接观察胎儿体表情况，采取纯胎血，进行胎儿活组织检查以及进行宫内治疗的方法。现临床主要用于查看胎儿头发颜色，以辨别诊断白化病儿。

【适应证】

妊娠16~28周，曾育有白化病儿的孕妇。

【禁忌证】

1. 有出血倾向者。

2. 妊娠期曾有流产征兆者。

3. 可疑宫腔感染、白细胞升高、体温>37.5℃者。

4. 有严重妊娠并发症者。

5. 为预防母血致敏, 对孕妇 Rh 因子阴性而丈夫 Rh 因子阳性者, 应避免行胎儿镜检查。

【评估】

1. 评估患者做此项手术的目的及有无禁忌证。

2. 全面了解患者既往病史、药物过敏史、现病史、目前状况及生命体征是否正常。

3. 评估胎儿体位, 如臀位, 需患者膝胸卧位给予矫正。

【操作前准备】

1. 患者准备

(1) 术前半小时遵医嘱给予患者地西泮 10mg 入 0.9% 氯化钠 100ml 静脉滴注, 可使孕妇镇静并减少胎动, 以利观察。

(2) 术前患者需排空膀胱。

2. 仪器及物品准备　见图 2-37 和图 2-38。

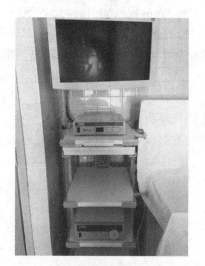
图 2-37　胎儿镜物品准备 1

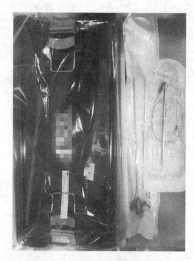
图 2-38　胎儿镜物品准备 2

(1) 直径 2mm、长 16cm 的 STORZ 内镜, 使用 2% 戊二醛消毒液浸泡消毒 12 小时。手术前, 用无菌生理盐水充分冲洗后待用。

(2) 一次性血管壳及胎儿镜包: 孔巾 1 个、治疗巾 2 个、袖套 4 个、纱布 2 块、卵圆钳 2 把、空碗 2 个、不锈钢药杯 1 个。

(3) 无菌手套、络合碘溶液、麻醉药品、无菌敷料及抢救药品、物品。

(4) B 超机、显示器、光纤仪及电脑录影系统等连接、调试正常待用。

3. 核对与宣教

(1) 核对医嘱。

（2）认真核对患者床号、姓名、手术名称、手术部位及麻醉方式。

（3）向患者解释操作的目的和过程，耐心解答患者的疑问，做好宣教及心理护理，消除患者的顾虑，取得患者的配合。

【诊疗过程与护理配合】

1. 诊疗过程

（1）体位：协助患者采取仰卧位，并充分暴露腹部。

（2）B超定位，确定胎位。胎儿为头位时方可进行胎儿镜检查。

（3）选择穿刺点：正确的穿刺点以不损伤胎盘、胎儿，且胎儿镜本身长度能够看到目标为原则。可选择子宫前壁、侧壁和宫底部无胎盘附着处，一般不选择子宫下段，因该处收缩性差，穿刺后创口不易闭合而发生羊水渗漏。此外，穿刺点下应有足够的羊水，以利观察。腹部常规消毒。

（4）麻醉：2%利多卡因10ml入0.9%氯化钠10ml稀释后，取5ml行穿刺点周围麻醉。

（5）切开腹壁：在已选择的穿刺点处做2~5mm皮肤切口，深达皮下。

（6）穿刺：固定子宫，用装有套管的套管针经腹壁切口垂直刺入羊膜腔内，穿过腹部肌层和子宫壁时可有2次落空感，抽出套针，有羊水涌出，即认定已在羊膜腔内。

（7）放入内镜。

（8）检查：接通光源，找到胎儿头部直接观察胎儿头发颜色。

（9）检查结束，拔出内镜，穿刺点以敷料覆盖压迫5分钟。

2. 护理配合

（1）严格执行手术物品查对制度，与医生共同清点台上所有物品，台上掉下的物品应集中放于固定位置，以便清点。

（2）严格执行无菌技术操作。熟悉手术过程，及时供给手术所需一切物品，并根据需要随时调整仪器设备，包括：光纤接线、内镜显像、光源调整、镜头焦距及录像等。

（3）操作过程中随时观察患者的病情变化，主动关心安慰患者，缓解患者的紧张情绪。如患者病情有变化，应立即通知手术医生，并根据医嘱进行处理。

（4）术后患者需在手术室观察30分钟，待一般情况平稳后，方可返回病室。

【操作后护理】

1. 患者需卧床休息。

2. 密切观察患者宫缩情况，如宫缩频繁，可遵医嘱给予盐酸哌替啶100mg肌内注射。

3. 监测患者体温情况，遵医嘱给予静脉抗生素，预防宫腔感染。

4.观察穿刺点有无渗出。

5.如确诊孕有白化病胎儿,应给予患者以精神上的安慰,稳定患者的情绪,并做好家属的思想工作。

【重点提示】

1.胎儿臀位者需矫正胎位后方可行检查术。

2.术前检查所需仪器设备、保证处于正常运行状态,并根据需要随时调整。

3.严格执行无菌技术操作、物品查对制度,及时供给手术所需一切物品。

4.随时观察患者病情变化,关心安慰患者,如有不适随时通知医生及时处理。

5.如术中出血应及时终止手术,并给予温盐水(0.9%氯化钠溶液)行羊水置换。

九、体外授精与胚胎移植(IVF-ET)的护理

【概述】

体外授精与胚胎移植(IVF-ET)俗称"试管婴儿",即是将不孕夫妇的精子和卵子取出,在体外完成受精和胚胎的早期发育,然后将早期胚胎放回患者子宫内,使其继续发育、生长直至足月分娩。穿刺取卵术和胚胎移植术是试管婴儿的必要步骤。

【适应证】

1.女方因各种因素导致的配子运输障碍。

2.排卵障碍。

3.子宫内膜异位症。

4.男方少精、弱精子症。

5.不明原因不育。

6.免疫性不孕。

知识链接

冷冻周期胚胎与新鲜周期胚胎移植的妊娠结局比较

冷冻周期胚胎移植的妊娠结局要优于新鲜周期胚胎移植。与新鲜周期胚胎移植相比,通过冷冻周期胚胎移植获得的新生儿出生体重较高,小于胎龄儿和早产的发生率均较低,活婴出生体重相差90.9g。原因可能为冷冻周期胚胎移植无须进行促排卵治疗或所需促排卵药物的剂量较低,子宫内膜环境相对较好;也可能经冷冻程序保存下来的胚胎质量更好。

【禁忌证】

1. 提供配子的任何一方患生殖、泌尿系统急性感染和性传播疾病或具有酗酒、吸毒等不良嗜好。

2. 提供配子的任何一方接触致畸量的射线、毒物、药品并处于作用期。

3. 接受胚胎赠送／卵子赠送的夫妇女方患生殖、泌尿系统急性感染和性传播疾病，或具有酗酒、吸毒等不良嗜好。

4. 女方子宫不具备妊娠功能或严重躯体疾病不能承受妊娠。

（一）穿刺取卵术的护理

【评估】

1. 评估患者有无手术禁忌证。

2. 评估患者生命体征是否正常。

3. 核对夫妇双方身份证、结婚证原件，行手术签字。

4. 评估患者年龄、既往史、不孕年限、不孕症治疗史及促排卵治疗情况、B超监测下的卵泡直径。

5. 评估患者血常规、凝血酶原时间、血电解质、肝功能、肾功能、血雌二醇及黄体生成素水平。

6. 评估女方准备情况　是否连续两日行 1:40 络合碘冲洗液冲洗阴道，两日内未同房；男方准备情况：取卵前 3～5 日排精一次，3～5 日内未排精。

7. 核对取卵当日男方留取精液的无菌取精管上的女方姓名是否有误，送至手术室的恒温箱备用。

【操作前准备】

1. 环境准备　关闭门窗，调节室温，遮挡患者。

2. 物品准备　打开B超机、真空泵备用，恒温试管架预热，无菌试管，冲洗卵泡的培养液，超声穿刺架、穿刺针，取卵手术包：弯盘 1 个、窥具 1 个、宫颈钳 1 个、卵圆钳 2 把、弯止血钳 2 把、剪刀 1 把。

3. 核对医嘱，确认患者，做好解释工作，取得患者的配合。

【诊疗过程与护理配合】

1. 体位　排空膀胱，更换手术衣，取膀胱截石位。

2. 无菌生理盐水清洗外阴及阴道，肌注哌替啶 50mg，对疼痛敏感的患者可采用静脉推注哌替啶 50mg＋异丙嗪 25mg。

3. 安装超声穿刺架，将双腔取卵针与真空泵和抽好冲洗卵泡液的注射器连接紧密。

4. 医生在阴道B超引导下行后穹隆穿刺取卵，护士遵医嘱推注培养液冲洗卵泡以取得卵子，将盛有吸取液的试管及时传送到捡卵室。

5. 取卵结束后 1 小时患者如无恶心、头晕等症状，嘱其进食，观察无出血等情况，患者方可离院。

【操作后护理】

1．取卵后遵医嘱给予黄体酮支持治疗。

2．术后尽量减少活动，适当卧床休息，防止卵巢扭转。

3．如患者出现腹胀、尿少等卵巢过度刺激的症状及时就诊。

4．嘱患者3天后按时来院行胚胎移植术。

【重点提示】

1．在穿刺取卵时，患者会有不同程度的疼痛感，嘱其身体勿动，减少并发症的发生。

2．术中偶有患者出现晕厥、出汗、恶心、呕吐、脉搏减慢、血压下降，应马上停止手术，让患者平卧，肌内注射阿托品0.5mg，必要时输液。

3．手术中若发现盆腔内出血明显，或误穿大血管，应立即停止操作，输液，并注意血压、脉搏，遵医嘱给予止血药物及相应处理。

4．取卵手术中，抽出的卵泡液要迅速送入捡卵室，送检时手握住试管下部以保证避光及避免撒漏。

（二）胚胎移植术的护理

【评估】

1．评估生命体征是否正常。

2．核对患者夫妇双方身份证、结婚证原件，行手术签字。

3．评估患者B超监测下的子宫内膜厚度是否>8mm，有无宫腔积液及憋尿情况。

4．评估患者血激素水平。

【操作前准备】

1．环境准备　关闭门窗，调节室温，遮挡患者。

2．物品准备　打开B超机备用，恒温箱，标注患者姓名的胚胎移植管，移植手术包：弯盘、窥具、宫颈钳、探针、卵圆钳、弯止血钳。

3．核对医嘱，确认患者，做好解释工作，取得患者的配合。

【诊疗过程与护理配合】

1．遵医嘱肌注黄体酮支持治疗。

2．患者更换手术衣，取膀胱截石位。

3．再次核对患者姓名，将胚胎移植管的外管插入宫颈内口。

4．协助医生全程行B超监测，医生将吸有胚胎的内管在弱光下将胚胎注入子宫内。

5．移植术结束将患者臀部垫高保持1小时，后可下地解小便，如无不适，1小时后可离院。

【操作后护理】

1. 术后适当休息,勿做剧烈运动,禁盆浴,确定妊娠前禁性生活。

2. 遵医嘱抽血复查激素水平及黄体酮支持治疗,移植后 14 天检查是否怀孕。

3. 嘱患者术后如出现明显下腹胀痛、腹围增加、尿少、恶心、呕吐、憋气等卵巢过度刺激症状应及时就诊,给予相应治疗。

知识链接

辅助生殖技术并发症有哪些?

1. 卵巢过度刺激综合征(ovarian hyperstimulation syndrome,OHSS)

2. 异位妊娠(ectopic pregnancy)

3. 多胎妊娠(multiple pregnancy)

4. 损伤和出血

5. 感染

（王 红 张嘉美）

十、羊水穿刺技术的护理

【概述】

羊膜腔穿刺术用于产前诊断。羊膜腔穿刺主要检查羊水中脱落细胞核型、成分、生化含量,可协助诊断某些胎儿异常。如通过羊水细胞培养核型分析,可诊断胎儿有无染色体异常。通过对羊水或羊水细胞中酶的检测,可诊断某些先天性酶缺陷疾病。羊水中含有甲胎蛋白(α-fetal protein,AFP),在开放性神经管畸形的胎儿,由于脑脊液渗漏入羊水中,AFP 含量可异常地升高,据此可做出诊断。

【适应证】

1. 夫妇双方曾生育过染色体异常儿。

2. 夫妇双方中有一方家族中曾出生过染色体异常儿。

3. 孕妇年龄≥35 岁、配偶年龄≥45 岁的孕妇。

4. 性连锁遗传病,主要对某些 X 连锁隐性遗传病如血友病、进行性肥大性肌营养不良、G_6PD 缺乏症等可以根据染色体核型确定胎儿性别,决定去留。

5. 遗传性代谢病直接测定羊水中酶活力或培养大量羊水细胞后测定酶活力,以诊断某些疾病。

6. 开放性神经管畸形,我国是该病高发区之一,凡曾生育过此种缺陷儿的产妇,其胎儿患此病的概率为 5%;生育过两胎缺陷儿的产妇,其胎儿此病再现率增为 13%;三胎者增为 21%。对这些孕妇测定羊水中 AFP 含量,结合 B 型超声扫描,检出率几乎可达 100%。

【禁忌证】

1. 孕期曾有流产征兆。

2. 体温超过 37.5℃以上时。

3. 胎盘早期剥离、腹部感染化脓者。

【评估】

1. 评估患者做此项手术的目的及有无禁忌证。

2. 评估相关实验室及各项检查,了解患者既往史、现病史、目前状况、过敏史、月经史、婚育史。

3. 评估患者生命体征是否正常。

4. 评估核对患者的孕周,羊膜腔穿刺宜在孕 16~22 周进行,此时子宫轮廓清楚,羊水量相对较多,易于抽取,不易伤及胎儿,且羊水细胞易存活,培养成功率高。

【操作前准备】

1. 环境准备　请无关人员回避,关闭门窗,调节室温,采取适当遮挡。

2. B 超定位　穿刺前先行胎盘及羊水暗区定位。可在 B 超引导下进行,亦可经 B 超定位标记后操作。穿刺时尽量避开胎盘,在羊水量相对较多的暗区进行。

3. 物品准备　穿刺针、棉球、碘伏溶液、标本瓶、无菌手套麻醉药品及抢救药品、物品等。

4. 核对医嘱,辨识患者,向患者解释操作的目的和过程,取得患者配合。

【诊疗过程与护理配合】

1. 体位　平卧位。

2. 嘱患者排空膀胱。

3. 腹壁皮肤按常规消毒、铺单。于定位点用 1% 利多卡因局部浸润麻醉。

4. 用带针芯的腰椎穿刺针经腹壁刺入宫腔。进羊膜腔时有落空感。

5. 拔出针芯后接 10ml 注射器抽取羊水,开始 2~3ml 丢弃之,因可能混有母血。之后再按检查需要量抽取。

6. 穿刺完毕用无菌敷料粘贴穿刺点。

7. 穿刺完毕后请患者休息 30 分钟,若无不适可离开。

8. 整理用物,洗手。

【操作后护理】

1. 术后 72 小时内禁止沐浴,注意休息,避免大量运动、逛街、做家务以及搬运重物等体力劳动。

2. 术后两周禁止性生活。

3. 术后3天内如有腹痛、腹胀、阴道流液、流血、发热等症状,应及时到医院妇产科就诊。

4. 若穿刺次数多,术后有宫缩时可酌情用子宫松弛剂。

【重点提示】

1. 术前3天禁止性生活,术前1天沐浴,术前10分钟排尽小便。

2. 若术前3～7天有感冒、发热、皮肤感染等异常,请在术前登记时告知医生。

3. 严格执行无菌技术操作,配合医生手术,熟悉手术过程,及时供给手术所需的一切物品。

4. 严格执行手术物品查对制度,与医生共同清点台上所有物品,台上掉下的物品应集中放于固定位置,以便清点。

5. 根据医嘱备齐手术中用药,遵医嘱准确给药。严格执行麻醉药品清点、登记制度。

6. 抢救物品、药品随时处于待用状态。

7. 严格三查八对,与医生共同核对患者信息,留取标本认真粘贴标签,及时送检。

十一、新生儿心肺复苏技术的护理

【概述】

新生儿窒息是指新生儿娩出后一分钟,仅有心跳而无呼吸或者呼吸功能不全及酸中毒状态,为新生儿死亡及伤残的主要原因之一。一旦发生及时抢救,方法正确。正确尽快复苏,以减少缺氧和酸中毒对机体的危害。抢救过程应动作迅速、准确、轻柔,避免发生损伤。

【适应证】

1. 呼吸抑制。

2. 发绀。

3. 心动过缓。

4. 低血压。

5. 肌张力低下。

【评估】

1. 了解产妇的孕周,有无合并症,胎儿在宫内的情况、评估胎儿娩出后发生窒息的可能性,是否需要通知儿科医生,辐射台、氧气、负压、新生儿复苏物品是否处于应急可使用状态。

2. 新生儿出生时负责复苏的人员应明确有无以下问题：

（1）羊水情况，有无胎粪污染；

（2）有无呼吸或哭声；

（3）肌张力情况；

（4）是否足月。

评估上述内容，如果正常，只需常规进行新生儿保暖，防止体热丢失，吸净口鼻中黏液，擦干羊水等常规护理。

3. 需要复苏时，应每30秒评估新生儿的呼吸、心率、颜色，以决定是否采取下一步措施。

【操作前准备】

1. 人员准备　分娩时熟练掌握新生儿复苏技术的医护人员应在场。严重窒息时需要儿科医生在场。复苏成员应有明确的分工，互相配合，均应具备熟练的复苏技术。

2. 物品准备　氧气、压缩空气、空氧混合仪、新生儿面罩气囊复苏器（配有减压阀）、羊水低压吸引器，各种型号的气管插管、吸痰器、新生儿喉镜、垫巾、胶布、剪刀、气管插管导丝、注射器、胃管、无菌手套。

3. 药品准备　肾上腺素、纳洛酮、注射用水等急救药品。

4. 调节室温，预热辐射台。全套复苏器械放置合理，放置吸痰管并连接负压吸引装置、调节负压、连接氧气，安装喉镜。按照孕周准备好相应型号的新生儿气管插管。

【诊疗过程与护理配合】

1. 体位　摆好复苏的体位。置新生儿于辐射热源保暖区，擦干身上的羊水、血迹，撤去湿巾。新生儿仰卧、肩部垫高2～3cm，呈轻微颈伸仰位，使呼吸道通畅。

2. 吸净口腔、鼻腔的黏液。吸口腔黏液时，应注意吸引时间不超过10秒，压力要适度，吸管插入深度要适当。使用机械吸痰时，应控制吸引压力即吸管闭合时负压不超过100mmHg。

3. 必要时协助医生气管插管以保证气道通畅。气管插管的指征：需长时间正压给氧人工呼吸、用气囊面罩复苏器人工呼吸无效、需要气管内吸痰及可疑膈疝者。

4. 诱发呼吸　对新生儿进行触觉刺激，以助建立呼吸。若新生儿无自主呼吸，进行触觉刺激（采用轻弹足底或摩擦背部）能刺激呼吸出现。必要时正压人工呼吸，可用面罩气囊或气管插管正压给氧。正压给氧的两项指征为：无呼吸或仅喘息、心率小于100次/分。正压给氧的操作：检查复苏气囊并接上氧气，选择大小合适的面罩接在气囊上。将面罩置病儿面部形成密闭,即给100%浓度氧正压15～30秒的人工呼吸,频率为40～60次/分,手指压与放的时间比为1:1.5,首次呼吸所需压力为30～40cmH$_2$O,以后为20cmH$_2$O。

5.维持循环,实施胸外按压。胸外按压的指征:100%浓度氧正压呼吸15～30秒后,心率低于60次/分或介于60～80次/分且无上升趋势。胸外按压有两种方法:拇指法:用双手拇指压迫胸骨下1/3,双手环绕病儿胸廓,其余手指支撑患儿背部。双指法:用一手的中指和示指或中指与无名指的指尖压迫胸骨,没有硬垫时用另一手支撑病儿背部。压迫深度应为1.3～1.8cm,速度应为120次/分,每按压三次行人工呼吸一次。在充分正压通气和胸外按压后,心率仍<60次/分,可在正压通气和胸外按压同时使用肾上腺素。

6.复苏完毕后做好抢救物品及药品的清点,补充及设备的维护。整理好用物,洗手、做好护理记录。

【操作后护理】

1.窒息的新生儿应延迟哺乳,以静脉补液维持营养。若可以母乳喂养时应观察新生儿面色,有无呼吸暂停等。

2.保持新生儿舒适安静,治疗护理应集中进行,避免搬动头部,减少惊厥的诱发因素。

3.做好新生儿保护性隔离,防止医源性感染。

【重点提示】

1.配合医生进行复苏。

2.在整个抢救过程中必须注意保暖,胎儿出生后立即擦干全身体表羊水及血迹,减少散热。

3.在抢救过程中密切观察病情变化注意新生儿肤色、呼吸、心率、体温、肌张力,并做好记录。

4.严格执行无菌技术操作,配合医生复苏,熟悉掌握复苏流程,及时供给复苏所需的一切物品。

5.新生儿抢救物品每日清点,定期擦拭,确保仪器功能完好,处于待用状态。

6.遵守查对制度,在抢救中遵医嘱准确给药。药物使用后空瓶留下以备最后清点核对。

7.抢救药品每日清点,检查有效期并记录。

8.所有产房医护人员均应定期培训复苏技术,并熟练掌握各个步骤。

9.患儿出院时,指导家长学会观察新生儿生命体征,指导家长掌握正确喂养方法,指导并协助家长做好家庭护理。

十二、绒毛穿刺技术的护理

【概述】

绒毛穿刺技术又称绒毛膜穿刺术，是用于确诊胎儿是否有染色体异常、神经管缺陷以及某些能在羊水中反映出来的遗传性代谢疾病。穿刺时用穿刺针穿过孕妇的腹壁，刺入宫腔吸出少许绒毛进行检查。手术一般选择在孕11~14周进行。

【适应证】

1. 曾生育过先天性缺陷儿，尤其是生育过染色体异常患儿。

2. 夫妇一方是染色体异常者或平衡异位的携带者。

3. 性连锁遗传疾病携带者，于孕中期确定胎儿性别时。

4. 曾生育过神经管缺陷或此次孕期血清甲胎蛋白值明显高于正常妊娠者。

【禁忌证】

1. 有习惯性流产史者。

2. 本次妊娠有流产征象。

3. 有感染症状者。

4. 有子宫颈病变，生殖道感染，如生殖道疱疹、淋病、慢性宫颈炎等，不宜经阴道取样。

【评估】

1. 评估患者做此项手术的目的及有无禁忌证。

2. 评估相关化验及各项检查，了解患者既往史、现病史、目前状况、过敏史、月经史、婚育史。

3. 评估患者生命体征是否正常。

4. 评估核对患者的孕周，羊膜腔穿刺宜在孕11~14周进行，此时孕囊小，周围均为绒毛覆盖，分支多，易于吸取，不易损伤胎囊。

【操作前准备】

1. 环境准备　请无关人员回避，关闭门窗，调节室温，采取适当遮挡。

2. B超定位　术前进行B超检查（孕妇不排尿待膀胱充满后检查），以了解子宫位置、胎囊大小、囊壁清晰度、胎芽大小、胎芽与胎囊是否成比例，胎心搏动、绒毛枝发育旺盛程度，绒毛边缘与子宫颈内口的距离等。

3. 器械准备　塑料套管长20cm，外径0.2cm，腔内置金属芯；活检钳长20cm，直径0.2cm。以上根据术者习惯选用。

4. 物品准备　窥具、注射器、棉球、碘伏溶液、标本瓶、无菌手套、麻醉药品及抢救药品、物品等。

5. 核对医嘱，辨识患者，向患者解释操作的目的和过程，取得患者配合。

【诊疗过程与操作中护理】

1. 经阴道

（1）孕妇取膀胱截石位，按诊断性刮宫常规消毒、铺单。

（2）以窥器暴露宫颈，用碘伏消毒宫颈、颈管及穹隆，再用生理盐水纱球反复擦洗 4～5 次后，将选用的塑料管经宫颈送往宫腔。盲取时，当感到前端有柔软感，在 B 超引导下见管端抵达孕囊边缘时，可接上 10ml 空注射器，以5～10ml 负压抽吸绒毛，边抽边缓慢退出，至塑料管内有少许分泌物即可。如需反复抽吸，当不超过 3 次。如用活检钳采取绒毛，可依上步骤直接夹取。

（3）将吸出物注入标本瓶中，肉眼可见白色绒毛枝。

2. 经腹部

（1）孕妇取平卧位。以碘伏行腹部皮肤灭菌，不需麻醉。

（2）在 B 超引导下，由超声换能器上的引针或用腰椎穿刺针，穿入子宫壁直到绒毛边缘，吸得少许血性液后拔针。

（3）抽出物的处理同经阴道途径者。

3. 整理用物，洗手。

【操作后护理】

1. 卧床休息 24 小时，注意阴道流血。

2. 禁性生活 1 周。

3. 酌情应用抗生素预防感染。

4. 术后 1 周，B 超检查胚胎情况。

【重点提示】

1. 术后并发症——感染　经阴道途径者多见，由于操作中可能将阴道、宫颈潜在的病菌带入而使受创的宫颈和宫内组织引起感染。而在经腹部穿刺采取者，感染机会极少。

2. 术后并发症——流产　流产率为 3%～5%，其原因为感染及出血，也与技术熟练程度有关。

3. 严格执行无菌技术操作，配合医生手术，熟悉手术过程，及时供给手术所需的一切物品。

4. 严格执行手术物品查对制度，与医生共同清点台上所有物品，台上掉下的物品应集中放于固定位置，以便清点。

5. 根据医嘱备齐手术中用药，遵医嘱准确给药。严格执行麻醉药品清点、登记制度。

6. 抢救物品、药品随时处于待用状态。

7. 严格三查八对，与医生共同核对患者信息，留取标本认真粘贴标签，及时送检。

十三、会阴切开技术的护理

【概述】

会阴切开术是产科最常见的手术,在第二产程时进行。适时的会阴切开有助于保护盆底软组织,避免其过度伸展及胎头长时间压迫造成的组织损伤,而且伤口整齐,愈合较好。

【适应证】

1．初产头位分娩时会阴较紧、会阴体长、组织硬韧或发育不良、炎症、水肿,或遇急产时会阴未能充分扩展,估计胎头娩出时将发生Ⅱ度以上裂伤者。

2．各种原因所致头盆不称。

3．曾做会阴切开缝合的经产妇,或修补后瘢痕大,影响会阴扩展者。

4．产钳助产、胎头吸引器助产或初产臀位经阴道分娩者。

5．早产、胎儿宫内发育迟缓或胎儿宫内窘迫需减轻胎头受压并及早娩出者。

6．产妇患心脏病或高血压等疾病需缩短第二产程者。

【禁忌证】

1．不能经阴道分娩时。

2．拒绝接受手术干预者。

3．出血倾向难以控制时。

4．胎儿较小,前次分娩会阴完整的经产妇。

【评估】

1．评估产妇做此项手术的目的及有无禁忌证。

2．评估相关实验室及各项检查,了解产妇既往史、现病史、目前状况、过敏史、月经史、婚育史。

3．评估产妇生命体征是否正常。术前评估产妇会阴条件、胎儿大小,选择合适的切开方式和时机。

4．评估胎心是否正常。

5．评估是否有尿潴留的情况,及时排空膀胱。

【操作前准备】

1．环境准备　请无关人员回避,关闭门窗,调节室温,采取适当遮挡。

2．术前做好心理护理,讲解切开的必要性和相关知识,消除产妇心理顾虑,取得其积极配合。

3．物品准备　消毒有效期内产包、会阴侧切包,注射器,2%利多卡因注射液、缝线、酒精、生理盐水、碘伏、外阴消毒包、无菌手套。

4．配合良好灯光照明,保证手术顺利进行。

5．皮肤准备　会阴部备皮。

【诊疗过程与护理配合】

1．体位为膀胱截石位。

2．皮肤消毒　术前按照外阴常规消毒，顺序见图2-39。

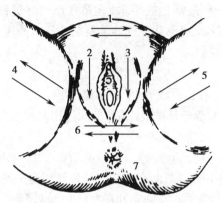

图 2-39　会阴消毒顺序

3．铺产包　做会阴阻滞麻醉和切开处局部麻醉，准备好会阴切开器械。

4．正常分娩者做小切口，胎头一着冠，趁宫缩间歇，伸两手指入阴道撑起会阴体，置入剪刀一叶，待宫缩一阵高峰后，剪开。产钳或吸引器助产或臀产者则在即将分娩前进行，做较大切口。小切口自阴唇后联合正中开始左或右斜向45°一次剪开，会阴体高度膨隆时则略向上呈60°角，娩出胎儿后可自然恢复为45°。皮肤切口长约3cm，黏膜切口不够长者应予延长至与皮肤切口等长。大切口皮肤长达4～5cm，常需分两次剪开。注意剪断肛提肌，使切口中部无阻力，以免胎儿娩出时切口沿肛提肌内缘延裂至直肠。盐水纱布压伤口止血，有活动出血点应立即缝扎止血。待胎儿娩出后，羊水流经伤口，其中促凝物质可使渗血立即停止。

5．待胎盘娩出，检查完整，子宫收缩好，出血不多，即可缝合。缝合前清洗伤口，消毒，铺巾，检查有无延裂。用2-0肠线连续缝黏膜，对齐处女膜环，在舟状窝处结扎。抽紧缝线，手指检查切口是否密合、平整。深缝两侧球海绵体肌断端1针，间断缝会阴体。皮下组织较厚者肠线间断缝合，否则可连同皮肤用丝线间断缝合。

6．缝合后清点丝线针数、纱布。缝合完毕，清点纱布和器械，确定无异物遗留阴道，再做阴道检查确定有无血肿，肛查确定有无缝线穿过直肠黏膜。

7．整理用物，垃圾分类处理，洗手、记录。

【操作后护理】

1．产后2小时在产房观察，注意子宫收缩情况和会阴伤口有无渗血或血肿形成。

2. 产后返回病房，嘱产妇多取健侧卧位，保持外阴清洁，及时换会阴垫，防止恶露浸泡伤口影响愈合。每日会阴冲洗 2 次，避免感染。

3. 每日观察伤口情况，伤口水肿可用 50% 硫酸镁湿敷，24 小时内冷敷，24 小时后热敷。伤口局部有硬结、红肿、发热等感染征象时立即汇报医生做相应处理。若形成脓肿，立即拆除缝线，撑开伤口，彻底引流并给予抗生素治疗。

4. 外缝伤口，术后 72 小时拆线。如贫血则需延期拆线。

5. 鼓励产妇母乳喂养，促进子宫收缩，减少产后出血。

【重点提示】

1. 严格执行无菌技术操作，配合医生手术，熟悉手术过程，及时供给手术所需的一切物品。

2. 严格执行手术物品查对制度，与医生共同清点台上所有物品，台上掉下的物品应集中放于固定位置，以便清点。

3. 每日冲洗会阴，观察外阴有无异味、红、肿、热、痛。

4. 出院时指导产妇怎样观察伤口、清洁伤口、如有不适及时反诊。

（金得燕）

第三章　妇产科疾病护理常规

第一节　妇科主要疾病护理常规

一、女性生殖系统炎症的护理

【概述】

　　女性生殖系统炎症是妇科常见疾病,可发生于生殖系统任何部位。轻者出现局部症状或不同程度的全身症状,重者可引起败血症甚至感染性休克,严重影响妇女健康。女性生殖系统具有比较完备的自然防御功能,但生殖器外口直接与外界相通,并邻近尿道和肛门,当女性处于月经期、分娩期,或生殖器接受手术、受到损伤时,生殖器局部防御能力降低,病原体易于侵入,就会发生炎症。女性生殖系统炎症主要有外阴炎、前庭大腺炎、阴道炎、慢性子宫颈炎、慢性盆腔炎等。

【临床表现】

　　1. 白带增多　白带量显著增多,有异味,性状改变。

　　2. 外阴不适　可引起外阴瘙痒、疼痛、烧灼感。

　　3. 不孕　黏稠性阴道分泌物不利于精子穿过,慢性炎症导致盆腔淤血,可造成不孕。

【辅助检查】

　　1. 妇科检查　医生及护理人员对患者的外阴、阴道、宫颈、子宫附件等进行检查,查看炎症部位的反应程度。

　　2. 实验室检查

　　(1)血、尿常规:提示患者有无炎症反应。

　　(2)阴道分泌物涂片检查:取外阴或阴道分泌物涂片,查找病原体。

　　(3)阴道分泌物培养:对涂片可疑或临床表现可疑,但涂片阴性者,做分泌物培养。

（4）子宫颈刮片：是普查常用的方法。

（5）B超：检查子宫、附件及盆腔情况。

（6）局部组织活检：活体组织检查可明确诊断。

【治疗原则】

1. 控制炎症　针对病原体选用相应抗生素进行治疗，要求及时、足量、规范、彻底、有效地使用。抗生素可经全身或局部使用。必要时可用辅助药物以提高疗效。

2. 加强预防　注意个人卫生，保持外阴清洁、干燥。增加营养，增强体质，提高机体抵抗力，避免治疗不彻底和重复感染的可能。

3. 病因治疗　积极寻找病因，针对病因进行治疗或手术修补。

4. 局部治疗　局部药物热敷、坐浴、冲洗等。用抗生素软膏局部涂抹。

5. 物理或手术治疗　物理治疗有微波、短波、超短波、激光、冷冻、离子透入等，可促进局部血液循环，改善组织营养状态，提高新陈代谢，以利炎症吸收和消退。手术治疗可根据情况选择术式，手术以彻底治愈为原则，避免遗留病灶有复发的机会。

6. 中药治疗　根据病情，可选用清热解毒、清热利湿或活血化瘀的中药。

知识链接

外阴阴道念珠菌病（VVC）如何用药？

单纯性VVC予抗真菌药局部应用，各种局部用抗真菌药疗效相仿。单纯性VVC也可单剂口服氟康唑150mg治疗。对于复发性VVC（定义为1年内发作大于或等于4次），推荐先予以局部外用或口服唑类药物治疗10～14天，继以口服氟康唑局部用制霉菌素150mg，每周1次，治疗6个月。

【护理评估】

患者一旦出现生殖系统炎症的表现，例如阴道分泌物增多、有异味、脓性，外阴阴道瘙痒、灼痛、性交痛，腰背酸痛等症状应及时来医院就诊。此时，护理人员应就以下几个问题进行评估：

1. 健康史

（1）患者平时的卫生习惯。

（2）内分泌因素：患者有无糖尿病、老年性疾病或慢性病。

（3）年龄。

2. 身心评估

（1）症状和体征：根据外生殖系统炎症的临床表现进行评估。

1）外阴：询问患者外阴皮肤瘙痒、疼痛、灼烧等主观感觉，及其与活动、性交、排尿、排便的关系。

2）白带：护理人员应询问患者白带的量、性状、气味。

3）阴道出血：外阴溃疡、阴道炎、宫颈炎、宫颈息肉、子宫内膜炎均可引起阴道出血，护理人员应评估患者的出血量、出血时间（经前、经间、经后、性交后、绝经后或停经后）、伴随症状。

4）炎症扩散症状：护理人员应询问患者有无腰骶部疼痛及盆腔下坠痛，并询问疼痛出现的时间。

5）护理人员应询问患者是否存在不孕现象。

（2）全身症状：护理人员应观察患者是否存在精神不振、乏力等症状。

（3）心理反应：患者多数对于生殖系统炎症的症状难以启齿，鼓励患者表述自己的不适。护理人员通过交谈、接触患者，观察其心理状态。

3. 相关检查　了解患者需要进行的辅助检查，给以相应的指导和检查后的护理，同时注意追踪检查结果，为以后的护理措施提供依据。

【护理问题】

1. 皮肤黏膜完整性受损　与炎症导致的阴道、外阴皮肤黏膜的充血、破损有关。

2. 舒适的改变　与炎症刺激引起外阴、阴道瘙痒、灼痛等不适，盆腔感染引起的腰背酸痛等不适有关。

3. 知识缺乏　与缺乏疾病治疗护理的知识有关。

4. 性生活形态改变　与炎症引起的性交痛，治疗期间禁止性生活有关。

5. 紧张/焦虑　与病程长、易反复发作、症状明显有关。

6. 睡眠形态紊乱　与局部瘙痒不适或环境改变有关。

【护理措施】

1. 一般护理　指导患者适当休息，安排好日常生活，避免过度劳累。

2. 缓解症状　指导患者外阴瘙痒时，不可用力搔抓、用热水烫洗及涂刺激性药物，以免加重感染，使皮损范围增大。绝经后的妇女体内雌激素分泌减少，阴道黏膜和皮肤干燥，阴道呈碱性，组织萎缩，易发生炎症及外阴瘙痒，护理人员要指导患者合理使用含激素类药物，以减轻症状。

3. 执行医嘱　炎症急性期，指导患者采取半卧位，以利于分泌物积聚于子宫直肠陷窝，使炎症引流或局限。护理人员帮助患者正确地收集各类标本进行送检，协助医生完成诊疗工作。

4. 加强心理护理　生殖系统炎症的患者一般心理负担较重，常出现不安、烦躁、焦虑、紧张等情绪，应帮助患者树立治疗信心，减轻心理负担，坚持治疗。

5. 防止院内感染　医院内要严格执行消毒隔离制度，妇科检查用物每人1套，并认真做好消毒处理。医护人员为患者检查、治疗前后应认真洗手，防止医源性感染。

6. 健康指导　进行健康指导时，应考虑患者的文化背景、文化程度、语言习惯等。健康教育的人群应针对广泛的人群，包括健康人群及患者家属。

（1）向患者介绍女性自然防御系统的相关知识，讲解生殖系统发生炎症的原因及传播途径，指导患者做好经期、孕期、分娩期、产褥期及流产后的卫生，预防感染发生。告知治疗期间勿去公共浴池、游泳池，使用淋浴，禁止盆浴。

（2）卫生宣教：指导养成良好的卫生习惯，妇女平时每日用温开水清洗会阴，一般不用阴道灌洗。月经期及阴道分泌物多时要及时更换会阴垫，保持局部清洁、干燥，内裤应通风透气、不宜过紧，每日更换。

（3）指导用药：指导患者正确使用药物，为患者示教用药方法，确保患者掌握。向患者讲解有关药物的作用、副反应，使患者明确各种不同剂型药物的用药途径，以保证疗程和疗效。

（4）性生活指导：治疗期间禁性生活，以防相互感染造成久治不愈。防止交叉感染及重复感染：感染期间保持会阴清洁干燥，内裤及清洗外阴用物要用开水烫洗或煮沸消毒，以杀死物品上的细菌及寄生虫，防止再次引起感染。有些生殖系统炎症应夫妇双方同时治疗，以免双方交替感染。

（5）饮食指导：指导患者加强营养，进食高热量、高蛋白、高维生素饮食。炎症期间禁食辛辣刺激性食品，高热时多饮水。

二、子宫脱垂的护理

【概述】

子宫从正常位置沿阴道下降，宫颈外口达坐骨棘水平以下，甚至子宫全部脱出于阴道口外，称为子宫脱垂。子宫脱垂常合并有阴道前壁和后壁膨出。

随着人类寿命的延长，子宫脱垂疾病也是老年女性最常见的妇科疾病之一。检查时，以患者平卧用力下屏气时子宫下降的程度，将子宫脱垂分为三度（表3-1）。

【临床表现】

1. Ⅰ度患者可无症状。随着疾病病程的进展，患者症状逐渐加重。

2. Ⅱ度患者在行走、劳动、下蹲或排便等导致腹压增加时，有块状物自阴道口脱出，块状物经平卧休息可变小或消失。

3. Ⅲ度脱垂患者，即使休息后，块状物也不能自行回缩，通常需要用手才能将其还纳至阴道内。

表3-1　子宫脱垂分度

子宫脱垂分度	子宫下降程度
Ⅰ度	子宫颈下垂距处女膜<4cm,未脱出阴道口外
Ⅰ度轻型	宫颈外口距处女膜缘<4cm,未达处女膜缘
Ⅰ度重型	宫颈已达处女膜缘,阴道口可见子宫颈
Ⅱ度	子宫颈及部分子宫体已脱出阴道口外
Ⅱ度轻型	宫颈脱出阴道口,宫体仍在阴道内
Ⅱ度重型	部分宫体脱出阴道口
Ⅲ度	子宫颈及子宫体全部脱出阴道口外

4. 子宫脱垂严重者多伴有重度阴道前壁脱出,容易出现尿潴留或张力性尿失禁。脱出的子宫及阴道黏膜高度水肿。

5. 由于外阴部有肿块物长时间脱出,患者行动极不方便,长时间摩擦导致宫颈出现溃疡,甚至出血。当溃疡继发感染时,有脓血分泌物渗出。

【辅助检查】

1. 妇科检查　常规妇科检查即可判断子宫脱垂程度并予以分度。

2. 实验室检查　阴道分泌物检查,激素水平测定。

3. 其他辅助检查　阴道镜检查、B型超声检查。

【治疗原则】

治疗原则应因人而异,以安全、简单、有效为原则,具体治疗方法,见表3-2。

表3-2　子宫脱垂治疗方法

治疗方法	具体内容
支持治疗	加强营养,避免重体力劳动,改善便秘、慢性咳嗽
保守治疗	盆底肌锻炼、中药补中益气汤、老年女性可阴道局部应用雌激素缓解症状、佩戴子宫托(图3-1)
手术治疗	传统术式:阴道闭合术、曼式手术、阴式子宫切除术 新术式:骶骨阴道固定术、骶棘韧带固定术、高位子宫骶韧带悬吊术、经阴道后路悬吊带术、全盆底重建术

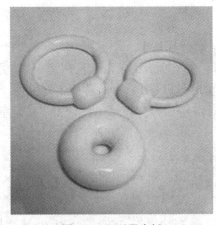

图3-1　环形子宫托

【护理评估】

1. 病史　了解患者是否存在肿块脱出形成的异物感、干燥感、擦伤感;详细了解病史,尤其是患者的孕产史,了解有无使腹压增高的因素,如咳嗽、便秘等。

2．身体评估　评估患者是否存在腰骶部疼痛或下坠感,了解有无久站后发生肿块脱出的情况。

3．社会心理方面评估　了解患者有无行动不便、自我形象受损造成的焦虑等心理。了解患者及其家属对诊疗方式的支持程度。

【护理问题】

1．疼痛　与溃疡、疼痛或手术有关。

2．自我形象紊乱　与子宫脱垂或切除子宫有关。

3．性功能障碍　与子宫正常位置改变有关。

【护理措施】

1．心理护理　向患者讲解有关子宫解剖知识及生理功能,耐心解答患者、家属的提问,帮助他们确立正确的、符合现实的自我认识,增强康复的信心。

2．预防措施　提倡围产期保健,正确处理产程,避免产程延长;提高助产技术,保护好会阴;避免产后过早参加重体力劳动。

3．改善患者一般情况　嘱患者多卧床休息,减少站立活动时间,积极治疗慢性咳嗽和便秘,指导患者锻炼盆底肌肉。

4．指导患者使用子宫托　对于轻度脱垂的患者,教会患者放置和取出的方法。嘱患者选择大小合适的子宫托,每晚取出,次晨放入。月经期和妊娠期停用。

5．手术患者护理

(1) 术前做好阴道准备,Ⅰ度子宫脱垂患者每天坐浴两次,Ⅱ、Ⅲ度子宫脱垂患者行阴道冲洗。

(2) 术后应卧床休息7～10天,尿管留置10～14天,避免增加腹压的动作,用缓泻剂预防便秘,每天行外阴冲洗三次。术后饮食护理:根据麻醉方式选择饮食种类,如全麻,术后第1日流食、第2日半流食、第3日普食;如静脉麻醉,术后6小时可进食普食。

(3) 健康指导

1) 饮食:进食高蛋白、高维生素、富含粗纤维、易消化的饮食,少食刺激性食物。

2) 活动:进行以散步为主的活动,至少3个月避免任何增加腹压的行为和生活习惯。

3) 沐浴及性生活:术后即可淋浴,禁盆浴、性生活3个月。

4) 预防:有慢性咳嗽、便秘等疾患时,需及时治疗,术后3个月避免提≥2kg的重物,加强盆底肌锻炼。

5) 定期随诊：于术后 4 周、3 个月门诊随诊。

6. 预防感染　保持外阴阴道清洁，注意大小便后清洁会阴并勤换内裤；用清洁卫生巾或丁字带支托下垂的子宫，避免与内裤摩擦而发生感染。

7. 改善排尿功能　鼓励患者多饮水，避免饮用利尿和刺激性的液体如茶、咖啡、酒等；指导患者排尿前先还纳脱出物，训练患者每 2 小时排尿一次；嘱患者多休息，降低腹压，必要时可放置导尿管，训练膀胱收缩功能并指导进行肛提肌锻炼。

8. 健康指导　增加营养，增强体质，注意休息，养成定时排便的习惯。避免久站久蹲及从事重体力劳动，积极防治慢性咳嗽等疾病。指导正确使用子宫托，保持外阴清洁防止感染。

三、子宫肌瘤的护理

【概述】

子宫肌瘤是女性生殖系统最常见的良性肿瘤，由平滑肌及结缔组织组成，多发生于 30～50 岁妇女，病因不明。子宫肌瘤多见于子宫体，少见宫颈肌瘤；按照肌瘤与子宫肌层的关系，子宫肌瘤可以分为肌壁间、黏膜下及浆膜下肌瘤。

【临床表现】

1. 月经改变　周期缩短，经期延长，经量增多，不规则阴道出血；长期月经量增多可引起不同程度的贫血。

2. 下腹部肿块　子宫超过妊娠 3 个月大小时，患者可于下腹正中扪及肿块，特别是膀胱充盈时更容易扪及。

3. 白带增多。

4. 腹痛、腰酸、下腹坠胀。

5. 压迫症状　肌瘤增大时，可压迫邻近器官，出现相应器官受压的各种症状，如尿频、尿急、便秘等。

6. 不孕或流产。

【辅助检查】

1. B 超　提示大小、多少和部位。

2. 宫腔镜检查　鉴别黏膜下肌瘤及其他的宫腔内占位。

3. 子宫输卵管造影　可见增大的宫腔和宫腔内充盈缺损。

【治疗原则】

1. 根据患者年龄、生育要求、症状、肌瘤部位、大小、数目全面考虑。

2. 是否需要处理取决于临床症状（表 3-3）。

表 3-3　子宫肌瘤处理原则

条件	处理原则
有症状	治疗
无症状，直径>4cm，有生育要求	手术后妊娠
绝经后且肌瘤生长迅速不除外恶变	尽早手术

3. 治疗方法

（1）非手术治疗：无症状的患者可以 4～6 月随访一次；需要短期治疗改善一般情况或有手术禁忌证的患者可以给予促性腺激素释放激素、米非司酮等。

（2）手术治疗：见表 3-4。

表 3-4　子宫肌瘤手术治疗原则

条件	手术方式
脱出宫颈口外的黏膜下肌瘤	经阴道子宫肌瘤剥除术
希望保留生育功能	子宫肌瘤剔除术（经腹、经阴道、腹腔镜、宫腔镜）
40 岁以上；不希望保留生育功能	全子宫切除术（经腹、经阴道、腹腔镜、宫腔镜）

知识链接

月经期能做妇科手术吗？

如果患者手术当天来月经，可以根据患者平时月经情况来决定是否能手术。但是月经中期、晚期不应接受手术，原因有以下几个方面：①出血多。②内膜种植可能性大。③感染。

【护理评估】

1. 健康史　评估患者的月经史、孕产史。

2. 身心评估

（1）症状和体征：根据子宫肌瘤的临床表现进行评估。

（2）心理 - 社会评估：患者多数担心肌瘤恶变，担心手术对身体的影响，特别是对于切除子宫的患者会担心是否会影响夫妻生活，担心影响妊娠。

3. 相关检查　了解患者需要进行的辅助检查，给以相应的指导和检查后的护理，同时注意追踪检查结果，为以后的护理措施提供依据。

【护理问题】

1. 疲乏　与出血导致的继发贫血有关。

2. 有感染的危险　与反复阴道出血、手术等导致机体抵抗力下降有关。

3. 活动无耐力 与肌瘤导致的月经异常增多、贫血、手术有关。

【护理措施】

1. 提供疾病相关知识,给予情感支持,帮助患者增强信心。

（1）评估患者目前所具备的疾病知识及错误概念,通过连续性的护理工作,逐步建立良好的护患关系,并有计划性地提供相关知识,纠正其错误的认识。

（2）为患者提供表述内心焦虑、顾虑的机会和环境,提供住院期间和出院后可以被利用的信息资源及支持系统,减轻无助感。

（3）和医生配合进行知识宣教,使患者确信子宫肌瘤不是恶性肿瘤的先兆,消除不必要的顾虑,增强信心。

（4）协助患者接受各种诊治方案,鼓励患者参与决策过程。

2. 医护配合,积极处理,缓解患者各种不适。

（1）术前贫血患者,根据医嘱给以相应治疗,并且做好安全的防护,防止患者发生跌倒、坠床的意外事件。

（2）注意收集会阴垫,评估出血量。

（3）压迫症状严重时,给予相应处理:给予尿潴留患者导尿,给予便秘患者缓泻治疗来缓解不适。

3. 手术患者按照腹部及阴道手术患者常规进行护理。

4. 健康指导,做好延伸护理。

（1）使患者了解术后 1 个月复查的内容,具体的时间、地点、联系人等。

（2）患者的性生活、日常的活动恢复都需要术后复查后再决定,做好术后随访的计划。

知识链接

子宫肌瘤合并妊娠患者的护理

此类患者占子宫肌瘤患者的 0.5%～1.0%,占妊娠 0.3%～0.5%,肌瘤小且无症状者经常被忽略,因此实际发生率高于报道。黏膜下肌瘤影响受精卵着床,导致流产;较大的肌壁间肌瘤使宫腔变形或内膜供血不足引起流产,肌瘤也影响胎先露下降,导致胎位异常、产道梗阻等。所以子宫肌瘤合并妊娠者应及时就诊,主动接受医生指导。合并中、晚期妊娠的患者接受定期产检,多数能正常分娩。但是需要小心妊娠期和产褥期肌瘤容易发生红色变形,同时积极预防产后出血。

（王　磊）

四、子宫内膜异位症的护理

【概述】

子宫内膜异位俗称子宫内膜异位症，是指具有生长能力和功能的子宫内膜组织种植在子宫腔以外部位而引起的疾病。

子宫内膜异位症是妇科的常见病、多发病，为生育期妇女常见的一种良性浸润性疾病，属妇科疑难病之一。中年妇女患病率约为15%；其发病年龄多在30～49岁之间。生育期妇女的发病率，约占不孕症患者的70%～80%，严重影响妇女的身心健康、工作及生育。子宫内膜可以异位到卵巢表面、输卵管、子宫直肠窝甚至膀胱等处，也可以异位到剖宫产伤口处，形成腹壁子宫内膜异位。

【临床表现】

1. 痛经　渐进性痛经是子宫内膜异位症常见而突出的特征，可发生在月经前、月经时及月经后。有的痛经较重难忍，需要卧床休息或用药止痛。疼痛常随着月经周期而加重，月经结束而消失。80%的子宫内膜异位症患者有明显的痛经症状。

2. 不孕　约有50%的子宫内膜异位症患者伴有不孕；在不明原因不孕患者中，约30%～40%患子宫内膜异位症。子宫内膜异位症患者不孕，常因病变造成盆腔肿块、粘连、输卵管堵塞、卵泡发育不好或排卵障碍等因素引起。

3. 月经不调　内在性子宫内膜异位症，月经量往往增多，经期延长。可能由于内膜增多所致，但多伴有卵巢功能失调。月经不调可作诊断参考，但在鉴别诊断中并无价值。

4. 性交疼痛　发生于子宫直肠窝、阴道直肠隔的子宫内膜异位症，使周围组织肿胀而影响性生活。

5. 周期性直肠刺激症状　进行性加剧的周期性直肠刺激症状罕见于其他妇科疾病，是诊断本症最有价值的症状，表现为直肠、肛门、外阴部坠胀、坠痛、里急后重感和大便次数增多。

6. 周期性膀胱刺激症状　当内异症病变累及膀胱腹膜反褶或侵犯膀胱肌层时，会同时出现经期尿急、尿频等症状。若病变侵犯膀胱黏膜（膀胱子宫内膜异位症）则有周期性血尿和疼痛。

【辅助检查】

1. 血液肿瘤标志物　子宫内膜异位的患者通常伴有不同程度的CA125升高。

2. B超检查　可以查看盆腔、卵巢情况，判断有无囊肿。

3. X线检查　可做单独盆腔充气造影、盆腔充气造影及子宫输卵管碘油造影和单独子宫输卵管造影。多数患者有内生殖器官的粘连及与肠曲粘连。

4. 腹腔镜　为诊断的有效方法。镜检所见最新鲜的种植灶呈黄色小水泡,陈旧的种植灶表现为蓝色结节。

【治疗原则】

1. 目的　减灭和消除病灶、缓解并解除疼痛、改善和促进生育、减少和避免复发。

2. 药物治疗　常用药物有:

(1) 口服避孕药:连续或周期用药,共 6 个月,常用药物有:去氧孕烯炔雌醇(妈富隆)、屈螺酮炔雌醇(优思明)、炔雌醇环丙孕酮(达因 -35);

(2) 促性腺激素释放激素激动剂(GnRH-a):目前临床常用,1 次 / 月,共 3～6 个月。商品名有:抑那通、达菲林、诺雷德,使用方法:抑那通和诺雷德皮下注射,达菲林肌内注射。

(3) 左炔诺孕酮宫内节育系统:常常联合 GnRH-a 使用,缓解或解除疼痛。

3. 手术治疗　见表 3-5。

表 3-5　子宫内膜异位症的手术治疗

手术方式	适用人群
保守性手术	保留生育功能,尽量去除肉眼可见的病灶,分离粘连,适用于年轻或需要保留生育功能者
半根治性手术	切除子宫和病灶,但保留卵巢,适用于无生育要求但希望保留卵巢者
根治性手术	切除全子宫 + 双附件及所有肉眼可见的病灶,适用于年龄较大、无生育要求、症状重或多种治疗无效者
辅助性手术	子宫神经去除术及骶前神经切除术,适用于中线部位的疼痛者

4. 药物与手术联合治疗　手术治疗之前,辅助药物治疗,可以达到缩小病灶及软化的作用,从而有利于缩小手术范围,手术后,继续给予药物治疗 2～3 个月,亦可起到减少复发的作用,特别是对于不能完全切除病灶的患者。

【护理评估】

1. 疾病史　根据最新的流行病学结果显示,子宫内膜异位症具有家族聚集倾向,因此护理人员需要了解患者的家族史,还要评估患者的月经史、婚育史、手术史、避孕方式等。

2. 身体评估　护理人员需评估患者痛经的程度、疼痛评分、有无性交痛及不孕等症状。

3. 社会心理评估　评估患者对待疾病的态度,有无因性交痛及不孕导致的焦虑、抑郁心理,了解患者家属的应对及对疾病知识的了解程度。

【护理问题】

1. 疼痛　与子宫内膜异位种植有关。

2. 性功能障碍　与疾病导致的性交痛有关。

3. 自我紊乱　与疾病引起的不孕有关。

4. 恐惧　与担心疾病预后及复发有关。

【护理措施】

1. 促性腺激素释放激素激动剂(GnRH-a)治疗期间的护理

(1)作用机制：GnRH-a 是目前治疗子宫内膜异位症的金标准药物，其作用机制为减少经血逆流、抑制排卵、抑制子宫内膜异位灶出血、抑制子宫收缩、增加子宫内膜细胞凋亡。辅助手术治疗的术前用药不超过 3 个月。

(2)副反应：低雌激素引起的围绝经期症状及骨质疏松症状。围绝经期症状有：

1)精神、神经症状：潮热、汗出、心悸、眩晕、精神过敏、情绪不稳。

2)生殖道的改变：外阴皮肤干皱、阴道干燥致性交痛。

3)泌尿道的改变：尿频、尿急、尿失禁。

4)骨质疏松。

(3)处理

1)缓解围绝经期症状：反向添加治疗，对于使用 >3 个月的患者，添加利维爱 1.25～2.5mg/d。

2)抗骨质疏松治疗：添加雌激素、选择性雌激素受体调节剂、降钙素、二磷酸盐类等抑制骨吸收，添加了氟化物、生长激素、胰岛素样生长因子、他汀类药物刺激骨形成，目前抗骨质疏松治疗的药物尚未得到认可，尚待进一步研究。

(4)护理：用药期间严密观察患者有无围绝经期症状，患者在用 GnRH-a 期间不会有月经来潮，严密观察患者有无阴道出血，患者症状明显，及时通知医生给予处理。

2. 腹壁子宫内膜异位病灶切除术的护理

(1)术前护理：同开腹手术术前护理。

(2)术后护理

1)腹部伤口加压包扎：腹部压砂袋 6 小时，后改用两块长方形毛巾持续加压包扎一周。毛巾的尺寸：75cm×40cm，折成 20cm×10cm×3cm，置于腹部伤口敷料上，外裹腹带，略紧以患者无不适为宜。

2)保持引流管通畅：每班交接班时重点交接空针式负压引流器，检查空针内引流液的颜色、量及性状，检查负压引流管的负压状态，如负压消失，及时更换。

3）余同开腹手术的护理。

3. 输尿管支架置入术（D-J管）的护理

（1）置入的目的：评估输尿管子宫内膜异位症的病变情况，术中支撑输尿管，避免损伤输尿管。

（2）术前物品准备：利多卡因凝胶、0.9%生理盐水3瓶。

（3）常见的并发症：肉眼血尿、尿路刺激征、尿液反流、管内外尿盐沉积。

（4）护理

1）置入D-J管后，输尿管膀胱的生理性抗反流作用减轻或消失，术后导尿不畅、便秘、咳嗽、卧位排尿、憋尿、平卧位等是造成尿液反流的主要原因。因此，术后采取半坐卧位，避免卧位排尿及憋尿，积极处理便秘、咳嗽。

2）留置尿管的护理：保持尿管引流通畅，防止打折、扭曲、受压。下床活动时，尿袋低于耻骨联合。

3）肉眼血尿的护理：嘱患者适当减少活动，多饮水，观察尿液的颜色及尿量的变化。若突然出现鲜红色尿液或肾区胀痛，及时通知医生给予处理。

4）尿路刺激征的护理：患者自觉尿频、尿急、下腹不适甚至疼痛。原因有3个：D-J管放置位置不当、D-J管下移、患者对异物不适应。排除前两项原因后，可用热水袋热敷膀胱区，如症状不缓解，遵医嘱给予止疼药物，口服泰勒宁，肌注山莨菪碱、舒敏、吗啡等。

5）管内、外尿盐沉积的护理：D-J管作为异物可诱发结石形成，还可诱发尿路感染，指导患者术后多饮水，每日在2000ml以上，达到冲洗的目的。饮食方面，限制肉类、钠盐及高草酸食物（菠菜、莴笋），遵医嘱给予碱化尿液的药物，如口服碳酸氢钠。

4. 健康指导

（1）活动：避免剧烈活动，尤其是大幅度、猛烈的弯腰动作，突然下蹲、四肢及腰部同时伸展动作，避免重体力劳动，D-J管置入期间禁止性生活，以防止移位和滑脱。尽量减少平卧位，多采取头高脚低位休息。

（2）饮食：多饮水，每日达2000ml以上，限制肉类、钠盐及富含草酸食物（菠菜、莴笋）的摄入，可多食高纤维素食物，保证大便通畅。

（3）异常情况的观察：尿频、尿急、尿痛等膀胱刺激征，或发热、腰痛症状，可能并发了泌尿系感染，应到医院复查。3个月后反院拔管。

（4）除常规指导外，对有生育要求的患者还需特别指导其妊娠时机的选择：未进宫腔者，禁止性生活1个月后尽早怀孕；进宫腔者，禁止性生活3个月后尽早怀孕；使用GnRH-a类似物治疗的患者，停止用药、月经来潮后即可受孕。

（陈 洁）

五、子宫腺肌病的护理

【概述】

子宫腺肌病是子宫内膜腺体和间质侵入子宫肌层形成弥漫或局限性的病变，与子宫内膜异位症一样，属于妇科常见病和疑难病。子宫腺肌病多发生于 30～50 岁左右的经产妇，但也可见于年轻未生育的女性，这可能与各种宫腔操作手术增多有一定关系。约 15% 的患者合并子宫内膜异位症，约 50% 合并子宫肌瘤。

【临床表现】

1. 月经失调 大约有 40%～50% 的患者出现月经失调，主要表现为经期延长、月经量增多，部分患者还可能出现月经前后点滴出血，严重的患者可以导致贫血。

2. 痛经 25% 患者出现痛经，且是继发性、进行性加重的痛经。常在月经来潮前一周开始出现，当经期结束痛经即缓解。痛经初期服用止痛药物可以缓解，但随着病情进展，痛经需要服用的止痛药物剂量明显增加，使患者无法耐受。

3. 其他 大约有 35% 的患者无明显症状。

【辅助检查】

1. 妇科检查 妇科检查子宫常均匀增大呈球形，子宫腺肌瘤可表现为质硬的结节。

2. B 超检查 是术前诊断本病最有效的手段。阴道超声检查敏感性达 80%，特异性可达 74%。B 超可见子宫均匀性增大，回声不均。

3. 血清 CA125 部分子宫腺肌病患者血清 CA125 水平升高。

4. 宫腔镜检查 宫腔镜取病理活检可以明确诊断。

【治疗原则】

本病的治疗手段较多，临床决策需结合患者的年龄、症状及生育要求进行个体化选择。

1. 药物治疗

（1）对症治疗：对于那些症状较轻，仅要求缓解痛经症状，尤其是近绝经期的患者，可以选择在痛经时予以非甾体抗炎药对症处理。因为异位的子宫内膜在绝经后会逐渐萎缩，所以，此类患者在绝经后病痛就会得到解除而不需手术治疗。

（2）假绝经疗法：GnRH-a 注射可以使体内的激素水平达到绝经的状态，从而使异位的子宫内膜逐渐萎缩而起到治疗的作用。此方法又称为"药物性卵巢切除"或"药物性垂体切除"。

（3）假孕疗法：部分学者认为口服避孕药物或孕激素可以使异位的子宫内膜蜕膜化和萎缩而起到控制子宫腺肌病发展的作用，但也有部分学者认为子宫腺肌病异位的子宫内膜大多为基底层的子宫内膜，它们对孕激素不敏感。所以孕激素治疗子宫腺肌病的效果尚存在争议。

2. 手术治疗　包括根治手术和保守手术。

根治手术即为子宫切除术。保守手术包括：腺肌病病灶（腺肌瘤）切除术、子宫内膜及肌层切除术、子宫肌层电凝术、子宫动脉阻断术以及骶前神经切除术和骶骨神经切除术等。

（1）子宫切除术用于患者无生育要求，且病变广泛，症状严重，保守治疗无效。而且，为避免残留病灶，以全子宫切除为首选，一般不主张部分子宫切除。

（2）子宫腺肌病病灶切除术适用于有生育要求或年轻的患者。因为子宫腺肌病往往病灶弥漫并且与子宫正常肌肉组织界限不清，因此如何选择切除的方式以减少出血、残留并利于术后妊娠是一个很困惑的问题。不同学者有不同的方案，目前并没有一个统一的术式。

3. 介入治疗　近年来，随着介入治疗技术的不断进步，选择性子宫动脉栓塞术也可以作为治疗子宫腺肌病的方案之一。其作用机制有：

（1）异位子宫内膜坏死，分泌前列腺素减少，缓解痛经；

（2）栓塞后子宫体变软，体积和宫腔内膜面积缩小，减少月经量；

（3）子宫体积不断缩小和平滑肌收缩，阻断引起内膜异位的微小通道，降低复发率；

（4）局部雌激素水平和受体数量下降；

（5）在位内膜侧支循环的建立，可由基底层逐渐移行生长恢复功能。

> **知识链接**
>
> **介入疗法是否适用于有生育要求的女性？**
>
> 不适用，介入疗法即子宫动脉栓塞术，子宫动脉栓塞会影响子宫及卵巢的血运，对妊娠不利。

【护理评估】

1. 健康史　评估患者既往月经史、孕产史情况，同时着重关注患者是否存在痛经进行性加重，月经量，是否有贫血症状。

2. 身心评估　评估患者的阳性体征，如有无贫血面容，妇科检查通过查体判断患者子宫的大小、性质、活动度。

3．心理 - 社会评估　评估患者有无焦虑、知识缺乏等，评估患者及其家属对疾病的应对方式，对疾病治疗的支持程度。

【护理问题】

1．疲乏　与月经量增多导致的继发贫血有关。

2．疼痛　与疾病引起的痛经有关。

3．活动无耐力　与疾病导致的月经异常增多、贫血、手术有关。

【护理措施】

1．提供疾病相关知识，给予情感支持，帮助患者增强信心。

（1）评估患者目前所具备的疾病知识及错误概念，通过连续性的护理工作，逐步建立良好的护患关系，并有计划性的提供相关知识，纠正其错误的认识。

（2）为患者提供表述内心焦虑、顾虑的机会和环境，提供住院期间和出院后可以被利用的信息资源及支持系统，减轻无助感。

（3）与医生配合进行知识宣教，使患者消除不必要的顾虑，增强信心。

（4）协助患者接受各种诊治方案，鼓励患者参与决策过程。

2．医护配合，积极处理，缓解患者各种不适。

（1）术前贫血患者，根据医嘱给以相应治疗，并且做好安全的防护，防止患者发生跌倒坠床的意外事件。

（2）注意收集会阴垫，评估出血量。

（3）手术患者按照腹部及阴道手术患者常规进行护理。

（4）药物 GnRH-a 的治疗和护理同子宫内膜异位症患者药物的护理。

3．健康指导，做好延伸护理。

（1）使患者了解术后 1 个月复查的内容，具体的时间、地点、联系人等。

（2）患者的性生活、日常的活动恢复都需要术后复查后再决定，做好术后随访的计划。

知识链接

子宫腺肌病与子宫内膜异位症的关系?

　　子宫内膜组织出现在子宫腔被覆黏膜以外的身体其他部位，称之为子宫内膜异位症。子宫内膜出现和生长在子宫肌层，称之为子宫腺肌病。子宫腺肌病与子宫内膜异位症同为子宫内膜异位引起的疾病，且两者亦可合并存在，但它们在组织发生学及临床表现上均有差异。

六、功能失调性子宫出血的护理

【概述】

功能失调性子宫出血病简称功能失调性子宫出血或功血,是由于生殖内分泌轴功能紊乱造成的异常子宫出血,分为无排卵性功血和有排卵性功血。临床上常见的典型症状有月经持续时间延长或月经量增多 >80ml,但月经周期规律;月经变频,月经期间隔少于 21 天;月经周期不准,间隔时间增长,有时次数过频且伴有月经量增多及持续时间增长;月经中期出血。功血是一个排除性的诊断,排除了子宫、阴道、外阴器质性病变和妊娠,血液病及其他消耗性疾病才可以诊断。功血多以对症治疗为先,逐步明确病因后可望因病施治。

【临床表现】

1. 月经持续时间延长或月经量增多 >80ml,但月经周期规律。

2. 月经变频,月经期间隔少于 21 天。

3. 月经周期不准,间隔时间增长,有时次数过频且伴有月经量增多及持续时间增长。

4. 月经中期出血。

【辅助检查】

1. 全血细胞计数　确定有无贫血及血小板减少。

2. 凝血功能检查　凝血酶原时间、部分促凝血酶原激酶时间、血小板计数、出凝血时间等,排除凝血功能障碍性疾病。

3. 尿妊娠试验或血 β-hCG 检测　除外妊娠。

4. 盆腔超声　了解子宫内膜厚度及回声,以明确有无宫腔占位病变及其他生殖道器质性病变等。

5. 基础体温测定(BBT)　不仅有助于判断有无排卵:可提示黄体功能不全(体温升高天数≤11 天)、黄体萎缩不全(高相期体温下降缓慢伴经前出血)。当基础体温双相,经间期出现不规则出血时,可了解出血是在卵泡期、排卵期或黄体期。

6. 血激素检查　适时测定孕酮水平可确定有无排卵及黄体功能,测定甲状腺素可迅速排除甲状腺功能异常,测定催乳素及其他内分泌激素水平以利于鉴别诊断。

7. 诊断性刮宫或宫腔镜下刮宫　异常子宫出血病程超过半年、或超声子宫内膜厚度 >12mm,或年龄 >40 岁者,首次就诊可考虑采用诊断性刮宫或宫腔镜后刮宫,以了解子宫内膜情况。

【治疗原则】

1. 一般治疗　贫血者应补充铁剂、维生素 C 和蛋白质,严重贫血需输血。

出血时间长者给予抗生素预防感染。出血期间应加强营养，避免过度劳累。

2．药物治疗　青春期及生育期无排卵性功血以止血、调整周期、诱发排卵为主。绝经过渡期功血以止血、调整周期、控制出血量，防止子宫内膜病变为治疗原则。有排卵性月经失调中因黄体功能不足者治疗应以促进卵泡发育和排卵为主。因子宫内膜不规则脱落者应采用孕激素治疗，以促使子宫内膜及时完整脱落。

3．手术治疗

（1）刮宫术：能达到即刻止血的效果，同时在了解子宫内膜病理和排除生殖道恶性病变后，以制定合理的激素治疗方案控制周期。

（2）子宫切除术：适合于经药物治疗效果不佳的功血及子宫内膜已发生癌前病变或癌变者。

【护理评估】

应对患者的病史、体格检查和一些辅助检查综合评估。

1．评估病史　包括患者的年龄、月经史、婚育史、避孕措施、是否存在引起月经失调的内分泌疾病或凝血功能障碍性疾病病史，以及近期有无服用干扰排卵的药物或抗凝药物等，还应包括已做过的检查和治疗情况。仔细询问患者的月经情况，了解不正常月经的出血类型，是鉴别功血与其他异常子宫出血的最主要依据。

2．体格检查　检查有无贫血、甲减、甲亢、多囊卵巢综合征及出血性疾病的阳性体征。妇科检查应排除阴道、宫颈及子宫病变；注意出血来自宫颈糜烂面局部还是来自宫颈管内。

3．辅助检查　根据病史及临床表现常可作出功血的初步诊断，评估辅助检查的目的是鉴别诊断和确定病情严重程度及是否已有合并症。

【护理问题】

1．疲乏　与出血导致的继发贫血有关。

2．有感染的危险　与反复阴道出血导致机体抵抗力下降有关。

3．活动无耐力　与功血造成的月经异常增多、贫血有关。

【护理措施】

1．做好心理护理及健康宣教，消除患者紧张情绪，有效地配合治疗。

2．经常巡视患者，满足其生活需求，嘱患者卧床休息，减少活动量，防止大量出血、贫血引起昏厥。

3．贫血严重者，遵医嘱做好配血、输血、止血措施。

4．保持外阴清洁、干燥，每日用 1∶40 碘伏溶液冲洗。

5．保留会阴垫，随时注意出血情况，如有异常及时通知医师。

6．遵医嘱给予抗生素，预防感染，每日测体温 3 次。

7. 使用性激素类药物治疗,注意时间、剂量准确,不得随意停服和漏服,以保持药物在血液中的稳定程度。

8. 给予高营养饮食,可补充铁剂、维生素 C 和蛋白质。

9. 手术护理措施同"妇科开腹／腹腔镜手术护理"或"分段诊刮术的护理"。

知识链接

英国皇家妇产科医师学会(Royal College of Obstetricians and Gynae-cologists,RCOG)指南对月经过多的治疗作出以下建议:

1. 第一类　不需避孕,愿意接受非激素药物治疗的患者,可于月经前 3 天口服氨甲环酸 1g,每日 3 次,或(和)甲芬那酸 500mg,每日 3 次,3 个月后复诊。

2. 第二类　仍需避孕的患者,可予复方口服避孕药,连用 3 个周期,可减少经量 50%;或使用释放孕激素的宫内避孕环,6 个月复诊,经量可减少 80%～90%。前者需注意体重增加、色素沉着等不良反应,并可增加发生静脉血栓风险。后者常可引起月经间期点滴出血等不良反应,50% 患者出现闭经。

七、妇科急腹症的护理

【概述】

妇科急腹症是指因妇科疾病引起的剧烈的急性腹痛。包括:异位妊娠、黄体破裂、卵巢肿瘤蒂扭转、卵巢子宫内膜异位囊肿破裂、急性盆腔炎、剧烈痛经、子宫肌瘤嵌顿或变性等疾病。患者发病急、病情进展快,情况危重,甚至危及生命,往往需要紧急手术处理。本节重点介绍异位妊娠、黄体破裂、卵巢囊肿扭转的护理。

【临床表现】

急性下腹痛为共同特征,一般可伴有阴道出血或发热,甚至休克,见表3-6。

表3-6　妇产科急腹症下腹痛特点

类别	腹痛特点
急性盆腔炎、输卵管炎	持续性下腹痛
腹腔内出血	肩胛部放射性疼痛
腹腔内出血增加	上腹甚至全腹痛,似刀割或撕裂样痛,伴恶心、呕吐
宫外孕	肛门坠胀、排便感
卵巢肿瘤蒂扭转	剧烈痉挛性绞痛,向腰部放射,伴恶心、呕吐

【辅助检查】

1．盆腔B超　判断是否存在卵巢肿瘤及肿瘤的性质，是否有盆腔出血。

2．实验室检查

（1）血常规：腹腔内出血时常有血红蛋白下降，急性盆腔炎、输卵管炎会有白细胞计数升高；

（2）妊娠试验：可作为妊娠、异位妊娠、绒毛膜癌诊断的依据之一。

3．阴道后穹隆穿刺　简单可靠的诊断方法。抽出不凝血常为宫外孕、抽出渗出液或脓性液体为急性输卵管炎或输卵管脓肿、抽出血性液为黄体囊肿破裂。

【治疗原则】

抗休克、抗感染、急诊手术治疗。

1．急性腹腔内出血时，立即抗休克治疗，做好手术准备。

2．合并感染的感染性休克，抗感染治疗。

【护理评估】

1．根据病情严重程度，如病情严重，首先建立静脉通路、测量生命体征、通知医生做好抢救准备；如病情较平稳，逐一询问患者的健康史，评估患者的月经史、婚育史、既往有无盆腔炎症、腹部手术等疾病史。

2．症状和体征

（1）腹痛的情况：腹痛发生有无诱因，如突然变换体位，腹痛的部位、性质及程度，是否突然发生、是否持续疼痛、是否逐渐加重，有无恶心、呕吐。

（2）阴道出血的量及性状：宫外孕常为不规则点滴出血，颜色暗红，持续时间长。

（3）一般体征：腹腔内出血量多时，常呈贫血貌，患者表现为面色苍白、头晕眼花、恶心呕吐、出冷汗、四肢冰凉、脉快而细速，血压下降。休克与外出血量不成比例。

3．心理-社会评估　患者突起剧烈腹痛，呈痛苦面容，表现极度烦躁不安，患者及家属无思想准备，表情恐慌，对疾病的预后和即将采取的紧急手术，毫无心理准备，迫切期待尽早实施有效的方法减轻疼痛，对手术的期待很高。

【护理问题】

1．疼痛　与异位妊娠、黄体囊肿破裂、盆腔炎症有关。

2．组织灌注不足　与腹腔内出血有关。

3．恐惧　与疾病威胁到生命有关。

4．知识缺乏　有缺乏相关疾病的知识有关。

【护理措施】

1. 急救护理

（1）快速建立静脉通路：根据病情需要，遵医嘱给予成分输血。

（2）根据病情需要给予鼻导管或面罩吸氧。

（3）及时完成实验室各项检查项目，如血尿常规、凝血情况、电解质、配血等。

（4）休克患者采取中凹卧位：头和躯干抬高10°，下肢抬高20°，促进回心血量，改善组织的血液灌注。

2. 一般护理

（1）绝对卧床休息，急性盆腔炎患者采取半坐卧位，利于引流，休克患者采取中凹卧位。

（2）严密观察病情变化：腹痛是否加剧，阴道出血量有无增加，有无面色苍白、血压下降、脉搏加快等，及时发现休克。

（3）腹痛严重的患者避免使用止痛药物，避免耽误病情的观察。

（4）术后患者当日卧床休息，做好各种管路护理，采取预防措施避免管路滑脱。根据医嘱要求调节滴速。嘱患者床上翻身，促进排气。做好饮食宣教：当日禁食禁水，术后根据医嘱要求进食，一般选择高蛋白、高纤维素、高维生素饮食，避免产气食物，如甜食、豆制品、奶制品及萝卜汤的摄入。

（一）异位妊娠的护理

【概述】

受精卵在子宫体以外着床称异位妊娠，习称宫外孕。根据受精卵种植的部位不同，分为：输卵管妊娠、宫颈妊娠、腹腔妊娠、卵巢妊娠、阔韧带妊娠等。其中以输卵管妊娠最为常见，占异位妊娠的95%左右。以下以输卵管妊娠为例讲解异位妊娠的护理。

输卵管是子宫角向两侧延展的一对黏膜肌性管道，外侧端游离呈漏斗状，正常输卵管长8~14cm，根据其组织结构和功能的不同，人为地分为4段：间质部、峡部、壶腹部、伞端，其中又以壶腹部妊娠最多见，占输卵管妊娠发病率的60%~70%。

输卵管妊娠破裂可致短期内大量出血，形成盆腔或腹腔积血，患者出现肛门坠胀、剧烈腹痛，甚至晕厥、休克等临床症状，危及患者生命。输卵管峡部妊娠多在妊娠6周左右破裂，间质部妊娠由于间质部外围子宫角肌层较厚，可持续到3~4个月才发生破裂。

【临床表现】

典型的临床表现包括停经、腹痛与阴道流血。

知识链接

β-hCG 在异位妊娠诊治中的意义

血 β-hCG 的动态变化对诊断和鉴别宫内或宫外孕实用价值较大，正常妊娠每天快速上升，48 小时上升 60% 以上，异位妊娠 β-hCG 48 小时上升不及 50%。异位妊娠者与流产者血 β-hCG 下降也有不同特点，宫内孕流产者 β-hCG 下降快，异位妊娠 β-hCG 下降慢。

1．停经　输卵管壶腹部及峡部妊娠一般多有 6～8 周的停经史，间质部妊娠停经时间较长。25% 的患者因阴道不规则流血的时间与月经接近，被误认为月经来潮，而无停经史主诉。

2．阴道流血　常表现为短暂停经后出现不规则流血，量少，点滴状，色暗红或深褐。部分患者阴道流血量较多，似月经量，约 5% 表现为大量阴道流血。

3．腹痛　是输卵管妊娠患者的主要症状。输卵管妊娠未发生流产或破裂前，常表现为一侧下腹部隐痛或酸胀感。当输卵管妊娠流产或破裂时，患者突感一侧下腹部撕裂样疼痛，疼痛为持续性或阵发性，常伴恶心、呕吐。血液积聚于子宫直肠陷凹时会出现肛门坠胀感。血液刺激横膈，出现肩胛部放射痛。

4．昏厥与休克　腹腔内出血及剧烈腹痛，面色苍白、四肢厥冷、脉搏快而细弱、血压下降，轻者出现昏厥，严重者出血失血性休克。

【辅助检查】

1．B 超　诊断输卵管妊娠的主要方法之一，可见宫旁包块内妊娠囊、胚芽及胎心搏动，是输卵管妊娠的直接证据。

2．妊娠试验　测定 β-hCG 为早期诊断异位妊娠的常用手段。异位妊娠时往往低于正常宫内妊娠。β-hCG 阴性，不能完全排除异位妊娠，而 β-hCG 阳性时，不能确定妊娠在宫内或宫外。此试验作为是否保守治疗的一项指标。

3．后穹隆穿刺　简单、可靠的诊断方法。内出血时，血液积聚于子宫直肠陷凹，后穹隆穿刺可抽出陈旧性不凝血。

4．诊断性刮宫　未见到绒毛可怀疑宫外孕，但不能确诊，需随访观察血 β下降情况。

5．腹腔镜检查　适用于输卵管妊娠未流产或未破裂时的早期确诊及治疗，出血量多或严重休克时不宜做此操作。

【治疗原则】

1．根据病情缓急，采取相应处理（表 3-7）。

表 3-7　异位妊娠的处理原则

条件	处理原则
包块≤5cm，β-hCG≤5000mIu/L，无剧烈腹痛、无腹腔内出血	非手术治疗
有腹腔内出血，非手术治疗后 β-hCG 下降不满意或下降后再升	手术治疗

2. **手术治疗**　对于内出血并发休克的急症患者，应在积极纠正休克的同时，实施手术。手术方式见表 3-8。

表 3-8　异位妊娠手术处理原则

条件	手术方式
腹腔大量出血，伴休克	患侧输卵管切除术
输卵管伞端妊娠	输卵管伞部切除术
壶腹部妊娠	造口术或开窗术（切口不缝合）、切开术（切口缝合）

3. **非手术治疗**　用于治疗异位妊娠的药物以甲氨蝶呤（MTX）为首选。MTX 是叶酸拮抗剂，能抑制四氢叶酸生成从而干扰 DNA 的合成，使滋养细胞分裂受阻，胚胎发育停止而死亡。其杀胚迅速、疗效确切、副作用小，也不增加以后妊娠的流产率和畸形率，是治疗早期输卵管妊娠安全可靠的方法。MTX 的治疗适用于早期诊断的未破裂的宫外孕。对于包块过大、血 hCG 过高、生命体征不平稳、血红蛋白持续下降、剧烈腹痛、可疑有腹腔内出血、B 超提示输卵管妊娠有胎心存在、肝肾功能异常者均禁止使用。

【护理评估】

1. **健康史**　评估患者的月经史、孕产史。

2. **症状和体征**　是否面色苍白、贫血貌，血压下降，脉搏细弱，四肢冰冷，处于休克状态，腹腔内出血被吸收时体温可略高，但通常不超过38℃。

3. **心理 - 社会评估**　腹部突然剧烈腹痛，甚至进入大出血休克，患者及家属毫无思想准备，恐慌，对未来的治疗方式不了解，焦虑、担心，对手术充满了期待。

【护理问题】

1. **潜在并发症：出血性休克**　与妊娠囊破裂导致腹腔内出血有关。

2. **疼痛**　与组织创伤有关。

3. **恐惧**　与生命受到威胁有关。

4. **体温升高**　与无菌性组织创伤有关。

【护理措施】

1. **急救护理**　密切观察病情变化的同时，快速建立静脉通路，配合医生实施抢救，并做好术前准备工作，包括：备皮、配血、导尿。

2. 术后护理　严密观察生命体征并做好记录，做好各种引流管的护理，严密观察引流液的颜色和性质，准确记录引流量，及早发现术后出血；手术当日绝对卧床休息，术后鼓励患者多下床活动，促进排气，避免肠胀气和血栓的发生；做好饮食的宣教，手术当日禁食禁水，术后未排气或排气不畅前，避免进食易产气食物，如甜食、豆制品、奶制品及萝卜汤等；术后 24 小时遵医嘱抽血查 β-hCG 并追踪结果，及早发现持续性异位妊娠。

3. 非手术治疗

（1）注射前护理

1）遵医嘱为患者取血查 β-hCG、血常规及肝肾功能检查。

2）监测生命体征是否平稳，观察患者有无剧烈的腹痛。

3）准确测量身高、体重。测量前排空尿便，测量时仅穿内衣，不穿鞋。

（2）注射中护理

1）准确配置药物剂量，2 人核对。

2）深部肌内注射，缓慢推入药液。

3）严格遵守三查八对和无菌操作原则。

（3）注射后护理

1）嘱患者在病室内活动，不可出病房。因注射 MTX 后仍存在破裂的可能。

2）密切观察患者有无腹痛、阴道出血等情况，发现异常及时通知医师。

3）嘱患者多饮水（1000～2000ml/d）、多排尿，以减轻药物的副作用。

4）遵医嘱隔日抽血复查 β-hCG，观察下降程度，以对数下降较为理想。

4. 健康指导　患者出院时，嘱患者做好定期随诊至血 β-hCG 正常，术后多进食高蛋白、高纤维素、高维生素食物，伤口拆线 1 周后可洗淋浴，并做好伤口的护理，及早发现伤口感染的问题。

（二）黄体破裂的护理

【概述】

卵巢排卵时，卵泡破裂，在释出卵泡液的同时卵子随之排出，膨大的卵泡壁皱缩卷曲，由周围卵泡膜血管分支形成的微血管网迅速发育，穿入颗粒层并到达中央空腔，致使卵泡腔内贮满血液及淋巴液，并开始高度血管化，形成黄体。在排卵时有时能使卵泡表面较大的血管破裂而致出血。一般情况下，破裂的血管即被血凝块所堵塞。若此时无血凝块形成或黄体形成后血凝块脱落引起出血，即为卵泡出血或黄体出血，习惯称卵泡破裂或黄体破裂。

【临床表现】

1. 年龄　多见于生育年龄、卵巢功能旺盛期的强壮年妇女。

2. 发病与月经周期的关系　多在月经周期之末一周，也可发生于月经时，个别在月经推迟后发病，易与宫外孕混淆。

3. 突发腹痛　出血量不等,疼痛及其他表现有很显著的差异(表3-9)。

表3-9　黄体破裂腹痛特点

类别	症状
轻型(腹腔内出血50~150ml)	患侧突发腹痛持续时间短暂,腹膜刺激征不明显
重症(腹腔内出血＞500ml)	突发性腹部剧痛
	一开始局限于患侧或起于脐周、上腹,后转移到患侧
	向肛门、外阴、腿部放射
	持续性下坠感、肛门坠胀、便意、里急后重
	伴恶心、呕吐
	腹膜刺激征明显

【辅助检查】

1. B超　探及增大卵巢,外形不规则。

2. 阴道后穹隆穿刺　抽出陈旧性血液,可与阑尾炎鉴别。

3. 实验室检查　β-hCG,与宫外孕鉴别。

【治疗原则】

1. 轻症患者可自愈,卧床休息,严密观察病情变化。

2. 症状持续或逐渐加重,及时手术。

【护理评估】

1. 健康史　评估患者年龄、既往月经周期、有无痛经等。

2. 症状和体征　评估患者阴道出血的量及性状。是否突发腹痛、持续时间,疼痛的部位,有无肛门坠胀、里急后重感,有无恶心呕吐等。

3. 心理 - 社会评估　患者腹部突然剧烈腹痛,持续时间长,患者及家属感到恐慌、焦虑,且迫切地希望找到腹痛的原因及解决的办法,对医疗处理充满了期待。

【护理问题】

1. 疼痛　与组织创伤有关。

2. 焦虑　与持续腹痛有关。

3. 知识缺乏　与缺少相关疾病知识有关。

【护理措施】

1. 轻症患者　严密观察患者阴道出血的量及性状,腹痛的程度、持续时间、部位,做到早发现、早诊断、早治疗,避免延误病情。卧床休息,做好生活护理。

2. 向患者及家属做好宣教,讲解疾病的相关知识及处理措施等,使患者及家属放松心情,耐心的等待疾病的转归。

3. 如发现病情加重,及时通知医生,完善各项检查,做好术前准备工作,及时送手术。

4．术后护理同"异位妊娠的护理"。

（三）卵巢囊肿扭转的护理

【概述】

卵巢肿瘤扭转是妇科常见的急腹症之一，约有 10% 的卵巢肿瘤发生蒂扭转，也是卵巢肿瘤常见的并发症。好发于瘤蒂较长、中等大、活动度良好、重心偏于一侧的肿瘤。常在体位突然改变或妊娠期、产褥期子宫大小、位置改变时发生蒂扭转。

【临床表现】

1．腹痛　突然下腹部剧烈疼痛，常在剧烈活动或体位变动后发作，扭转程度越严重，阵发性腹痛越重；蒂扭转较缓慢且不严重者，疼痛发作也较轻缓，且可自行解旋，使腹痛减轻并逐渐消失。

2．恶心呕吐　蒂扭转后静脉回流阻断，瘤体充血肿胀并有轻度渗出，均可刺激腹膜引起反射性恶心呕吐，且常与急性腹痛同时发生。

3．其他症状　腹胀、月经异常、腹泻、排尿困难、便秘、直肠压迫感、晕厥。

4．继发感染　蒂扭转进一步发展或未及时处理，动脉血流随之被阻断，血管内血栓形成而梗死，瘤体缺血坏死，继发感染，出现高热，可有寒战。炎症反应加剧，引起持续性腹痛。移动体位时，疼痛加剧，患者取强迫体位。

【辅助检查】

1．结合病史。

2．B 超　确定肿瘤是实性或囊性。

【治疗原则】

一经确诊，尽快实施手术治疗。

【护理评估】

1．健康史　可发生于任何年龄妇女，早期常无症状。

2．症状和体征　评估患者发生腹痛前的体位及活动方式，腹痛的部位及程度，是否伴恶心呕吐。

3．心理 - 社会评估　患者突发腹痛，呈痛苦面容，患者及家属感到无助和焦虑，希望尽快得到诊断和处理。

【护理问题】

1．疼痛　与组织创伤有关。

2．焦虑　与持续腹痛有关。

3．知识缺乏　与缺少相关疾病知识有关。

【护理措施】

1．完善各项实验室检查，做好手术前准备工作，及时送手术。

2．向患者和家属讲解疾病相关知识，治疗措施，取得家属的配合。

3. 术后护理同"异位妊娠的护理"。

（杨晓平）

八、先天性无阴道的护理

【概述】

先天性无阴道（congenital absence of vagina）为双侧副中肾管发育不全的结果，几乎均合并无子宫或仅有痕迹子宫，极个别的有发育正常的子宫，但卵巢一般均发育正常。

【临床表现】

绝大多数先天性无阴道患者在正常阴道口部位仅有完全闭锁的阴道前庭黏膜，无阴道痕迹。亦有部分患者在阴道前庭部有浅浅的凹陷，个别具有短于 3cm 的盲端阴道。青春期后由于经血潴留，出现周期性腹痛，无月经或直至婚后因性交困难就诊检查而发现。

【辅助检查】

1. B 超检查　可发现宫腔积血或无子宫及痕迹子宫。

2. 骨骼系统检查。

3. 静脉肾盂造影。

【治疗原则】

先天性无阴道的处理原则，就是重建阴道。

知识链接

人工阴道成形法

1. 非手术疗法，即应用顶压的手段，逐渐把正常阴道位置上的闭锁的前庭黏膜沿阴道轴方向向头侧端推进，形成一人工腔穴。这一方法需要治疗时间长，形成的人工阴道短。如果组织弹性差，难以成功，现已基本废弃，很少采用。

2. 手术疗法，主要是在尿道膀胱与直肠之间分离，形成一个人工腔道，应用不同的方法寻找一个适当的腔穴创面覆盖物，重建阴道。以往应用患者自身中厚游离皮片移植法最多，但术后需要长时间应用硬质阴道模具扩张人工阴道，防止移植皮片覆盖的人工腔穴挛缩，增加患者痛苦，给工作、生活带来极大不便。而且，皮肤与黏膜组织特性差异太大，亦不符合生理要求为其最大缺点。利用阴唇皮瓣阴道成形，破坏正常外阴形态，常为患者所拒绝。利用乙状结肠或回肠肠段再造，增加手术复杂性。利用羊膜或盆腔腹膜覆盖亦有其自身的缺点。

【护理评估】

1. 临床症状评估与观察

（1）询问患者病史：患者多是青春期后无月经来潮，或婚后因性生活困难就医时发现。

（2）评估患者月经史：先天性无阴道患者无月经来潮。

（3）评估患者有无周期性腹痛：子宫发育正常的先天无阴道患者在青春期后会发生周期性下腹痛，可有进行性加重。

2. 妇科检查评估　先天性无阴道患者外阴及第二性征发育正常，但无阴道开口，或仅有浅的凹陷。

【护理问题】

1. 疼痛　与经血不能排出有关。

2. 焦虑　与担心生育及夫妻关系有关。

【护理措施】

1. 缓解疼痛　为行手术治疗前可给以镇痛药物治疗，但应尽早手术方可彻底缓解疼痛。

2. 心理护理　该病患者多为青春期女性，对生殖系统的发育异常对以后生活的影响不是很了解，因此会产生紧张焦虑的情绪。护士要做好疾病相关知识的宣教工作，让患者及家属了解手术治疗最佳时期，讲解手术方法和术后注意事项，消除紧张情绪，建立治疗信心，对于生育问题应向患者及家属明确说明。

3. 手术护理　手术是治疗该病的最佳方法。子宫正常的患者应在月经来潮后选择人工阴道成形术，无子宫或有痕迹子宫的患者应在婚前6个月行人工阴道成形术。常见的术式有：腹膜法、羊膜法、皮瓣法。

（1）术前护理：术前准备同妇科常规手术准备，羊膜法的患者术前护士需与产科联系备好羊膜，一般取2份备用，将羊膜放入装有8万U庆大霉素1支＋生理盐水的无菌罐内，争取8小时以内使用。皮瓣法术前应做好大腿供皮区皮肤的护理。

（2）术后护理

1）术后注意卧床休息，软模具及尿管均留置一周。

2）防止术后感染：遵医嘱使用抗生素；每日会阴冲洗2次；保持会阴部皮肤的清洁、干燥。卧床期间嘱患者多饮水，预防泌尿系感染。术后一周，每日行阴道冲洗，并更换消毒模具。

3）疼痛管理：患者在拆线取出软模具、更换硬模具后常有剧烈疼痛，因此必要时可给予止痛药以缓解疼痛，同时嘱患者多吃青菜和水果，防便秘腹压增加时引起疼痛。

4）饮食管理：遵医嘱进食，在禁食和流食期间注意补充热量和水分，预防电解质紊乱。

4. 健康指导

（1）教会患者及家属模具的正确使用、更换与消毒，同时强调模具的正确使用是手术成功的重要环节，如不按要求放置模具会造成瘢痕粘连，阴道塌陷变短，需再次手术，同时也使手术难度增加。年纪较小者要求家长监督指导。

（2）术后半年伤口痊愈后，方可开始性生活；未婚者须继续放置数月之久。

（3）遵医嘱术后定期复查。

九、压力性尿失禁的护理

【概述】

压力性尿失禁（urinary stress incontinence）约有 10%～40% 的妇女有不同程度的尿失禁现象，并随年龄的增长发病率不断升高，近年来发病年龄有年轻化趋势。压力性尿失禁的主要原因为盆底解剖结构及位置的改变，即内括约肌功能缺陷和尿道高度移动性。病因不十分明确，包括：妊娠、阴道分娩及分娩损伤、年龄、运动、盆腔内肿物、妇科手术史等因素。此外，增加尿失禁的危险因素包括：体重指数过高、家族史、慢性便秘、吸烟等。

【临床表现】

当腹压突然增加时（如咳嗽、喷嚏、大笑、提取重物或体位改变时），排尿失去控制，尿液不自主地溢出。

【辅助检查】

1. 压力试验　阳性。

2. 指压试验　阳性。

3. 超声检查　可出现尿潴留，输尿管肾盂积水，膀胱容量，膀胱结石，膀胱肿瘤等。

4. 棉棍倾斜试验　角度大于 15°。

5. X 线透视下排尿期膀胱尿道造影　根据造影可将压力性尿失禁分为三型，Ⅰ型者尿道后角消失，尿道倾斜角正常；Ⅱ型者尿道后角消失，尿道倾斜角增大；Ⅲ型者腹压增加时，膀胱颈部及后尿道开放，并下降。

6. 尿动力学检查　尿动力学检查包括：尿流率测定、膀胱测压（膀胱内压、尿道内压、逼尿肌压）、尿道关闭测压；同时可嘱患者咳嗽、改变体位、终止排尿等不同情况进行各种参数测定及图形描述。根据尿动力学检查，多采用漏尿点腹压（LPPa）来分型，Ⅰ型 LPPa $>120cmH_2O$；Ⅱ型 LPPa $90～120cmH_2O$；Ⅲ型 LPPa $<60cmH_2O$；Ⅱ/Ⅲ型 LPPa $60～90cmH_2O$。

【治疗原则】

1. 盆底肌训练 目前尚无统一的训练方法,较共同的认识是必须要使盆底肌达到相当的训练量才可能有效。可参照如下方法实施:持续收缩盆底肌(提肛运动)2～6 秒,松弛休息 2～6 秒,如此反复 10～15 次,每天训练 3～8 次,持续 8 周以上或更长。此法方便易行,适用于各种类型的压力性尿失禁。停止训练后疗效的持续时间尚不明确。

2. 药物治疗 主要为选择性 α_1-肾上腺素受体激动剂,可刺激尿道平滑肌 α_1 受体,以及刺激躯体运动神经元,增加尿道阻力。副作用为高血压、心悸、头痛、肢端发冷,严重者可发作脑中风。常用药物:米多君、甲氧明。米多君的不良反应较甲氧明更小。此类药物已被证明有效,尤其合并使用雌激素或盆底肌训练等方法时疗效较好。

3. 手术治疗 手术治疗的主要适应证包括:

(1)非手术治疗效果不佳或不能坚持,不能耐受,预期效果不佳的患者。

(2)中、重度压力性尿失禁,严重影响生活质量的患者。

(3)生活质量要求较高的患者。

(4)伴有盆腔脏器脱垂等盆底功能病变需行盆底重建者,应同时行抗压力性尿失禁手术。

目前经阴道尿道中段吊带术已逐渐取代了传统的开放手术,具有损伤小、疗效好等优点,主要的方式有 TVT、TVT-O、TOT 等。合并症主要有尿潴留、膀胱损伤、吊带侵蚀等,但发生率很低。

【护理评估】

1. 病史 仔细了解患者的怀孕分娩史、生育次数、难产史、阴道尿道手术外伤史;骨盆内手术史,脑血管病史等。

2. 评估患者的溢尿程度 评估患者白天和晚上的排尿次数、有无尿感史,溢尿史,根据患者的症状压力性尿失禁可分为轻、中、重度:轻度为仅发生在咳嗽和打喷嚏时,中度为发生在日常活动时,重度为站立时即发生尿失禁。

【护理问题】

1. 舒适的改变 与长期溢尿有关。

2. 焦虑 与病情影响日常工作、学习、生活有关。

【护理措施】

1. 该病患者多为年老女性,不重视自身疾病的发展,担心医疗费用及治疗效果,造成病情非常严重后方来就医。因此护士要做好疾病相关知识的宣教工作,让患者及家属了解手术治疗的必要性,向他们讲解手术方法和术后注意事项,消除紧张情绪,建立治疗信心,积极配合治疗。

2. 对临床症状不严重的患者均可先采用非手术治疗;不能耐受手术的患

者也可采用非手术治疗。目前治疗方法包括：盆底肌肉锻炼、生物反馈、电刺激治疗、磁场刺激、药物治疗等。

（1）盆底肌肉锻炼：做肛门及会阴收紧后放松的动作，加强盆底肌肉及尿道肌肉的张力，使尿道伸长，尿道阻力增加膀胱颈部上升，增加控制尿液的能力。目的在于加强盆底肌肉及尿道周围肌肉的张力，改善近端尿道及膀胱颈周围的支撑。每次进行 3 秒钟后放松，连续 15 分钟，4～6 周 1 个疗程。

（2）生物反馈：是一种行为训练技术，通过不易被觉察的肌肉生理给视觉或听觉信号，并反馈给患者，使患者确实感觉到肌肉运动，并学会如何改变和控制生理过程。使用中应对被监测的生理参数（如压力、流速、肌电图）、测量方法及信号显示方式（如光、声、电刺激）加以说明。对患者体位、每次训练的时间、间隔、每疗程的训练次数及疗程的长度等加以说明。

（3）电刺激治疗：通过放置在肛门或阴道内的探头传递不同的电流，刺激盆底肌肉和神经，增加盆底肌强度及力量，加强对尿道和膀胱颈的支撑，增加尿道关闭压，改善 SUI 症状。每日 2 次，共 12 周。方法简便，有一定疗效。

（4）磁场刺激治疗：通过磁脉冲刺激会阴周围组织，引起盆底肌肉收缩达到治疗目的。

（5）雌激素：雌激素可增加尿道平滑肌对 α- 肾上腺素能刺激的敏感性，提高尿道括约肌的作用，增强尿道黏膜与黏膜下血管的密闭作用。绝经后出现症状者可使用，以阴道用药为主。

3．手术治疗　经过非手术治疗无效的患者及严重压力性尿失禁患者均可采用手术治疗。手术的目的是提升膀胱颈的位置，支撑尿中段，增加尿道阻力，手术方法有 1000 种以上，一般来说首次手术的疗效优于反复手术的疗效。目前常用的手术方法有：耻骨后尿道固定悬吊术，无张力阴道带尿道悬吊术和耻骨阴道吊带术。

（1）术前与医生配合完善术前相关检查及化验：尿失禁的种类很多，术前确诊对手术适应证及治疗效果很重要。因此要向患者及家属交代检查的项目及相关注意事项。

（2）术后护理

1）因老年患者居多，术后应严密监测生命体征及做好内科合并症的护理。

2）术后第二日早晨拔除尿管，但行阴道前壁修补术者需保留尿管 48～72 小时。

3）拔除尿管后，嘱患者适量饮水，尽早排小便。4 小时仍未排便者需评估原因并通知医生，遵医嘱插尿管。排出小便者，于当日下午 B 超下测残余尿，小于 200ml 为合格。不合格者需重置尿管。排尿不畅者可口服尿感宁，或加以针灸治疗。

4）预防感染遵医嘱使用抗生素，每日冲洗会阴2次。

5）使用生物合成吊带的患者注意排异反应。

4. 健康指导

（1）患者应加强盆底肌锻炼，适当安排休息和工作，避免重体力劳动及提重物，适当减轻体重，注意保持大便通畅，积极治疗慢性咳嗽。

（2）术后定期复查。

十、自然流产的护理

【概述】

妊娠不足28周、胎儿体重不足1000g而终止者，称为流产。流产发生于妊娠12周前者称为早期流产；发生在妊娠12周至不足28周者称为晚期流产。

1. 按流产发展的不同阶段，分为先兆流产、难免流产、不全流产、完全流产。

（1）先兆流产：指妊娠28周前，出现少量阴道流血或（和）下腹痛，妇科检查宫颈口未开，胎膜未破，妊娠产物尚未排出，子宫大小与停经月份相符。妊娠尚有希望继续。

（2）难免流产：指流产已不可避免。一般均由先兆流产发展而来，此时阴道流血增多，阵发性腹痛加重或出现阴道流水（胎膜破裂），妇科检查宫颈口已扩张，有时可见胚胎组织或胎囊堵塞于宫颈口内，子宫大小与停经月份相符或略小。

（3）不全流产：难免流产继续发展，妊娠产物已部分排出体外，尚有部分残留于宫腔内或嵌顿于宫颈口处。由于宫腔内残留部分妊娠产物，影响子宫收缩，导致流血持续不止，甚至因流血过多而发生休克。妇科检查宫颈口已扩张，宫颈口有妊娠物堵塞及不断有血液流出，一般子宫小于停经月份。

（4）完全流产：指妊娠产物已全部排出，阴道流血逐渐停止，腹痛逐渐消失。

2. 此外，流产还有稽留流产、习惯性流产、流产合并感染3种情况。

（1）稽留流产：宫内胚胎或胎儿死亡后未及时排出者。典型表现是有正常的早孕过程，有先兆流产的症状或无症状；随着停经时间延长，子宫不再增大或反而减小，子宫小于停经时间，早孕反应消失，宫颈口未开，质地不软。

（2）习惯性流产：连续自然流产3次或以上者。往往每次流产发生在同一妊娠月份，其临床过程与一般流产相同。

（3）流产合并感染：多见于阴道流血时间较长的流产患者，也常发生在不全流产或不洁流产史。常为厌氧菌及需氧菌混合感染。

知识链接

复发性流产的临床分类

复发性流产指连续发生 3 次或 3 次以上自然流产，可分为非免疫类复发性流产和免疫类复发性流产，具体分为六型。

非免疫类复发性流产：①染色体异常型（夫妻双方或一方或胚胎染色体异常所致流产）；②生殖道解剖异常型；③内分泌异常型（内分泌功能失调所致流产）；④生殖道感染型（主要指弓形虫、单纯疱疹病毒、巨细胞病毒等感染所致流产）。

免疫性复发性流产：①自身免疫型（主要指抗磷脂抗体所致流产）；②同种免疫型（排除性诊断，排除后未能发现其他原因，称原因不明复发性流产）。

【临床表现】

1. 停经　患者有明显的停经史，但是，妊娠早期流产导致的阴道流血很难与月经异常鉴别。

2. 阴道流血和腹痛　早期流产者常先有阴道流血，而后出现腹痛。晚期流产的临床过程与足月和早产相似：经阵发性子宫收缩，排除胎儿及胎盘，同时出现阴道流血。

【辅助检查】

1. 妇科检查　宫颈口有无扩张，有无组织无堵塞，子宫大小是否与停经月份相符，子宫质地，有无压痛。

2. B超　测定妊娠囊的大小、形态、胎心搏动等，辅助诊断流产类型。宫腔、附件检查有助于稽留流产、不全流产以及异位妊娠的鉴别诊断。

3. 妊娠试验　连续测定 β-hCG 的动态变化。

【治疗原则】

确诊流产后，应根据其类型进行相应的处理。

1. 先兆流产　应卧床休息，严禁性生活，足够的营养支持，保胎治疗，如阴道流血停止、腹痛消失、B超证实胚胎存活，可继续妊娠。若临床症状加重，B超发现胚胎发育不良，β-hCG 持续不升或下降，表示流产不可避免，应终止妊娠。

2. 难免流产　一旦确诊，应及早排除胚胎及胎盘组织，可行刮宫术，对刮出物仔细检查，送病理。

3. 不完全流产　由于部分组织残留在宫腔或堵塞于宫颈口，极易引起子宫大出血,故应在静脉输液、输血同时行刮宫术或钳刮术,术后给以抗生素预防感染。

4. 完全流产　症状消失、B超检查宫腔内无残留物,如无感染,可不需处理。

5. 稽留流产　死胎及胎盘组织在宫腔内稽留过久,可导致严重的凝血功能障碍及DIC的发生,应先行凝血功能检查,在备血、输液条件下行刮宫术,如凝血机制异常应纠正后再行刮宫术。

6. 习惯性流产　染色体异常夫妇与孕前进行遗传咨询,确定可否妊娠。夫妇血型检查及丈夫精液检查。明确女方有无生殖道畸形、肿瘤、宫腔粘连。宫颈内口松弛者应在孕14～24周行宫颈内口环扎术。

7. 流产合并感染　治疗原则为迅速控制感染,尽快清除宫腔内残留物。严重感染时,可用卵圆钳夹出宫内残留物,忌用刮匙全面搔刮以免感染扩散。

【护理评估】

1. 健康史　评估患者有无停经史、早孕反应及其出现时间,阴道流血量、腹痛等。

2. 身心评估

(1) 症状和体征:根据流产的临床表现进行评估。

(2) 心理-社会评估:患者多数担心胎儿安危,担心手术对身体的影响,担心影响下次妊娠。

3. 相关检查　了解患者需要进行的检查,给以相应的指导和检查后的护理,同时注意追踪检查结果。

【护理问题】

1. 有体液不足的危险　与出血持续不断或短时间内大量出血有关。

2. 有组织灌注量改变的危险　与流产出血有关。

3. 自理能力缺陷　与流产保胎卧床休息、静脉输液有关。

4. 预感性悲哀　与即将失去胎儿有关。

【护理措施】

1. 心理护理　向患者介绍流产发生的原因,治疗、护理经过及预后,护士应主动与患者沟通,全面了解患者的个性、习惯及心理变化和不适症状,给予关怀,使其稳定情绪,减轻心理负担。

2. 病情观察　严密观察病情变化,观察患者生命体征的变化,有无腹痛、阴道流血情况,注意收集保留会阴垫,评估出血量,及时反馈给医生。

3. 医护配合

(1) 对于先兆流产及习惯性流产的患者,遵医嘱采取措施缓解子宫收缩、止血、保胎使妊娠继续。告知患者应卧床休息,禁性生活。

（2）难免流产者必要时遵医嘱静脉滴注催产素以使子宫收缩。

（3）不全流产者若发生失血性休克，应做好输血、输液准备，给予抗生素预防感染。

（4）稽留流产配合处理时应做好凝血功能检查，及时纠正凝血功能障碍。

（5）发生流产感染，应配合积极抢救感染性休克及做好子宫切除的准备。

知识链接

早期流产的病理过程

早期流产是胚胎多数先死亡，随后发生底蜕膜出血，造成胚胎的绒毛与蜕膜层分离，已分离的胚胎组织如同异物，引起子宫收缩而被排出。

（杨长捷　张嘉美）

十一、卵巢过度刺激综合征的护理

【概述】

卵巢过度刺激综合征（OHSS）为体外受孕辅助生育的主要并发症之一，是一种人体对促排卵药物产生的过度反应，以双侧卵巢多个卵泡发育、卵巢增大、毛细血管通透性异常、异常体液和蛋白外渗进入人体第三间隙为特征而引起的一系列临床症状的并发症。OHSS 的发生与所使用的超排卵药物的剂量、治疗方案、患者的内分泌状况以及是否妊娠等因素相关。在接受超排卵治疗的患者中，OHSS 的总体发生率约为 20%，其中重度者为 1%～10%。妊娠周期 OHSS 发生率高于非妊娠周期，程度也较重。

【临床表现】

OHSS 主要临床表现为卵巢囊性增大、毛细血管通透性增加、体液积聚于组织间隙，引起腹腔积液、胸腔积液，伴局部或全身水肿。一般可将 OHSS 分为轻、中、重三度。

1. 轻度　症状和体征多于注射 hCG 后的 3～7 天出现，表现为胃胀、食欲差、下腹不适、沉重感或轻微下腹痛。B 超检查卵巢增大，直径 <8cm。

2. 中度　有明显下腹胀痛，可有恶心、呕吐、口渴，偶伴腹泻，体重增加 ≥3kg。B 超检查卵巢增大，直径在 8～12cm。

3. 重度　重度 OHSS 的症状进一步加重，并有大量体液丢失的临床表现（如烦躁不安、脉搏快、血压低）。第三间隙液体积聚，出现腹腔积液甚至肠腔积液，低血容量休克，血液浓缩、尿少、水电解质平衡紊乱等，体检见腹部紧张、腹水征阳性、卵巢明显增大。B 超检查示卵巢直径 >12cm。

124

知识链接

OHSS 常见并发症

1. 血管并发症　最为严重，其中又以脑血管并发症最为严重。
2. 肝功能异常。
3. 呼吸道并发症　呼吸困难和呼吸急促。
4. 肾脏并发症　肾前性肾功能障碍。
5. 产科并发症　流产率，早产率，胎膜早破发生率增加。

【辅助检查】

1. B 超检查　可见卵巢增大、卵泡黄素囊肿、轻度者卵巢增大 < 8cm、中度为 8～12cm、重度为 12cm 以上。同时可见腹腔积液、胸腔积液或心包积液。

2. 实验室检查　OHSS 可表现为血细胞容积和白细胞计数升高，低钠低蛋白血症。重度 OHSS 可出现肝功能不全（表现为肝细胞损害）和胆汁淤积，碱性磷酸酶、谷丙转氨酶、谷草转氨酶、胆红素、肌酸激酶增高。

3. 肝活检　可见肝脂肪变性、Kuffer 细胞增生。

【治疗原则】

1. 轻度　一般不需特殊处理，鼓励患者多进水，大多数患者可在 1 周内恢复。

2. 中度　指导患者自我检测，包括卧床休息，摄入足够液体，监测腹围、尿量及体重，部分患者可住院观察。

3. 重度　应住院治疗，治疗目的在于保持足够血容量，纠正血液浓缩，维持正常尿量，最大程度改善症状，避免严重并发症发生，如休克、血栓栓塞、水电解质平衡紊乱、肝肾功能异常等。OHSS 出现卵巢破裂、内出血严重时，应手术治疗。出现扭转时，可抬高臀部、改变体位，多可自行缓解。必要时手术治疗。

【护理评估】

1. 健康史　评估患者有无停经史、早孕反应及其出现时间，阴道流血量、腹痛等，是否为辅助生育，有无服用促排卵药。

2. 身心评估

(1) 症状和体征：评估患者有无恶心、呕吐、腹泻等症状，有无全身水肿、有无呼吸困难等症状。

(2) 心理 - 社会评估：患者多数担心胎儿安危。

3. 相关检查　了解患者需要进行的检查,给以相应的指导和检查后的护理,同时注意追踪检查结果。

【护理问题】

1. 舒适的改变　与疾病引起的腹胀和腹水有关。

2. 体液过多　与疾病有关。

3. 焦虑　与担心疾病的预后有关。

4. 营养失调　与低于机体需要量有关。

【护理措施】

1. 一般护理

(1) 环境与休息:保持病室温湿度适宜,定时通风;患者取半卧位,以缓解因腹胀引起的呼吸困难;避免突然改变体位,以免增大的卵巢发生扭转或破裂。

(2) 饮食护理:鼓励患者少吃多餐,给予高热量、高维生素、高蛋白饮食,例如鸡蛋白、橙汁等;患者在输注白蛋白后使用利尿剂,鼓励其进食橘子、香蕉、西瓜等含钾多的食物,以预防低钾血症。

2. 病情观察　由于重度 OHSS 患者毛细血管通透性增加,导致体液大量外渗,低血容量,继发肾灌流量不足,出现尿少甚至无尿,因此要严密观察尿量的变化,定时测体重、腹围及 24 小时出入量。密切观察恶心、呕吐、腹水程度,监测患者生命体征变化并做好护理记录。

3. 正确测量体重、腹围和出入量

(1) 正确测量体重和腹围:每日为患者定时测量体重和腹围并做好记录,以动态了解腹水情况。为保证测量值准确,每日清晨保持空腹、排空大小便、穿单件病号服测量。测量腹围时让患者平卧于床上,双手放于身体两侧,双腿平伸,以脐部为中心,切面与躯干长轴垂直,统一规定呼气末测量。

(2) 准确记录 24 小时出入量:由于患者毛细血管通透性增加,液体渗透至胸腔、腹腔,造成低血容量,肾血流量减少,出现少尿及水电解质紊乱,所以应准确记录 24 小时出入量。要特别观察尿量,保持每日尿量 >500ml。让患者使用有刻度的杯子喝水,同时为患者提供有刻度的量杯测量尿量,分别在每天下午 4 点和次日晨进行总结,以保证治疗及时有效。

4. 穿刺放腹水的护理　协助患者取半卧位,以便于引流;放腹水过程中要严密观察患者神志、面色、心率、脉搏和血压的变化,注意有无咳嗽,呼吸困难等不适,及时听取患者的不适主诉并积极查找原因;进行各项护理操作时要轻柔,严格按无菌操作原则;放腹水后,让患者卧床休息,腹部放置沙袋,腹带包扎压迫 2～4 小时,以避免腹压突然下降引起的不良后果;患者反复多次放腹水,严密观察腹腔穿刺处有无红肿、渗液等感染的征象;保持覆盖的敷料干净,如有渗出应及时更换。

5. 用药护理　准确掌握各种药物的作用以及使用方法,了解患者的药物过敏史,在用药过程中注意观察患者有无不良反应。首先要合理安排补液顺序,OHSS 患者往往处于低血容量的状态,遵医嘱遵循晶体和胶体相结合的原则,补充血容量。其次要严格掌握输液速度,向患者及家属做好解释,勿要随意调动液体滴速。此外要慎用利尿剂,在液体未补足的情况下,配合医生不使用利尿剂。

6. 心理护理　患者多为长期不育患者,经过多年的检查和治疗,均承受着不同程度的心理压力。OHSS 的发生是促排卵过程中的医源性并发症,患者常表现出紧张、恐惧、焦虑,担心疾病预后等心理。要多与患者交流,讲解疾病的特点和治疗过程。同时要做好患者家属的工作,让他们不但给予生活上的照顾还要给予心理支持。

7. 健康指导　患者出院后应加强营养,保证睡眠和休息。嘱患者按时随诊,以便了解妊娠和卵巢功能恢复情况,如有腹痛及阴道出血情况应及时就诊。

(刘　艳　张嘉美)

十二、卵巢肿瘤的护理

【概述】

卵巢肿瘤是女性生殖器常见肿瘤,有各种不同的性质和形态,其中以囊性多见,各种年龄均可患病,但以 20～50 岁的女性最为多见。恶性变的程度很高。早期诊断困难,就诊时 70% 已属晚期,很少能得到早期治疗,5 年生存率始终徘徊在 20%～30%,是威胁妇女生命最严重恶性肿瘤之一。

卵巢囊肿在早期并无明显的临床表现,患者往往因其他疾病就医在行妇科检查时才被发现,以后随着肿瘤的生长,患者有所感觉,其症状与体征因肿瘤的性质、大小、发展、有无继发变性或并发症而不同。

【临床表现】

卵巢囊肿在早期并无明显的临床表现,患者往往因其他疾病就医在行妇科检查时才被发现,以后随着肿瘤的生长,患者有所感觉,其症状与体征因肿瘤的性质、大小、发展、有无继发变性或并发症而不同。

1. 症状

(1)下腹不适感:为患者未触及下腹肿块前的最初症状,由于肿瘤本身的重量以及受肠蠕动及体位变动的影响,使肿瘤在盆腔内移动牵扯其蒂及骨盆漏斗韧带,以致患者有下腹或髂窝部充胀,下坠感。

(2)腹围增粗,腹内肿物:是主诉中最常有的现象,患者觉察自己的衣服或腰带显得紧小,方才注意到腹部增大,或在晨间偶然感觉,因而自己按腹部而发现腹内有肿物,加之腹胀不适。

(3) 腹痛:如肿瘤无并发症,极少疼痛,因此,卵巢瘤患者感觉腹痛,尤其突然发生者,多系瘤蒂发生扭转,偶或为肿瘤破裂、出血或感染所致。此外,恶性囊肿多引起腹痛、腿痛,疼痛往往使患者以急症就诊。

(4) 月经紊乱:一般卵巢,甚至双侧卵巢囊肿,由于并不破坏所有的正常卵巢组织,故多半不引起月经紊乱,有的子宫出血并不属于内分泌性,或因卵巢瘤使盆腔的血管分布改变,引起子宫内膜充血而起;或由于卵巢恶性肿瘤直接转移至子宫内膜所致,因内分泌性肿瘤所发生的月经紊乱常合并其他分泌影响。

(5) 压迫症状:巨大的卵巢肿瘤可因压迫横膈而引起呼吸困难及心悸,卵巢肿瘤合并大量腹水者也可引起此种症状;但有的卵巢肿瘤患者的呼吸困难系由一侧或双侧胸腔积液所致;并且往往合并腹水,形成所谓 Meigs 综合征。巨大的良性卵巢囊肿充盈整个腹腔,使腹腔内压增加,影响下肢静脉回流,可导致腹壁及双侧下肢水肿;而固定于盆腔的恶性卵巢囊肿压迫髂静脉,往往引起一侧下肢水肿,盆腹腔脏器受压,发生排尿困难、尿潴留、便急或大便不畅等现象。

2. 体征

(1) 腹内肿块:中等大以下的腹内肿块,如无并发症或恶变,其最大特点为可动性,往往能自盆腔推移至腹腔,肿块一般无触痛,但如有并发症或恶变,则不仅肿块本身有压痛,甚至出现腹膜刺激症状。

(2) 腹水征:腹水存在常为恶性肿瘤的特征,但良性囊肿如卵巢纤维瘤及乳头状囊腺瘤亦可产生腹水。

(3) 恶病质:其特征是腹部极度膨大,显著消瘦,痛苦的面部表情及严重衰竭。

【辅助检查】

1. 影像学检查 B超可了解肿块的部位、大小、形态,腹部 X 线可显示牙齿、骨质和钙化囊壁,CT 等可显示肿块及肿块与周围的关系。

2. 肿瘤标志物 CA125 敏感性高,特异性差,血清 AFP 对卵巢囊瘤有特异性诊断价值,hCG 对原发性卵巢绒毛膜癌有特异性。

知识链接

肿瘤性卵巢囊肿与非肿瘤性卵巢囊肿的鉴别

卵巢囊肿是卵巢囊性肿块的统称,它对于身体的危害以及对它的治疗,取决于它的性质。对 30 岁以上妇女来说,即使无任何不适,每年都应体格检查一次，包括进行妇科检查。如果发现卵巢囊肿，应进一步检查，明确是功能性囊肿，还是肿瘤性的囊肿，以采取不同的治疗方法。

一般来说，如囊肿直径<5cm，又无证据提示肿瘤的话，多为功能性囊肿，可以密切随访，即2~3个月检查一次，以后再根据情况调整检查间隔时间；若4~6周后缩小或未增大，则功能性囊肿的可能性较大。若囊肿继续增大，尤其>5cm者，或者突然下腹部阵发性绞痛，可能是肿瘤性囊肿或发生了囊肿扭转或破裂，则应手术探查确定其良恶性，必要时手术切除。

3．腹腔镜检查　可直接观察肿块的外观和盆腔、腹腔和横膈等部位，抽取腹水行细胞学检查。

4．细胞学检查。

【治疗原则】

卵巢囊肿的治疗方式取决于患者年龄、症状是否恶变，囊肿的部位、体积、大小、生长速度、造成子宫附件的变形情况、是否保留生育功能及患者的主观愿望等因素而定。

1．卵巢囊肿切除术　此种患者多无月经障碍，甚至有合并妊娠者，有的一侧肿瘤较显著，则可行患侧输卵管卵巢切除术。

2．输卵管卵巢切除术　一侧卵巢囊肿发生于年龄较大（45岁以上）患者，双侧卵巢囊肿多行一侧或双侧卵巢切除术，患者周身情况不能耐受或炎症严重者，常行全子宫切除术，值得注意的是关于较大卵巢囊肿的手术处理，应不计切口大小，以完整切除为宜。术中要注意患者脉搏、呼吸、血压的变动，必要时加速输液或输血、吸氧，更要预防早期发现急性胃扩张，麻痹性肠梗阻以及由此而引起的水、电解质平衡失调与血液化学改变。

3．附件及全子宫切除　发生于近绝经期或绝经期妇女的一侧或双侧卵巢囊肿，患者全身情况不能耐受，均以行双侧附件及全子宫切除为宜，但会严重影响内分泌。

【护理评估】

1．现病史　评估患者的月经情况、阴道出血情况。

2．既往史　婚姻及妊娠史。

3．临床表现　下腹不适感，腹围增粗，腹痛。

4．社会心理因素　评估患者有无心理问题，对疾病及治疗方法的认识及接受情况。

【护理问题】

1．焦虑 与对疾病的认识有关。

2．疼痛 与肿瘤浸润、大手术术后有关。

3．有感染的危险 与阴道出血、手术等导致机体抵抗力下降有关。

4．活动无耐力 与阴道流血继发贫血、巨大肿瘤导致的恶病质、大手术术后有关。

【护理措施】

良好的护理措施可以有效地减少患者的痛苦和恐惧、紧张的心理，使患者配合手术而降低手术风险，提高手术的安全系数。

1．加强预防护理 日常生活中，尽可能避免高胆固醇饮食，30 岁以上的女性每年进行 1 次妇科检查，高危妇女宜口服避孕药预防。发现卵巢实性肿块直径>5cm 者，应及时手术。

2．术后护理

（1）注意个人卫生：在术后患者要对自己的个人卫生提高要求，做好术后护理，以巩固治疗的效果，要勤换内裤，不穿紧身、化纤质地内裤，要勤换卫生巾，保持良好的生活卫生习惯。

（2）预防感染：手术后经常有感染发生，这是需要患者积极避免的，不然会延迟患者的康复进程。在月经期、术后及上、取环等妇科手术后阴道有流血，一定要禁止性生活，禁止游泳、盆浴、洗桑拿浴，因此时机体抵抗力下降，致病菌易趁机而入，造成感染。

（3）做好避孕工作：在手术后短期时间内患者要避免房事，这是术后护理的一个关键措施。同时患者还应尽量减少人工流产，避免性生活不洁。杜绝各种感染途径，保持会阴部清洁、干燥，每晚用清水清洗外阴，做到专人专盆。

（4）合理饮食护理：疾病通常会使患者营养失调。应鼓励患者进食营养素全面，富含蛋白和维生素的食物，必要时可静脉补充高营养液及成分输血等，保证治疗效果。术后护理中的饮食宜清淡，并富含足够的营养，纠正偏食及不正常的饮食习惯，不宜食用刺激性、海产品等。多吃菠菜、山药、白菜、油菜、香菇、瘦肉等食物，不能吃蟹、带鱼、青鱼、鹅肉、狗肉、辣椒、生葱、生蒜、桂圆、橘子、白酒等。

3．健康指导 未手术的患者 3～6 个月随访 1 次，观察肿瘤的大小变化情况。良性肿瘤术后按一般腹部手术后 1 个月常规进行复查。恶性肿瘤术后易于复发，应长期随访。术后 1 年每月 1 次，术后第 2 年每 3 个月 1 次。术后 3～5 年每 3～6 个月 1 次，以后可每年 1 次。

（刘 迎 李 颖）

十三、卵巢癌的护理

【概述】

卵巢恶性肿瘤又称卵巢癌,是女性生殖器官常见的肿瘤之一,在女性常见恶性肿瘤中占 2.4%~6.5%,发病率仅次于子宫颈癌和子宫体癌而列居第三位。但因卵巢癌致死者,却占各类妇科肿瘤的首位,对妇女生命造成严重威胁。

【临床表现】

1. 早期可无症状,多在手术中及病理检查确诊。

2. 晚期常有腹胀、腹痛或下腹部包块、或包块长大迅速,往往病程短。

3. 可有膀胱或直肠压迫症状。

4. 可伴有疼痛、发热、贫血、无力及消瘦等恶病质表现。

5. 如肿瘤破裂或扭转可致急腹痛。

6. 某些卵巢肿瘤可分泌雌激素或睾丸素,可发生异常阴道出血、绝经后出血、青春期前幼女性早熟、生育年龄妇女继发闭经、男性化等内分泌症状。

7. 体征

(1) 全身检查:特别注意浅表淋巴结、乳腺、腹部(膨隆、腹水、肿块)、肝、脾及直肠等有无异常及肿块。

(2) 盆腔检查:应行双合诊和三合诊检查子宫和附件,注意肿块的部位、侧别、大小、形状、质地、活动度、表面情况、压痛及子宫后陷窝结节等。应特别注意提示恶性可能的体征如双侧性、实性或囊实性、肿瘤表面有结节或外形不规则、活动度差或不活动、后陷窝结节、肿块增长快、腹水、晚期恶病质、肝脾肿大、大网膜肿块以及肠梗阻等临床表现。

【临床分期】

1. 卵巢癌分期的第一期　病变局限于卵巢。临床报道,对已有广泛转移的卵巢癌晚期患者,在获得准确的卵巢癌分期基础上施行肿瘤细胞减灭术或大块切除术辅以化疗仍可获得理想的效果。a 期:病变局限于一侧卵巢,包膜完整,表面无肿瘤,无腹水;b 期:病变局限于双侧卵巢,包膜完整,表面无肿瘤,无腹水;c 期:Ⅰa 或Ⅰb 期病变已穿出卵巢表面,或包膜破裂,或在腹水中或腹腔洗液中找到恶性细胞。

2. 卵巢癌分期的第二期　病变累及一侧或双侧卵巢,伴盆腔转移。临床手术对卵巢癌分期的准确性易受主观因素的影响,而腹盆腔 CT 扫描可弥补手术分期的不足,术前分期的准确性可达到 70%~90%。a 期:病变扩展或转移至子宫或输卵管;b 期:病变扩展至其他盆腔组织;c 期:Ⅱa 或Ⅱb 期病变,肿瘤穿出卵巢表面;或包膜破裂;或在腹水或腹腔洗液中找到恶性细胞。

3．卵巢癌分期的第三期　病变累及一侧或双侧卵巢，伴盆腔以外种植或腹膜后淋巴结转移时的卵巢癌分期：a 期：病变大体所见局限于盆腔，淋巴结阴性，但镜下腹腔腹膜面有种植瘤；b 期：腹腔腹膜种植瘤直径＜2cm，淋巴结阴性；c 期：腹腔腹膜种植瘤直径≥2cm，或伴有腹膜后或腹股沟淋巴结转移。

4．卵巢癌分期中的第四期　远处转移腹水存在时需找到恶性细胞；肝转移（累及肝实质）。

【辅助检查】

1．B 超检查　可明确肿瘤的大小、形态、囊实性、部位及与周围脏器的关系，鉴别巨大卵巢囊肿。

2．X 线检查　必要时肠道造影可了解肿瘤与肠道的关系，并排除胃肠道肿瘤。

3．CT 及磁共振检查　可了解肿瘤侵犯腹盆腔的范围。

【治疗原则】

1．手术治疗

（1）恶性卵巢肿瘤Ⅰ期治疗原则是彻底手术，切除全子宫、双侧附件、大网膜以及阑尾和腹膜后淋巴结清除术。

（2）晚期患者应尽可能切除肉眼可见的瘤灶，使瘤细胞数减少到最低限度，即使不能全部切除，也应尽量减少肿块体积，所谓肿瘤缩减术、或细胞灭减术，以利术后化疗及放疗。

（3）对交界性或低度恶性肿瘤颗粒细胞瘤及Ⅰa 期组织分化好的年轻患者，可以仅做患侧附件切除，但必须剖腹观察对侧卵巢确无肿瘤，或楔形切除组织冰冻检查正常时才可保留，术后严密随访。

2．放射治疗（简称放疗）　放疗是综合治疗卵巢癌的手段之一。放疗可使瘤体缩小，改善临床症状，为其他治疗创造条件。放疗用于早期患者手术后的预防性治疗，主要用于Ⅰb～Ⅰc 期及Ⅰa 期肿瘤组织分化差的患者。对晚期患者，放疗可以进一步消除手术未能切净的病灶以及淋巴结和腹腔内的转移灶，以便提高手术的治疗效果。只用为术后辅助治疗或姑息治疗，一般不做术前放疗。以无性细胞瘤对放疗最敏感，颗粒细胞瘤中度敏感，上皮癌有一定敏感性。

3．化学治疗（简称化疗）　卵巢恶性肿瘤对化疗较敏感，即使广泛转移也能取得一定疗效。术后应用可预防复发。可使术时无法切净的肿瘤缩小到消失，对于广泛转移手术无法进行者，化疗可使肿瘤缩小，为手术创造条件。化疗是目前被广泛采用的主要辅助治疗方法。

【护理评估】

1．现病史　评估患者的月经情况、阴道出血情况。

2. 既往史　婚姻及妊娠史。

3. 临床表现　下腹不适感，腹部包块，腹围增粗，腹痛，是否出现晚期恶病质症状：消瘦，活动无耐力等。

4. 社会心理因素　评估患者有无心理问题，对疾病及治疗方法的认识及接受情况。

【护理问题】

1. 焦虑　与对疾病的认识及严重程度有关。

2. 疼痛　与癌肿浸润、大手术术后有关。

3. 有感染的危险　与反复阴道出血、手术等导致机体抵抗力下降有关。

4. 活动无耐力　与阴道流血继发贫血、癌症晚期导致的恶病质、大手术术后有关。

【护理措施】

1. 密切观察病情　术后应严密观察病情，特别要注意观察患者的生命体征（体温、脉搏、呼吸、血压）。保持呼吸通畅。保持尿管引流通畅，并密切注意尿色和尿量，详细、准确记录 24 小时出入量，防止膀胱充盈，影响伤口愈合。严密观察伤口有无渗血、渗液，有无感染等情况，如有异常应及时报告医生并及时处理。

2. 保证输液通道畅通无阻　术后给药途径大多是静脉给药或补充体液。因此，保证输液通道通畅，用药时要做到"三查八对"，注意观察药物反应，避免意外事故的发生。在静脉给药时，切忌药液外渗，避免引起局部组织坏死。要重点保护静脉，以利继续给药。

3. 生活起居方面的护理　包括：环境、病室的整齐、安静，患者生活上的需要（如洗脸、喂饭、大小便）及个人卫生等。环境对人有着非常重要的影响，良好的环境能使人心情舒畅、食欲正常、睡眠良好。因此，应做到病室安静、清洁、整齐，床铺干燥平整，鼓励或帮助患者多翻身。术后 5~7 天可以下床活动。尽量减少腹腔内粘连及肺部感染。

4. 预防感染　抗癌药物能抑制骨髓的造血功能，化疗患者一般白细胞计数较低，机体抵抗力下降，容易感染其他疾病，需要做好保护性隔离及预防感染。

5. 饮食护理　人们日常食物中的葱、洋葱、生姜、黄花、茄子、蘑菇、百合、各种豆类、各种瓜类（苦瓜、冬瓜、南瓜、西瓜）、橄榄等，这些食品，药食兼优，既可经常食用，又可配合治疗和预防癌症，值得提倡。同时，尽量补充高蛋白、高维素、高热量饮食。

6. 健康指导　要根据患者的不同心理活动采取相应的措施，也就是护理人员在护理患者的过程中，用自己的言语、表情、态度、行为去影响或改变患者的感受和认识，以减轻患者痛苦，帮助患者建立起有利于治疗和康复的最佳的身心状态。在患者反院复查时，反复宣传关于癌症治疗方面的新成果，使患者建立生活信心，配合治疗，心情舒畅地生活。

> **知识链接**
>
> #### 预防性卵巢切除
>
> 对少数确属高风险（家族中患癌者多）的患者，在目前技术条件下为了延长生存期，可于完成生育后行预防性卵巢切除术。但即使这一积极的步骤有时也不能阻止"卵巢癌"的发生，因为10%以上的卵巢癌发生在已经行双侧卵巢切除的患者。

（刘　迎　李　颖）

十四、宫颈上皮内瘤变的护理

【概述】

宫颈上皮内瘤变（cervical intraepithelial neoplasia，CIN）是一组与宫颈浸润癌密切相关的癌前期病变的统称。包括宫颈不典型增生和宫颈原位癌，反映了宫颈癌发生中连续发展的过程，即由宫颈不典型增生（轻→中→重）→原位癌→早期浸润癌→浸润癌的一系列病理变化。

【临床表现】

CIN一般无明显症状和体征，部分有白带增多、白带带血、接触性出血及宫颈肥大、充血、糜烂、息肉等慢性宫颈炎的表现，正常宫颈也占相当比例（10%～50%），故单凭肉眼观察无法诊断CIN。约半数原位癌患者无临床症状。

【辅助检查】

HC_2HPV检测即第二代杂交捕获试验数值判别，它利用分子生物学技术在分子DNA水平直接检测引起宫颈癌的元凶，是目前全球最有效、最准确的宫颈癌早期检测手段，是所有HPV检测方法中唯一获得美国FDA认证的技术，同时也获得欧洲CE及中国SDA认证。

HPV核酸扩增分型检测试剂盒分型判别可以快速、准确诊断妇女宫颈细胞样本21种HPV病毒DNA的存在，是一种理想的DNA检测及准确分型工具。

TCT检查是采用液基薄层细胞检测系统，检测宫颈细胞并进行细胞学分类诊断。它是目前国际上最先进的一种宫颈癌细胞学检查技术。与传统的宫颈刮片巴氏涂片检查相比，明显提高了标本的满意度及宫颈异常细胞检出率。TCT宫颈防癌细胞学检查对宫颈癌细胞的检出率为100%，还能发现部分癌前病变微生物感染如真菌、滴虫、病毒、衣原体等，对 HPV 感染有提示作用但不能确诊。

【治疗原则】

CIN 的治疗也应遵循个体化原则，治疗方法的选择主要取决于 CIN 的级别、病变范围、年龄、生育要求、医疗条件及医师的经验等。总的治疗对策为：对 CIN Ⅰ、Ⅱ级，采用冷冻、激光等局部治疗；对 CIN Ⅲ级，国内以手术切除子宫为主，国外有主张采用局部治疗者。对年轻、有生育要求、病变范围小的CIN Ⅰ级患者可以随访观察，而对病变局限、年轻、有生育要求或要求保留子宫的 CIN Ⅲ级者可行锥形切除。

1．冷冻治疗　冷冻治疗宜用于病变局限的 CIN Ⅰ、Ⅱ级，为提高治愈、减少复发，CIN Ⅰ、Ⅱ级的治愈率可达 90%～97%，而 CIN Ⅲ级的治疗效果较差，治愈率 80%～90%，从而说明随着 CIN 级别的增加，治愈率明显下降。

2．激光治疗　激光一般都在阴道镜下操作，所放出的能量由点状光束释出，并由组织吸收，除可摧毁组织并可将其蒸发。激光的触媒是二氧化碳。连续的治疗比断续的治疗效果要好。深度可达 5～7mm。治疗时不可用易燃物品，例如酒精、消毒剂等。此外，治疗时产生的烟雾可用吸管吹掉，让视野更清楚一些。

3．宫颈锥切术　用于原位癌的治疗。

【护理评估】

1．现病史　评估患者的月经情况，阴道出血情况及白带的情况。

2．既往史　病毒感染史 HSV-2、HPV、HCMV 等；婚姻及妊娠史是否早婚、早育；多次妊娠；性生活紊乱等；性伴侣是否曾经接触宫颈癌患者。

【护理问题】

1．焦虑　与对疾病的认识及严重程度有关。

2．有感染的危险　与反复阴道出血、手术等导致机体抵抗力下降有关。

3．活动无耐力　与阴道流血继发贫血有关。

【护理措施】

1．术前护理

（1）指导患者做好全面的身体检查，为宫颈锥切手术做好准备。

（2）皮肤准备：会阴部备皮。

（3）阴道准备：手术前一日行阴道冲洗 2 次。

（4）尿道准备：手术前排空膀胱，将导尿管带至手术室。

2．术后护理

（1）按静脉麻醉术后护理常规，患者保持平卧位至清醒。

（2）严密观察生命体征，观察阴道出血情况。手术后阴道填塞油纱条止血，6～8 小时后取出。做好护理记录和交接班，保证油纱条及时取出，防止放置时间过长引起感染。

（3）宫颈残端的出血也可发生在手术后的 5～12 天，因此，教会患者观察阴道出血情况，若出血多于月经量，要及时通知医生及时处理，做阴道填塞。

（4）为防止宫颈粘连，手术结束时在宫颈管放置碘仿纱条，2 周后门诊随诊时取出。手术后嘱患者按时阴道冲洗，每周 2 次，共 2 周，以防止宫颈粘连。

（5）观察小便自解情况，术后拔除尿管后，注意观察患者是否能够自行排出小便。由于术中阴道填塞纱条，术后患者容易发生排尿困难的情况，如患者小便不能自行排出，可先让患者听流水声，温水冲洗外阴，仍不能自行排出者通知医生留置尿管。

3. 心理护理　宫颈锥切对于 CINⅡ～Ⅲ的患者治疗效果是满意的，如病理报告为可疑浸润癌，或患者年龄大，没有生育要求，可行全子宫切除术。宫颈癌前病变发展成浸润癌还需要相当长一段时间，只要积极配合治疗，按时随诊和复查，患者可以保持良好的生活质量。因此，护士要鼓励患者向配偶表达内心的感受，鼓励配偶给予患者更多的家庭和情感支持，通过日常的活动和交流减轻焦虑，调整心理状态，正确认识疾病，遵从医生和护士的指导，积极面对人生。

4. 健康指导

（1）积极开展宫颈癌的筛查工作，做好防癌知识的宣传和普及。

（2）宫颈癌是可以预防、可以治愈的，适龄妇女要定期做宫颈细胞学检查，早期诊断，早期治疗宫颈癌。

（3）保持良好的生活方式，健康的性行为，避免性乱和不洁性交史；采用适宜的避孕方式。

（4）保持乐观的心情，积极配合治疗，遵从医嘱按时随诊复查。

（5）宫颈锥切术后 3 个月可恢复性生活。

（刘　迎　李　颖）

十五、宫颈癌的护理

【概述】

宫颈癌是最常见的妇科恶性肿瘤。自 20 世纪 50 年代以来，子宫颈细胞学筛查的普遍应用，使子宫颈癌和癌前病变得以早期发现和治疗，子宫颈癌的发病率和病死率已有明显下降。原位癌高发年龄为 30～35 岁，浸润癌为 50～55 岁。病因尚未完全明了，根据流行病学资料和相关研究认为与性行为、分娩次数、机体免疫功能、病毒感染等因素有关。人类乳头瘤病毒（HPV）感染是宫颈癌主要危险因素。病理分型：宫颈鳞癌、宫颈腺癌、宫颈腺鳞癌。

【临床表现】

1. **阴道流血** 早期多为接触性出血，发生在性生活后或妇科检查后；后期则为不规则阴道流血。

2. **阴道排液** 多数有阴道排液增多，可为白色或血性，稀薄如水样或米泔状，有腥臭。晚期因癌组织坏死伴感染，可有大量泔水样或脓性恶臭白带。

3. **晚期症状** 根据癌灶累及范围，可出现不同的继发症状。邻近组织器官及神经受累时，可出现尿频、尿急、便秘、下肢肿胀、疼痛等症状；癌肿压迫或累及输尿管时可引起输尿管梗阻，肾积水及尿毒症；晚期患者可有贫血、恶病质等全身衰竭症状。

宫颈癌的临床分期（FIGO，2000年）见表 3-10。

表 3-10　宫颈癌的临床分期

期别	肿瘤范围
0 期原位癌（浸润前癌）	
Ⅰ期癌灶局限在宫颈（包括累及宫体）	
Ⅰa	肉眼未见癌灶，仅在显微镜下可见浸润癌
Ⅰa1	间质浸润深度≤3mm，宽度≤7mm
Ⅰa2	间质浸润深度>3mm 至 5mm，宽度≤7mm
Ⅰb	肉眼可见癌灶局限于宫颈，或显微镜下可见病变>Ⅰa2
Ⅰb1	肉眼可见癌灶最大直径≤4cm
Ⅰb2	肉眼可见癌灶最大直径>4cm
Ⅱ期癌灶已超出宫颈，但未达盆壁。癌累及阴道，但未达阴道下 1/3	
Ⅱa	无宫旁浸润
Ⅱb	有宫旁浸润
Ⅲ期癌肿扩散盆壁和（或）累及阴道下 1/3，导致肾盂积水或无功能肾	
Ⅲa	癌累及阴道下 1/3，但未达盆腔
Ⅲb	癌已达盆壁，或有肾盂积水或无功能肾
Ⅳa	癌播散超出真骨盆或癌浸润膀胱黏膜或直肠黏膜
Ⅳb	远处转移

【辅助检查】

1. **宫颈刮片细胞学检查** 用于宫颈癌筛查的主要方法，应在宫颈移行带取材。

2. **碘试验** 在碘不染色区取材行活检可提高诊断率。

3. **阴道镜检查** 宫颈刮片细胞学检查巴氏Ⅲ级以上、TBS 法鳞状上皮内病变，均应在阴道镜下观察宫颈表面病变状况，选择癌变区行活组织检查，提高诊断准确率。

4. 宫颈和宫颈管活组织检查　为宫颈癌及其癌前病变确诊的依据。

5. 宫颈锥切术　宫颈刮片多次阳性，而宫颈活检阴性，或活检为原位癌需确诊者，均应做宫颈锥切送病理组织学检查。

6. 病理检查　确诊为宫颈癌后，根据具体情况做 X 线胸片检查、静脉肾盂造影、膀胱镜及直肠镜检查等，依据以上检查结果确定临床分期。

【治疗原则】

根据临床分期、患者年龄、生育要求、全身情况、医疗技术水平及设备条件等，综合考虑制定适当的个体化治疗方案。总原则为采用手术和放疗为主，化疗为辅的综合治疗。

1. 手术治疗　优点是年轻患者可保留卵巢及阴道功能。主要用于早期宫颈癌（Ⅰa～Ⅱa）患者。

2. 放射治疗　早期病例以局部腔内照射为主，体外照射为辅；晚期以体外照射为主，腔内照射为辅。

3. 化疗　主要用于晚期或复发转移患者和同期放化疗。

【护理评估】

1. 现病史　评估患者的月经情况、阴道出血情况、疼痛程度及白带的情况，是否出现晚期恶病质症状：消瘦，活动无耐力等。

2. 既往史

（1）病毒感染史：HSV-2、HPV、HCMV 等。

（2）婚姻及妊娠史：是否早婚、早育、多次妊娠、性生活紊乱等。性伴侣是否曾经接触宫颈癌患者。

【护理问题】

1. 焦虑/恐惧　与对疾病的认识及严重程度有关。

2. 疼痛　与癌肿浸润、大手术术后有关。

3. 有感染的危险　与反复阴道出血、手术等导致机体抵抗力下降有关。

4. 活动无耐力　与阴道流血继发贫血、癌症晚期导致的恶病质、大手术术后有关。

【护理措施】

1. 提供疾病相关知识，给予情感支持，多与患者沟通了解其心理活动，帮助患者增强信心，消除焦虑恐惧心理，做好心理护理。

2. 手术患者按照腹部及阴道手术患者常规进行护理。

3. 做好术后护理

（1）留置引流的护理：保持引流管通畅，记录引流液及尿液的色、质、量，有异常及时告知医生。妥善固定，防止脱出。

（2）预防感染：每日进行会阴冲洗，保持外阴清洁；遵医嘱应用抗生素，做好宣教；减少人员探视，保持病室环境整洁。

（3）患者安全的管理：术后卧床期间协助其定时翻身，减少局部受压；协助患者下床活动。

（4）加强营养：予以静脉营养时，保持静脉通路的通畅，记录24小时出入量，指导患者过渡饮食，增加高蛋白、高能量、高维生素饮食。

（5）膀胱功能的锻炼：拔除尿管前遵医嘱予以宣教，定时夹闭尿管锻炼膀胱功能。

4. 放化疗的护理　予以用药宣教，消除患者对放化疗的恐惧，加强营养。做好家属的健康宣教，给患者安慰与支持。

5. 健康指导，做好延伸护理

（1）使患者了解术后复查的内容、具体的时间、地点、联系人等。

（2）做好患者的性生活、日常的活动及饮食宣教工作。

> **知识链接**
>
> 子宫颈癌治疗后1年内复发率50%；2年内复发率为75%以上。
>
> 盆腔内局部复发率70%，远处转移为30%。
>
> 随访内容应包括：盆腔检查、阴道涂片细胞学检查、胸片及化验血常规等。治疗后2年内应3～4个月复查一次；3～5年内每6个月复查1次；第6年开始每年复查1次。

（郑　佳　李　颖）

十六、外阴癌的护理

【概述】

外阴恶性肿瘤占女性生殖道恶性肿瘤的3%～5%，90%为鳞状细胞癌，另外还有黑色素瘤、腺癌、基底细胞癌、疣状癌、肉瘤及其他罕见的外阴恶性肿瘤。

外阴鳞状细胞癌（vulvar squamous cell carcinoma）是最常见的外阴癌，占外阴恶性肿瘤的80%～90%，多见于60岁以上老年妇女，好发于大、小阴唇和阴蒂。近年来发病率有增高趋势。其病因目前尚不清楚，可能与以下因素有关：人乳头瘤病毒感染与外阴癌前病变及外阴癌的相关性，已有较多的研究报道，其中以HPV16、18、31等感染较多见；此外单纯疱疹病毒Ⅱ型和巨细胞病毒等与外阴癌的发生可能有关；慢性外阴营养不良发展为外阴癌的危险性为 5%～10%，二者间存在一定相关性；其他因素如淋巴肉芽肿、湿疣、梅毒及性卫生不良亦可能与发病有关。

【临床表现】

1. 症状　主要为久治不愈的外阴瘙痒和各种不同形态的肿物，如结节状、菜花状、溃疡状。肿物合并感染或较晚期癌可出现疼痛、渗液和出血。

2. 体征　癌灶可生长在外阴任何部位，大阴唇最多见，其次是小阴唇、阴蒂、会阴、尿道口、肛门周围等。早期局部丘疹、结节或小溃疡；晚期见不规则肿块，伴或不伴破溃或呈乳头样肿瘤，有时可见"相吻病灶"。若癌灶已转移至腹股沟淋巴结，可扪及一侧或双侧腹股沟增大、质硬、固定的淋巴结。

外阴癌 FIGO 分期（2000 年）见表 3-11。

表 3-11　外阴癌 FIGO 分期

FIGO	癌肿累及范围
原位癌	
Ⅰ期	肿瘤局限于外阴和（或）会阴，肿瘤最大直径≤2cm
Ⅰa	肿瘤直径≤2cm 伴间质浸润≤1cm
Ⅰb	肿瘤直径≤2cm 伴间质浸润＞1cm
Ⅱ期	肿瘤局限于外阴和（或）会阴，肿瘤直径＞2cm
Ⅲ期	肿瘤浸润尿道下段，或阴道，或肛门和（或）单侧区域淋巴结转移
Ⅳa期	肿瘤浸润膀胱黏膜，或直肠黏膜，或尿道上段黏膜；或固定于骨盆
Ⅳb期	任何远处转移，包括盆腔淋巴结转移

【辅助检查】

1. 细胞学检查　病灶有糜烂、溃疡者，或色素沉着者可做细胞学涂片或印片。由于外阴病灶常合并感染，其阳性率仅 50% 左右。

2. 病理组织学检查。

3. 其他　B 超、CT、MRI、膀胱镜检、直肠镜检有助于诊断。

【治疗原则】

手术治疗为主，辅以放疗及化疗综合治疗。手术治疗强调个体化，在不影响预后的前提下，最大限度地缩小手术范围，以保留外阴的解剖结构，改善生活质量。

1. 放射治疗　外阴鳞癌对放射治疗较敏感，但外阴组织对放射线耐受性极差，易发生明显放射反应（肿胀、糜烂、剧痛），难以达到放射根治剂量。外阴癌放疗常用于与手术配合性术前局部照射缩小癌灶、再手术外阴广泛切除术后行盆腔淋巴结照射、术后局部残存癌灶或复发癌灶照射。

2. 化疗　多用于晚期癌或复发癌综合治疗，配合手术及放疗，可缩小手术范围或提高放疗效果。

3.手术治疗 见表3-12。

表 3-12 不同分期外阴癌手术治疗方法

分期	手术方法
0 期	单纯浅表外阴切除
Ⅰa 期	外阴部或单侧广泛切除
Ⅰb 期	外阴广泛切除术及病灶同侧或双侧腹股沟淋巴结清扫术
Ⅱ期	外阴广泛切除术及双侧腹股沟淋巴结清扫和(或)盆腔淋巴结清扫术
Ⅲ期	同Ⅱ期或并做部分下尿道、阴道与肛门皮肤切除
Ⅳ期	除外阴广泛切除、双侧腹股沟及盆腔淋巴结清扫术外,分别根据膀胱、上尿道或直肠受累情况选做相应切除术

【护理评估】

1.既往史 外阴癌一般发生在 60 岁以上的老年人,该年龄组人群常伴有高血压、冠心病、糖尿病等,应仔细评估患者各系统的健康状况。

2.身心状况

(1)症状和体征:了解患者有无不明原因的外阴瘙痒史、瘙痒程度、有无外阴肿物、外阴皮肤完整性、有无溃疡。晚期患者伴有疼痛,评估患者疼痛程度。

(2)心理 - 社会评估:外阴瘙痒疼痛、分泌物的增加,使患者烦躁;外阴部手术致使身体完整性受到影响等原因常导致患者出现自卑、恐惧等心理方面的护理问题。

3.相关检查 了解患者需要进行的辅助检查,给以相应的指导和检查后的护理,同时注意追踪检查结果,为以后的护理措施提供依据。

【护理问题】

1.疼痛 与外阴癌灶浸润、破溃有关;术后伤口未愈合有关。

2.有感染的危险 与癌灶破溃,手术导致机体抵抗力下降有关。

3.活动无耐力 与外阴瘙痒疼痛,手术有关。

4.自卑 与外阴病变、术后生殖器官不完整有关。

【护理措施】

1.心理护理

(1)鼓励患者表达自己的不适及顾虑,针对具体问题给予耐心的解释、帮助和支持。

(2)给患者及其家属讲解疾病的相关知识,介绍一些成功的病例,使其对手术充满信心。

2．术前准备

（1）外阴癌患者多为老年人，常伴有高血压、冠心病、糖尿病等内科疾患，应协助患者做好检查，治疗内科疾病；指导患者练习深呼吸、咳嗽、床上翻身等，适应术后活动。

（2）外阴及肠道的准备根据术式，术前 3 天每日进行外阴冲洗 2 次，保持外阴清洁；口服缓泻剂，遵医嘱予以静脉补液，做好护理记录，防止患者虚脱。

（3）备皮：范围为上至剑突，下至大腿内侧上 1/3，包括外阴，注意保护患者隐私，动作轻柔，避免误伤患者皮肤。

3．术后护理

（1）疼痛护理：由于会阴部神经末梢丰富，术后切口均用大量的棉垫加压包扎，患者常常感到疼痛不适。所以为了保证患者术后舒适活动、休息。护理人员要给予充分理解，遵医嘱及时足量给止痛药。多与患者聊天或利用听轻音乐等方法分散患者的注意力，护理操作尽量集中进行，动作轻柔，让患者夜间有充分休息时间。

（2）预防感染：每日行会阴冲洗、吹风 2 次，大便后随时冲洗，保持伤口敷料干燥整洁，会阴部清洁干燥。遵医嘱应用抗生素。卧床期间应用支被架，指导患者下床活动时，穿裙子避免摩擦会阴部。

（3）尿管及体位引流护理：每班交接班观察引流液的颜色、性质、引流量。出现异常及时通知医生，做好记录。保持引流管及尿管的通畅。下床活动时，引流管及尿管低于骨盆处固定，防止反流。

（4）术后遵医嘱注射低分子肝素，预防术后深静脉血栓形成。

4．放疗患者的护理　轻度放疗反应的患者可在保护皮肤的基础上继续照射，而出现中、重度放疗反应的患者应停止照射。护理人员应随时注意观察皮肤的颜色，避免局部刺激，避免搔抓、擦伤、热敷和粘贴胶布，保持局部清洁干燥。

5．化疗患者的护理　做好用药宣教；对化疗药物过敏者，及时停止药物输注，配合医生予以抗过敏及抢救；遵医嘱应用相应的抗过敏及止吐药物，注意观察药物疗效，做好记录。

6．健康指导，做好延伸护理　患者应于外阴根治术后 3 个月返回医院复诊，在全面评估术后恢复情况的基础上，医生与患者一起商讨治疗及随访计划。外阴癌放疗以后 2 年内约 80% 的患者复发，5 年内复发约占 90%，故随访时间应在放疗后 1、3、6 个月各一次，以后每半年 1 次，2 年以后每年 1 次，随访 5 年，以全面评价治疗效果。

（郑　佳　李　颖）

十七、滋养细胞肿瘤的护理

【概述】

妊娠滋养细胞疾病（GTD）是一组来源于胎盘滋养细胞的疾病。根据组织学可将其分为葡萄胎、侵蚀性葡萄胎、绒毛膜癌（简称绒癌）及胎盘部位滋养细胞肿瘤，侵蚀性葡萄胎、绒毛膜癌（简称绒癌）及胎盘部位滋养细胞肿瘤又统称为妊娠滋养细胞肿瘤（GTN）。

滋养细胞肿瘤解剖学分期（FIGO，2000 年）见表 3-13。

表 3-13　滋养细胞肿瘤解剖学分期

分期	病变范围
Ⅰ期	病变局限于子宫
Ⅱ期	病变扩散，但仍局限于生殖器官（附件、阴道、阔韧带）
Ⅲ期	病变转移至肺，有或无生殖系统病变
Ⅳ期	所有其他转移

（一）葡萄胎的护理

【概述】

葡萄胎因妊娠后胎盘绒毛滋养细胞增生、间质水肿，而形成大小不一的水泡，水泡间借蒂相连成串，形如葡萄而名之，也称水泡状胎块。葡萄胎可分为完全性葡萄胎和部分性葡萄胎两类，其中大多数为完全性葡萄胎。

【临床表现】

1. 停经后阴道出血是最常见的症状，葡萄胎组织有时可自行排出。

2. 子宫异常增大、变软伴有血清 hCG 水平异常升高。

3. 阵发性下腹痛。

4. 妊娠剧吐。

5. 卵巢黄素化囊肿，由于大量 hCG 刺激卵巢卵泡内膜细胞发生黄素化而形成囊肿。

【辅助检查】

1. 绒毛膜促性腺激素（hCG）测定。

2. 超声检查。

3. 流式细胞仪测定。

完全性葡萄胎的染色体核型为二倍体，部分性葡萄胎为三倍体。

【处理原则】

1. 清宫术　一经确诊，应及时清宫。

2. 预防性化疗　仅用于有高危因素和随访困难的葡萄胎患者。

3. 子宫切除术 不作为常规处理,对于年龄较大、无生育要求者可行全子宫切除术,包括两侧卵巢,术后仍需定期随访。

【护理评估】

1. 现病史 评估患者的月经情况、阴道出血情况、有无休克,子痫前期、甲状腺功能亢进、水电解质紊乱及贫血等。

2. 既往史 病毒感染史如 HSV-2、HPV、HCMV 等;婚姻及妊娠史。

3. 社会心理因素 评估患者有无心理问题,对疾病及治疗方法的认识及接受情况。

【护理问题】

1. 焦虑/恐惧 与对疾病及治疗手段的认识有关。

2. 有感染的危险 与反复阴道出血、手术等导致机体抵抗力下降有关。

3. 活动无耐力 与阴道流血继发贫血有关。

4. 水电解质紊乱 与妊娠剧吐有关。

5. 疼痛 与发生卵巢黄素化囊肿蒂扭转有关。

【护理措施】

1. 提供疾病相关知识,给予情感支持,多与患者沟通了解其心理活动,帮助患者增强信心,消除焦虑恐惧心理,做好心理护理。

2. 监测生命体征及阴道出血情况,协助完善清宫术前化验及检查,遵医嘱予以配血备用,建立静脉通路,遵医嘱予以静脉补液,纠正水电解紊乱。

3. 完成清宫前的准备,注意遮挡保护患者隐私,协助患者取膀胱截石位,常规消毒外阴及大腿内侧上 1/3。准备好清宫用物(刮宫包、无菌手套、碘伏地灯、负压吸引器)及标本瓶。

4. 协助医生完成清宫术,术中监测患者生命体征、意识情况,遵医嘱适当时机使用缩宫素。

5. 清宫术毕,协助患者返回病床取舒适卧位,予以家属及患者清宫术后休息及饮食宣教,注意观察术后患者生命体征的变化,做好护理记录,标本及时送检。术后保留会阴垫便于评估术后阴道出血情况,必要时遵医嘱予以药物止血、输血。

6. 健康指导,做好延伸护理。

7. 随访

(1)hCG 定量测定:葡萄胎清宫术后每周一次,直至连续 3 次正常,然后每月一次持续至少半年,此后可每半年一次,共随访 2 年。

(2)注意月经是否规律,有无异常阴道流血,由于咳嗽、咯血及其他转移灶症状,并做妇科检查。

知识链接

　　卵巢黄素化囊肿的处理因囊肿在葡萄胎清宫术后会自行消退,一般不需处理。若发生急性扭转,可在 B 超或者腹腔镜下做穿刺吸液,囊肿也多能自然复位。如扭转时间较长发生坏死,则需做患侧附件切除术。

（二）滋养细胞肿瘤脑转移的护理

【概述】

采用多药联合化疗治疗恶性滋养细胞肿瘤以来,其治愈率得到了明显提高,可达 80%～90%,但若发生脑转移则病情进展迅速,预后凶险,病死率仍很高,是患者死亡的主要原因之一。恶性滋养细胞肿瘤脑转移并非罕见,以前文献报道的发生率为 8%～28%,自运用有效的化疗药物后发生率有所下降,为 6.3%～8.5%。

【临床表现】

一般同时伴有肺转移和（或）阴道转移。

脑转移的形成可分为 3 期,见表 3-14。

表 3-14　滋养细胞肿瘤脑转移分期

分期	临床表现
瘤栓期	表现为一过性脑缺血症状如猝然跌倒、暂时性失语、失明等
脑瘤期	瘤组织增生侵入脑组织形成脑瘤,出现头痛、喷射样呕吐、偏瘫、抽搐直至昏迷
脑疝期	因脑瘤增大及周围组织出血、水肿,造成颅内压进一步升高,脑疝形成,压迫生命中枢、最终死亡

【辅助检查】

磁共振可用于诊断滋养细胞肿瘤患者的脑部病灶的诊断。

【治疗原则】

治疗原则为采用以化疗为主、手术和放疗为辅的综合治疗。鞘内注射甲氨蝶呤,脱水等对症处理。

【护理评估】

1. 患者有无脑部肿瘤压迫症状及体征,如患者的意识、神志是否清楚,有无失明或者偏盲,有无失语,有无喷射状呕吐,患者的肌力,有无肢体的瘫痪等。

2. 有无跌倒史,现在是否存在跌倒及坠床的危险。

3. 环境是否安静,避免不必要的环境因素刺激患者发生抽搐等。

4. 患者改变体位的能力是否受限,是否存在压疮的风险。

【护理问题】

1. 焦虑/恐惧　与脑部病灶引起的失语、失明、偏瘫等严重病情及预后不良有关;与对家庭造成的经济及精神负担有关。

2. 活动无耐力　与脑转移灶引起的偏瘫有关。

3. 跌倒、坠床的危险　与脑转移灶引起的偏瘫有关。

4. 自我形象紊乱　与化疗脱发有关。

5. 有皮肤受损的危险　与脑转移灶引起偏瘫造成卧床时间长有关。

【护理措施】

1. 提供疾病相关知识,给予情感支持,多与患者及其家属沟通了解其心理活动,帮助患者增强信心,消除焦虑、恐惧心理,留家属陪伴患者,让家属多鼓励安慰患者,减轻甚至消除患者消极的不良情绪。

2. 尽量将患者安排于单人间,避免环境嘈杂,保持病室内安静整洁,避免强光刺激,以免刺激引起患者烦躁、紧张和头痛,为防止发生意外,在床两边安置床档。

3. 24 小时留有家属陪伴,医护人员加强巡视,注意生命体征及意识变化,若发生病情变化立即通知医生,备好抢救物品及药品。

4. 腰穿的配合

(1) 术前予以患者及家属腰穿的目的、过程、注意事项,减轻患者的焦虑,使其更好的配合操作。

(2) 准备好腰穿所用的物品及药品,协助患者摆好体位。

(3) 医生操作过程中,注意观察患者的生命体征、意识及不适主诉。保持静脉通路的通畅,必要时遵医嘱给药。

(4) 腰椎穿刺成功后,协助医生监测颅内压,留取脑脊液标本送检。协助医生鞘内注射甲氨蝶呤。

(5) 术毕返回病床,予以头低足高位保持 6 小时,足枕平卧位 24 小时,予以患者及家属安全宣教,床旁呼叫器摆放于患者伸手可触及的位置。

5. 遵医嘱予以甘露醇等脱水的药物,降低颅内压,以防脑疝的发生。

6. 患者发生抽搐时,将卷有纱布的压舌板置于上下白齿间,以防舌被咬伤;保持呼吸道通畅,及时吸出呼吸道分泌物及口腔内呕吐物,防止窒息和吸入性肺炎,必要时用舌钳将舌拉出,以免舌后坠影响呼吸,予以吸氧。做好护理记录及病情观察。

7. 遵医嘱予以止痛、镇静的药物,减轻其不适。

8. 严格控制出入液量平衡,特别是注意控制钠盐摄入。

9. 做好生活护理,绒癌脑转移患者病情危重时生活常不能自理需加强护理,定期帮助患者翻身,按摩受压部位,以加强局部血运,保持局部清洁干燥,保护床单位的清洁平整,以减少局部压力。

（三）滋养细胞肿瘤阴道转移的护理

【概述】

一般认为系宫旁静脉逆行性转移所致。此转移的特点是阴道转移瘤数目不一,大小不等,易破溃出血,来势凶猛,易感染,处理不及时患者可因出血休克而危及生命。

【临床表现】

转移灶常位于阴道前壁,呈紫蓝色结节,破溃时引起不规则阴道流血,甚至大出血。

【辅助检查】

阴道转移的临床诊断主要基于妇科检查时在阴道壁见到的凸起肿物或紫蓝色结节。

【处理原则】

对阴道转移主要的治疗方法仍为化疗,多可取得良好的效果。阴道转移灶局部注射 5-FU、阴道填塞及选择性动脉栓塞术已成功用于治疗阴道转移。

【护理评估】

1. 评估患者的阴道出血情况,出血持续的时间,出血量。

2. 监测患者的生命体征,评估患者的意识,是否存在贫血、休克等。

3. 评估患者对疾病的认识程度,及是否存在心理问题。

【护理问题】

1. 焦虑/恐惧　与持续阴道流血有关。

2. 出血　与阴道转移灶破溃出血有关。

3. 自理能力缺陷　与卧床和化疗有关。

4. 感染的危险　与持续阴道流血有关。

【护理措施】

1. 在医生予以解释病情后,安抚患者及其家属,配合检查及治疗,树立其战胜疾病的信心。

2. 阴道转移灶未破溃的患者应以卧床休息为主,活动时勿用力过猛、过重,以免摩擦引起结节破溃出血。

3. 减少一切增加腹压的因素,如患者出现恶心、呕吐、咳嗽应及时给予有效的处理,同时保持大便通畅,必要时给予缓泻剂。

4. 饮食上保证热量及蛋白质的摄入,同时注意粗细搭配及营养的全面供给。

5. 备好抢救物品及药品。建立静脉通路,遵医嘱予以静脉补液及止血药物,协助医生予以阴道填塞,压迫止血。

6. 阴道填塞后的护理

（1）患者发生阴道出血后多表现为紧张、焦虑并担心会再次出血，医护人员要多与患者交谈，了解患者的需要，及时减轻其心理负担，使患者可以积极配合治疗。

（2）阴道填塞后患者需绝对卧床休息，做好患者生活护理，满足其基本生活需要。阴道填塞后，阴道内张力增加压迫直肠，患者常有便意，此时要向患者解释清楚，避免患者反复坐起排便，使填塞纱条脱出。

（3）患者应进食少渣饮食，保持大便通畅。

（4）加强巡视，严密观察填塞纱条有无渗血，保留会阴垫，以便准确估计阴道出血量。

（5）留置尿管，保持外阴清洁，每日会阴冲洗。

7. 栓塞术的护理

（1）术前备皮，范围是会阴部及两侧腹股沟；术前一日晚 10 点以后禁食、禁水；术前一日准备好相关物品及药品（绷带、生理盐水、利多卡因、肝素钠注射液）；术前宣教，解释栓塞的目的，减轻其疑虑。

（2）手术当日予以术前留置导尿管，肌内注射地西泮 10mg。

（3）栓塞术后返回病房，下肢制动，尿管妥善固定于床旁，协助患者轴线翻身，予以家属及患者术后宣教，避免穿刺处出血。

（4）栓塞术后需动脉插管化疗者，拔管前均需卧床，下肢制动，做好生活护理必要时留家属陪伴。

（5）及时更换会阴垫，保持床单位的整洁干燥，每日会阴冲洗，预防感染。

（6）每班交接班时，查看有无臀红，下肢皮温是否正常，双足背动脉搏动情况，注意观察有无下肢血栓形成，做好护理记录。

（四）滋养细胞肿瘤膀胱转移的护理

【概述】

膀胱转移有两种途径：血行转移和直接侵犯。前者为子宫病灶转移至肺经大循环播散至膀胱，在这种情况下，通常有肺及其他脏器同时受累。后者为子宫及宫旁病灶向膀胱腹膜扩散，继而侵入膀胱。

【临床表现】

主要泌尿道症状为血尿，少数由于血块堵塞尿道口导致尿潴留和排尿困难。少数患者仅有膀胱转移，大部分患者合并有其他部分转移，包括：肺、阴道、子宫旁、输尿管、肾等部位的转移，出现相应转移灶的症状。

【治疗原则】

1. 全身化疗 膀胱转移是由于子宫部位广泛的转移直接侵犯所致，且大部分合并有全身其他的部分的转移，强有力的联合全身化疗十分重要。

2. 膀胱灌注化疗　具体方法为置尿管排空膀胱，将500～1000mg氟尿嘧啶加入0.9%生理盐水100ml中注入膀胱，夹闭尿管4～6小时。每日1次，或间隔2～3天一次，4次左右为一个疗程，至膀胱出血停止。

3. 选择性动脉栓塞化疗　如出现膀胱大出血或膀胱出血合并阴道大量出血，可行选择的双侧子宫动脉、膀胱上动脉、髂内动脉栓塞化疗术，或一侧子宫动脉、膀胱上动脉、髂内动脉栓塞化疗术，对侧持续性动脉插管化疗。选择性动脉栓塞及化疗既达到了止血的目的，又提高了肿瘤局部的化疗药物浓度，获得了最佳疗效，并且创伤小，避免了手术创伤及其并发症，可作为滋养细胞肿瘤膀胱转移大出血的首选治疗方法。

4. 手术治疗　手术容易损伤输尿管，形成尿瘘，一般不主张手术治疗。

【护理评估】

1. 评估患者的社会心理因素，对疾病的认识程度，是否有恐惧，焦虑等心理问题。

2. 有无血尿，血尿持续时间；是否存在尿潴留。

3. 监测患者的生命体征，是否存在感染、休克等。

【护理问题】

1. 知识缺乏　与对疾病有关的知识及治疗不了解有关。

2. 焦虑/恐惧　与尿血是否能治愈有关。

3. 感染的危险　与血尿、血块堵塞尿道口导致尿潴留有关。

【护理措施】

1. 心理护理　向患者及家属解释出现血尿、尿潴留的原因，鼓励患者正视疾病，积极配合治疗。

2. 遵医嘱留置导尿管，保持尿管通畅，必要时遵医嘱进行膀胱冲洗。

3. 化疗的护理

(1) 予以化疗药物的宣教，解释药物的常见不良反应：恶心、呕吐、食欲下降、脱发、色素沉着等，使其做好心理准备，树立积极治疗的信心。建立静脉通路，保持静脉通路通畅。

(2) 饮食护理：鼓励患者进食高蛋白、高热量，富含维生素的饮食。

(3) 观察患者化疗有无过敏反应，如发生过敏反应立即停药，通知医生，遵医嘱予以抗过敏的药物，予以吸氧，注意生命体征的变化，做好护理记录。

(4) 恶心、呕吐等胃肠道反应较重者，遵医嘱应用止吐药物，注意观察药效，不能进食者予以肠外营养支持。

(5) 出现口腔溃疡者，予以口腔护理及局部上药，鼓励患者多张嘴说话，勤漱口。

(6) 出现骨髓抑制时，注意保护隔离，避免发生感染，遵医嘱应用提高血红蛋白的药物,监测体温,必要时予以输入血液制品。

(7)大多数化疗药物会引起肝、肾功能的损伤,用药时注意适当增加水化液的输入,监测输入量,定期复查肝、肾功能,必要时应用保肝药物。

4.选择性动脉栓塞化疗的护理详见滋养细胞肿瘤阴道转移的护理。

(李　颖)

第二节　妇科恶性肿瘤护理常规

一、妇科化疗患者的常规护理

【概述】

应用化学药物治疗肿瘤的方法称为化疗。化疗是目前我国治疗肿瘤的重要方法之一。在应用化疗药时护士必须了解药物特点、种类、用药途径、副作用、及其预防措施,才能做好化疗患者的护理。

【化疗前护理】

1.了解病情,包括:全身状态、年龄、体质状况、既往史、现病史、既往抗肿瘤情况。

2.了解患者的心、肝、肾功能,特别是造血功能。

3.了解化疗方案,熟悉抗癌药物剂量、用法、给药途径、疗程。

4.加强营养。

【化疗期间护理】

1.化疗前对患者及家属进行健康教育(治疗方案、治疗作用、可能出现的不良反应及预防)。

2.给药方法

(1)口服给药:需装入胶囊内或制成肠溶性制剂,以避免对胃黏膜的刺激,防止药物被胃破坏。

(2)肌内注射:避免对血管的损坏及一些不适合口服的药物,常采用肌内注射,选择长针头深部注射且经常更换注射部位避免产生硬结。

(3)静脉给药:静脉注射是临床应用很广泛的方法。药物直接进入血管,计量准确,由于肿瘤患者用药时间长,护士必须掌握熟悉的技术方法,谨防某些药物(如长春新碱)漏、渗至血管外,导致局部组织坏死,严重者可至肢体残疾,甚至截肢。

(4)动脉注射:适用于某些晚期不宜手术或复发而局限的肿瘤。

(5)腔内注射:适用于癌性胸腹水。注射后注意观察患者的反应,根据病变的位置及时更换患者的体位,使药液充分扩散到病变部位。

（6）鞘内注射：如绒癌脑转移患者，临床上常采用甲氨蝶呤鞘内注射，疗效较其他方法为佳。

3．严格执行三查七对，注意配伍禁忌。

4．防药物外渗及处理　选择血管时应从远端开始，左右侧肢体交替使用，一针见血。发现药物外渗时应立即停止输液，在静脉给药部位尽量回抽药液，抬高患肢，局部冰敷 24 小时，必要时遵医嘱用 0.25%～1% 利多卡因做局部封闭，外用静脉炎软膏或喜疗妥等中药外敷，也可涂氢化可的松，冰敷 24 小时。

【化疗药物反应的观察及预防】

1．局部反应　许多抗肿瘤药物如放线菌素 D、长春新碱均有较强的局部刺激，若由于操作不慎注入皮下，可引起组织坏死甚至经久不愈。注射不当可引起静脉炎。在使用过程中，应向患者解释，消除心理紧张，并指出药物的性质和不良反应，以防止因患者耐受力强或强忍疼痛，不向医护人员报告而造成不良后果。

2．全身反应

（1）消化道反应：大部分抗肿瘤药物对消化道黏膜有损害作用，常表现为食欲减退、恶心、呕吐、腹痛、腹泻等胃肠道反应。如 5-FU 和甲氨蝶呤可引起频繁的腹泻，甚至便血。多数患者第一次用药反应比较严重，然后逐渐减轻。应用抗癌药物过程中，要关心患者的进食情况，给予易消化少油脂的清淡饮食。对药物反应较严重宜安排在睡前或饭后用药，以免影响进食。呕吐严重者应少食多餐，必要时补液。密切观察呕吐物、腹痛的性质及排便情况，必要时留大便镜检，以便及时处理。

（2）骨髓抑制：不同程度的骨髓抑制是大多数抗肿瘤药物的共同特点。并随着药物剂量的增加，可使全血减少，甚至引起再生障碍性贫血。对肿瘤患者进行操作时，要严格执行无菌技术操作，并注意患者体温变化，预防继发感染。每周查血象 1～2 次，当白细胞低于 $3.0 \times 10^9/L$，血小板低于 $8.0 \times 10^9/L$ 需暂停给药，给予补血药，并加强营养。白细胞低于 $1.0 \times 10^9/L$ 时需保护性隔离，对血小板严重抑制者不宜注射。注意防止皮肤破损，观察皮肤有无瘀斑、出血点。出现牙龈出血、鼻出血、血尿及便血等，根据医嘱可输用新鲜血。治疗中注意观察生命体征的变化，倾听患者主诉，并尽量避免可能导致内出血的诱因。对消化道出血的患者注意观察呕吐物与大便的性质。

（3）皮肤黏膜的损害：凡应用可引起皮炎的抗肿瘤药物时，应预先告诉患者，并嘱咐发现皮肤异常要及时报告医护人员，尽量不要搔抓，以免并发感染。治疗前要了解患者的口腔情况，如有感染应予治疗，保持口腔清洁，每天早晚用软毛刷刷牙，用漱口水含漱，可用 1：5000 呋喃西林或 1% 的过氧化氢。

（4）肝、肾与心、肺损害：由于大多数抗肿瘤药物从尿中和胆汁中排泄，未与白蛋白结合的药物均由肾小球过滤,应防止毒性反应。所以在化疗期间特别是用环磷酰胺时,嘱患者多饮水,使尿液稀释,以减少肾损害,定期检测肝、肾功能。护士必须了解患者的疗程及用药积累量,提高警惕,观察有无肺功能不全的症状和体征出现。

(5) 免疫抑制:多数抗肿瘤药物对机体的免疫力都有不同程度的抑制作用。使用期间由于免疫功能的下降,常会使患者并发感染、出血或出现皮疹,要注意观察病情演变,加强基础护理,特别是注意预防和了解会阴部和阴道及其他易发生感染的部位。

【健康指导】

1. 出院后注意多休息、多饮水、适当锻炼增强体质。

2. 避免劳累和受凉感冒,尽量不去人多拥挤的公共场所。

3. 合理膳食,多进食高蛋白、高纤维素、易消化食物,少食油腻、辛辣食品。

4. 定期复查血常规,如有白细胞、血小板降低,及时门诊处理。

5. 白细胞下降多开始于化疗停药后 5～7 天,应开始监测血常规,至 10 天左右达到最低点,在低水平维持 2～3 天,即开始回升,历时 5～7 天恢复至正常。可口服药物,或皮下注射粒细胞集落刺激因子升高白细胞。如果出现明显发热,需及时就诊。

6. 血小板下降时注意有无皮肤出血点,牙龈出血及鼻出血,避免摔倒、磕碰。

7. 遵医嘱按时服用出院所带药物。

二、常见化疗并发症的护理

(一) 假膜性肠炎的护理

【概述】

假膜性肠炎是一种急性肠道炎症,因在小肠或结肠的坏死黏膜表面覆有一层假膜而得名,本病易发生在大手术和应用广谱抗生素后,故又有人称之为手术后肠炎、抗生素性肠炎。也是化疗患者常出现的一种化疗并发症,尤其常见于大剂量应用氟尿嘧啶(5-FU)。假膜性肠炎的实质是肠道内菌群生态平衡失调,也可见于休克、心力衰竭、尿毒症、结肠梗阻、糖尿病、白血病、再生障碍性贫血、心肺慢性疾病等。

【临床表现】

本病一般发生于肿瘤、慢性消耗性疾病及大手术后应用抗生素的过程中,大多数起病急骤,病情发展迅速。应用 5-FU 过程中,发病时间最早的可在开始用药后几小时,但也可在停药后 3 周左右,亦有患者在停用抗生素后 2～10 天内起病。

1．发热　10%～20%的患者发热、白细胞计数升高，个别的可呈现类白血病反应样血象。轻型患者多呈中等发热，重型患者可出现高热。

2．腹泻　是本病突出的症状。由于黏膜炎症及外毒素刺激损害了病变肠管的吸收功能，影响肠道对肠内容物的吸收，使肠壁向肠腔内分泌的水、钠增加，液体渗入肠腔，造成大量肠液积聚引起腹泻。腹泻的程度取决于细菌的数量、毒力的大小以及患者的抵抗力。轻者一天数次稀便或数十次水样便，停用原使用的抗生素，用有针对性的药物后可治愈；重者出现严重的腹泻，排出有腥臭味脓性黏液血便，每天可多达20～30次，每天排便量可达4000ml，甚至多达10 000ml。粪便中有血或斑块样假膜出现，感染金黄色葡萄球菌往往是草绿色水样便，难辨梭状芽胞杆菌可为黄色蛋花样稀水便。如出现中毒性肠麻痹不能排出积聚在肠腔内的大量液体，腹泻次数反而减少，但病情变得更加严重。

3．腹痛、腹胀　在炎症及肠液毒素的刺激下肠管呈痉挛性收缩从而引起不同程度的腹痛，重者可很剧烈伴有早期的肠鸣音亢进。肠管蠕动功能紊乱后，不能有效地排空积聚肠内的液体和气体导致腹胀。假膜性肠炎是在频繁腹泻的同时出现腹胀而不同于一般的腹泻。严重者可有典型的中毒性巨结肠症症状，重者有腹痛、腹胀、肠型、全腹肌抵抗和压痛、肠鸣减弱或消失。有肠坏死、穿孔者出现弥漫性腹膜炎，全腹肌出现明显的抵抗、压痛、反跳痛，腹胀更为明显，全身的中毒症状更加重，以致陷入感染中毒性休克。有的患者出现腹水。

4．毒血症和休克　是重症患者晚期的表现。大量毒素吸收后出现食欲明显减退、高热、心动过速、精神萎靡、谵妄、定向力差、意识障碍、呼吸深促、手足发凉、血压不稳等，最后导致肝、肾功能不全而陷入不可逆性休克。个别患者起病急骤，主要表现为高热、严重腹胀、呕血、便血，数小时内出现休克、死亡。

【辅助检查】

1．粪便常规　将粪便涂片镜检，若发现革兰阳性杆菌及其芽胞将对临床判断很有帮助。随后可进行分阶段细菌培养，检查有无大量革兰阳性菌。

2．细菌学检查　90%的病例在发病时粪便中可培养到难辨梭状芽胞杆菌。

3．细胞毒素毒性实验　稀释的大便或细菌培养滤液，对组织培养细胞（HELA）有特异性的细胞病理效应，这种效应可被污泥梭状芽胞杆菌的抗毒素中和，从而证实难辨芽胞杆菌为产毒菌株。

4．毒素A的检测　可以用对流免疫电泳、酶联免疫吸附实验、乳胶凝集实验、单克隆抗体方法等检查毒素A。

5．其他辅助检查

（1）结肠镜检：假膜性肠炎同时侵犯结肠，尤其是乙状结肠可借助结肠镜进行检查。典型的表现为黏膜发红、水肿,上面有斑块或融合的假膜,活检可见黏膜有急性炎症,假膜内含有坏死上皮、纤维蛋白、炎性细菌等。应用纤维结肠镜检查时要掌握病程进展的阶段,肠炎尚未形成假膜或局部的假膜已经脱落时镜下未必能发现假膜,所以假膜不是唯一的诊断根据,未见假膜并不能排除本病。假膜性肠炎病变可以呈跳跃式分布,为了防止遗漏小的病变,要求镜检的范围必须包括全结肠,在有代表性部位采取病变组织,采取活检时要有一定的深度。

(2)腹部 X 线平片:常有肠黏膜增厚、小肠胀气,部分肠麻痹患者表现为肠梗阻。钡灌可能发现肠管边呈毛刷状、指压迹症和散在的圆形、不规则形充盈缺损。气钡双重造影可提供更多的诊断指标,但必须小心操作防止肠穿孔。

(3)超声诊断:超声能发现局部肠壁假膜、黏膜及黏膜下水肿导致的重度增厚、肠腔变窄或消失,仔细探查可于右下腹发现似肠结核或肿瘤的假肾征。条件好的超声诊断仪还能更准确地分辨病变相关的层次。除此之外,超声诊断能发现疾病伴发的腹水等。

(4)CT 检查:CT 表现不具有特异性,偶可发现低衰减增厚的肠壁。

【治疗原则】

1.病因治疗 极为重要,临床用药应严格掌握适应证,对应用氟尿嘧啶的患者要严密观察消化道的变化。一旦怀疑本病或已明确诊断应立即停用药物。停药有利于肠道其他细菌特别是需氧菌的生长,抑制厌氧菌生长,恢复正常的肠道内环境。

2.抗生素的应用。

3.抗毒素抑制毒素的致病作用。

4.扶持正常菌群。

5.对症及全身支持治疗。

【护理评估】

1.健康史 评估患者既往消化功能。

2.身心评估

(1)症状和体征:根据假膜性肠炎的临床表现进行评估。

(2)心理-社会评估:患者多数担心假膜性肠炎的预后。

3.相关检查 了解患者需要进行的辅助检查,给以相应的指导和检查后的护理,同时注意追踪检查结果,为以后的护理措施提供依据。

【护理问题】

1.水电解质紊乱 与腹泻大量失水、失液有关。

2.皮肤完整性受损 与排便次数增多刺激肛周皮肤有关。

3.知识缺乏 与缺乏疾病治疗护理的信息有关。

4．活动无耐力　与腹泻导致机体能量不足有关。

【护理措施】

1．应用抗生素药物的护理

（1）红霉素：金黄色葡萄球菌为病原的，可口服或静脉滴注红霉素，疗程为7～10天。

（2）万古霉素：万古霉素对难辨梭状芽胞杆菌有抗菌活性，在肠道内很少被吸收，能维持较高的药物浓度，很少有全身的毒副作用，对金黄色葡萄球菌也有作用，故被临床确认为治疗本病的首选药物。但有少部分患者症状缓解停药后有复发。

（3）甲硝唑：甲硝唑也常被用于本病的治疗，得到较满意的疗效。体外实验中甲硝唑对难辨梭状芽胞杆菌有很好的抑制作用，缺点是口服时药物易被吸收，肠道的浓度相对较低，使用时需要加大剂量。对不能口服的可经静脉给药，个别情况下甲硝唑也可以成为假膜性肠炎的诱因，但仍然不失为很好的治疗药物。

（4）磺胺脒和酞磺胺噻唑：口服共7～10天。

（5）杆菌肽：也有用杆菌肽、洁霉素治疗的报道。杆菌肽是对细胞壁有活性的多肽，体外实验能抑制难辨梭状芽胞杆菌。与万古霉素相同，口服给药时从胃肠吸收少，粪便中可获得较大的浓度，全身的毒副作用少。

2．扶持正常菌群　由于难辨梭状芽胞杆菌肠道定植阻力的丧失是假膜性肠炎病理中一个重要因素，所以从理论上讲，可以用重建正常菌群的方法治疗。

（1）药物治疗：乳酶生、维生素C、叶酸、复合维生素B、维生素B_{12}、谷氨酸等能促进肠内球菌正常菌群的繁殖。乳糖、蜂蜜、麦芽糖等促进大肠杆菌的繁殖。

（2）健康人粪便：用健康人肠道含正常菌群粪便为供体，用粪便灌肠方式治疗假膜性肠炎能取得较好的效果。

3．对症及全身支持治疗

（1）抗休克和对毒血症的治疗：补充血容量并给予全血、血浆或白蛋白，增强抵抗力及抗休克的能力。对毒血症的治疗可以短期应用肾上腺皮质激素以期达到减轻毒血症的作用，有利于纠正休克。但没有必要大剂量、长期使用。血压偏低可用多巴胺、间羟胺等血管活性药物。

（2）纠正水电解质紊乱及酸碱平衡失调：腹泻可以导致脱水，一般为等渗性脱水，应根据生化检查和尿量补充丢失的水和钾、钠盐。使用碱性药物纠正酸中毒。单纯以静脉补充液体常难以补足血容量，肠道尚有正常黏膜可以吸收水分时，可以通过口服途径补充葡萄糖盐水，葡萄糖在被吸收的同时作为载体将钠离子吸收,有利于补充钠的丢失和酸碱平衡的恢复。

(3)肠外营养治疗:本病有严重的腹泻,病程中影响进食,病程长,常易导致氮的负平衡。因此,肠外营养治疗可以增强机体的抗御疾病的能力,加速组织的修复。

(4)治疗基础疾病:在治疗过程中要注意对于基础疾病的治疗,纠正心力衰竭,改善肝功能等。

【健康指导】

指导患者尽量少吃或不吃生、冷食物,饭前便后应彻底清洗双手。在应用化疗药物期间,每天清晨空腹,排空大小便后准确测量体重,防止应用药物剂量偏大。

(二)口腔溃疡的护理

【概述】

口腔溃疡是妇科肿瘤患者在大剂量化疗骨髓抑制时常见的口腔并发症,据文献统计,大剂量化疗中约 75% 的患者发生明显的口腔溃疡,当大剂量应用抗代谢化疗药时,患者常在第 3～5 天开始出现口腔黏膜充血、水肿以至溃疡,疼痛剧烈,当中性粒细胞低于 $0.5 \times 10^9/L$ 时,溃疡部位又成为细菌侵入的通道,是发生口腔溃疡的关键因素。因此,做好大剂量化疗后口腔溃疡的护理工作是非常重要的。

【临床表现】

开始舌苔减少,黏膜发红,继之出现糜烂面,表现为浅在溃疡,见图 3-2,局部疼痛程度不等,可表现为烧灼样疼痛、张口困难、吞咽时疼痛、唾液增多且增稠等症状。

口腔溃疡分度标准:

Ⅰ度:口腔黏膜出现红斑、疼痛,不影响进食;

Ⅱ度:口腔黏膜出现红斑明显,疼痛加重,有散在溃疡,能进食半流质饮食;

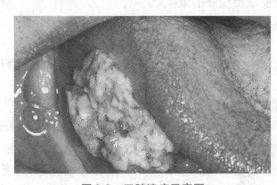

图 3-2　口腔溃疡示意图

Ⅲ度：口腔黏膜溃疡及疼痛比Ⅱ度明显，只能进食流质；

Ⅳ度：疼痛剧烈，溃疡融合成片状，不能进食。

口腔溃疡发病部位：氟尿嘧啶所致的口腔溃疡主要表现在下唇及舌尖部位，通常极为表浅；更生霉素所致的口腔溃疡主要表现在舌根部及舌边缘，溃疡面深且疼痛严重；甲氨蝶呤所致口腔溃疡最重，常发生在双侧颊部和咽部，严重者可波及尿道和肛门。

【辅助检查】

1．血常规；

2．真菌、细菌培养；

3．药敏实验。

【治疗原则】

1．分度治疗原则

（1）Ⅰ度：加强常规有效地漱口，注意保持咽喉部清洁，鼓励多饮水，督促患者进食大量富含维生素的新鲜蔬菜和水果。

（2）Ⅱ～Ⅳ度：需行溃疡表面细菌培养，根据结果选择具有不同抗菌作用的漱口液，可选用含有利多卡因的复方漱口水消炎止痛，减轻患者痛苦，并于清洗口腔后在溃疡面涂用或喷雾药物。对于Ⅱ、Ⅲ度口腔溃疡的患者，应根据患者的具体情况，制定相应的食谱，适量口服维生素 C、维生素 E、维生素 B 族等；对于口腔溃疡Ⅳ级患者不能经口进食、服药者，可静脉补给机体需要和大剂量的维生素等。对Ⅲ、Ⅳ度口腔溃疡的患者，可予小冰块含在口中以减轻疼痛，同时冰水还可使局部血管收缩，减轻溃疡面的出血；睡觉前可选用局麻药喷雾以减轻口腔溃疡疼痛，使患者能安静入睡，饭后给予口腔护理，观察口腔有无真菌感染和白色假膜形成，进行口腔清洁消毒，最后依据患者不同状况及口腔 pH 使用药物治疗。

2．药物治疗

（1）重组人表皮生长因子（金因肽）：口腔护理后给予金因肽局部均匀喷雾口腔黏膜损害处，金因肽的主要成分为重组人表皮生长因子（rhEGF），rhEGF 是运用基因工程技术，通过人 EGF 基因片段在表达系统表达面获得的，对机体各种上皮组织的创面均具有强大的修复作用，加速创面肉芽组织的生长和上皮细胞的增殖，缩短创面愈合时间，促进创面细胞再上皮化，加速创面愈合。

（2）贝复济：贝复济能促进毛细血管再生，改善局部血液循环，加速创面的愈合；含漱液朵贝尔液，主要杀灭口腔黏膜可能存在的革兰阴性菌；碳酸氢钠液能为口腔提供碱性环境，抑制真菌和部分革兰阴性菌的繁殖。上述药物联合应用能防止口腔感染，促进口腔黏膜溃疡愈合。

（3）粒细胞集落刺激因子：粒细胞集落刺激因子可刺激口腔黏膜基底细胞分化和增殖，促进创面愈合。同时粒细胞集落刺激因子在保护正常细胞不受破坏的同时，对 B 细胞的功能也有调节作用，使抗体产生增加，提高机体免疫力。

（4）碘伏：碘伏是常用中效消毒剂，对各种细菌、病毒、真菌及其孢子均具有较强的杀灭作用，对皮肤黏膜无刺激性，此外对口腔还有清洁作用。应指导患者在使用漱口液之后用碘伏涂擦溃疡面，这样可以加快其愈合。

（5）中药：中药对该症亦有很好的疗效。桂林西瓜霜由西瓜霜、硼砂、黄柏、大黄和黄连等多种中药制成，对该症具有清热解毒、消肿止痛的作用。锡类散有愈合溃疡的作用。珍珠粉内含角蛋白及无机盐，能润泽肌肤，促进皮肤、黏膜的再生、修复，具有促进创口愈合的作用。七芨汤治疗口腔溃疡，具有活血止痛、生肌消肿、补气生津、改善微循环、增强抗病力、抑制口腔致病菌生长和促进溃疡愈合等作用，效果较好。外用鸡内金粉喷涂溃疡面，配合五味消毒饮加味口服已被应用于临床，且疗效确切。

【护理评估】

1．健康史

2．身心评估

（1）症状和体征：根据患者全身状况，溃疡面积深度进行评估。

（2）心理 - 社会评估：患者多数担心溃疡迁延不愈，担心费用问题。

3．相关检查：了解患者需要进行的辅助检查，给以相应的指导和检查后的护理，同时注意追踪检查结果，为以后的护理措施提供依据。

【护理问题】

1．疼痛　与溃疡所致皮肤完整性受损有关。

2．知识缺乏　与缺乏疾病治疗、护理的信息有关。

3．水电解质平衡紊乱　与溃疡所致进食困难有关。

【护理措施】

首先要了解常用的化疗药物引起口腔溃疡的特点，有的放矢地进行口腔护理。注意患者口腔溃疡有无出血、并发感染以及疼痛部位等情况。患者化疗因均有不同程度的骨髓功能抑制现象，故口腔溃疡面易出血，严重时可出现贫血，并且由于机体免疫功能降低，如对溃疡处理不及时还有可能并发感染。此外，患者有明显的烧灼样疼痛，特别是遇酸碱食物时疼痛更甚，以致影响进食和说话，故应注意了解其疼痛部位和性质，以便进行有效的治疗。

1．保持口腔清洁，加强口腔护理　应对患者做好解释工作，告知化疗期间保持口腔清洁对预防口腔溃疡的重要性。从化疗前开始，常规使用冷开水、生理盐水漱口，督促患者每日至少漱口 5 次，晨起、睡前及三餐后各漱口 1 次，告知即使用冷开水漱口，对口腔溃疡也有一定防治作用。化疗期间加强口腔护理，根据患者口腔情况选择合理的漱口液，如对口腔 pH 偏酸性的患者用碳酸氢钠液漱口，偏碱性者用硼酸溶液漱口。若有真菌感染，使用生理盐水加入制霉菌素，同时，含漱时间应相对延长。指导患者掌握正确的漱口方法，时间选择在睡前、晨起、用餐前后，漱口时应使漱口液在口腔内充分与牙齿接触，并保留一定时间，最好每次含漱时间大于 6 分钟，利于冲洗口腔各个部位，也使漱口液充分达到抗感染的目的。

2. 评估口腔溃疡的程度　根据患者的主诉及体征，依据口腔溃疡评估标准，每天对患者口腔溃疡进行评估，监测口腔情况，每日观察患者口腔黏膜变化，有无红肿、出血、溃疡和糜烂等，询问患者主诉，监测患者口腔 pH，根据 pH 选用具有针对性的漱口液，且能动态观察疗效。制订合理适用的护理方案。

3. 口腔降温　组织细胞在降温条件下对各种有害刺激的反应减弱，同时细胞代谢率、细胞耗氧量也降低，从而使黏膜细胞得到保护。使用非药物冰块，不仅达到降低口温的目的，也能起到预防化疗引起口腔溃疡的作用。

4. 注意个人卫生与环境保护：化疗药物抑制骨髓和机体免疫功能，容易诱发感染，加重黏膜损伤，保持个人与环境清洁卫生，对化疗患者口腔溃疡的发生有重要作用。应每日用消毒液拖地 2 次，房间予紫外线消毒 2 次，每次30 分钟，定时开窗通风，保持空气清新。减少患者之间接触，家属及患者出入应戴口罩，尽量减少探视，以降低交叉感染的机会。加强患者自我保护意识，勤换衣服，坚持常规有效地漱口，注意饮食卫生。必要时行保护性隔离。

5. 进行饮食干预，改善全身营养状况　合理的饮食干预可改善机体的营养状况，避免不良的饮食习惯对该病的负面影响，提高机体免疫力的同时也可促进溃疡的愈合。应了解患者营养成分的摄入，鼓励患者多饮水、多进食新鲜蔬菜、水果。给予易消化、清淡的半流质或少渣饮食，每次进食不宜过多，可采用少食多餐的进食方法。避免进食粗硬食物，戒酸辣刺激性食物，以免刺激或损伤口腔黏膜。适当增加富含维生素尤其是维生素 C、蛋白质及微量元素等食物。对于进食困难或不能进食者可静脉补给机体需要和大剂量的维生素等，必要时输注人白蛋白或血浆。同时，应多饮水、多进食新鲜蔬菜、水果。这样可促进化疗药物的排泄，增加机体免疫力，减轻药物对机体的不良反应。

6. 疼痛护理　缓解患者口腔溃疡疼痛，进而改善患者进食和营养状况，增强对抗疾病的信心，有利于促进机体恢复和溃疡愈合。患者口腔溃疡疼痛明显时，在漱口液中加入一定比例的局麻药如利多卡因可有效缓解疼痛。当有效止痛后，再行口腔护理或进食，这样患者易于接受。

（三）骨髓抑制的护理

【概述】

骨髓抑制是指骨髓中的血细胞前体的活性下降。血流里的红细胞和白细胞都源于骨髓中的干细胞。血流里的血细胞寿命短，常常需要不断补充。为了达到及时补充的目的，作为血细胞前体的干细胞必须快速分裂。化学治疗和放射治疗，以及许多其他抗肿瘤治疗方法，都是针对快速分裂的细胞，因而常常导致正常骨髓细胞受抑。

【临床表现】

骨髓抑制通常发生在化疗后。因粒细胞平均生存时间最短，约为6～8小时，因此，骨髓抑制常最先表现为白细胞下降；血小板平均生存时间约为5～7天，其下降出现较晚、较轻；而红细胞平均生存时间为120天，受化疗影响较小，下降通常不明显。多数化疗药物所致的骨髓抑制，通常见于化疗后1～3周，约持续2～4周逐渐恢复，并以白细胞下降为主，可有伴血小板下降，少数药如盐酸吉西他滨（健择）、卡铂、丝裂霉素等，则以血小板下降为主。所以在化疗后可检测白细胞和血小板的数量来判断是否发生了骨髓抑制。

骨髓抑制程度根据 WHO 分为 0～Ⅳ级，见表 3-15。

表 3-15　骨髓抑制程度分级

分级	白细胞（10^9/L）	血红蛋白（g/L）	血小板（10^9/L）
0 级	≥4.0	≥110	≥100
Ⅰ级	3.0～3.9	95～100	75～99
Ⅱ级	2.0～2.9	80～94	50～74
Ⅲ级	1.0～1.9	65～79	25～49
Ⅳ级	0～1.0	<65	<25

【辅助检查】

血常规检查。

【治疗原则】

1. 化疗后贫血的处理　输入浓缩红细胞的优点是能迅速提高贫血患者的携氧能力，缺点是存在输血相关的风险。当血红蛋白达到 70～80g/L 时，绝大多数患者的携氧能力正常。对于化疗患者，如果有明显乏力、气短、心动过速等，有输血指征。如果患者血红蛋白为 70g/L，每单位浓缩红细胞可增加 10g/L 的血红蛋白。

重组人促红细胞生成素（促红素，EPO）的应用：EPO 是由肝脏和肾脏合成的激素，能调节红细胞的生成。很多化疗药物都不同程度地影响肾功能（尤其是铂类药物），从而引起促红素分泌减少。因此，促红素尤其适用肾功能有损害的患者，或对输血相关风险顾虑过多的患者。用法为促红素150U/kg皮下注射，每周三次。使用的同时应该补充铁剂和维生素B_{12}、叶酸等。当血红蛋白高于80g/L或红细胞压积大于40%后应停药。副作用少见。

2. 化疗后感染的预防及粒细胞减少的处理 对于粒细胞减少伴有发热的患者，均使用抗生素；对于Ⅳ级骨髓抑制的患者，无论有无发热，均必须预防性使用抗生素。

重组人粒细胞集落刺激因子（G-CSF）的应用：对于Ⅲ级和Ⅳ级粒细胞减少，必须使用G-CSF。对于Ⅰ度粒细胞减少，原则上不用；对于Ⅱ级粒细胞减少，是否应用基于两点：查历史，即检查患者是否有Ⅲ级以上骨髓抑制的历史。如果有，则需要使用；观现状，即明确患者目前处于化疗后的时间。如果化疗后很快出现Ⅱ级骨髓抑制（两周以内），尤其是患者有Ⅲ级以上粒细胞减少历史，最好使用。如果患者是在化疗两周以后出现Ⅱ级粒细胞减少，而此前又没有Ⅲ级以上骨髓抑制的历史，则可以密切观察，暂时不用。

对于治疗性使用，应在中性粒细胞绝对值连续两次大于$10×10^9$/L后停药。然而，临床上很多患者由于反复化疗，两次中性粒细胞绝对值大于上述标准比较困难，故当白细胞总数两次超过$10×10^9$/L亦可考虑停药。对于预防性使用，应在下次化疗前48小时停用。

3. 化疗后血小板减少的处理

（1）减少活动，防止受伤，必要时绝对卧床。

（2）避免增加腹压的动作，注意通便和镇咳。

（3）减少黏膜损伤的机会：进软食，禁止掏鼻挖耳等行为，禁止刷牙，用口腔护理代替。

（4）鼻出血的处理：如果是前鼻腔，可采取压迫止血。如果是后鼻腔，则需要请耳鼻喉科会诊，进行填塞。

（5）颅内出血的观察：注意患者神志、感觉和运动的变化及呼吸节律的改变。

（6）关于单采血小板的使用：输注单采血小板能迅速提升血小板数量，从而防止在血小板最低阶段出血的发生。如果患者有Ⅲ级血小板减少而且有出血倾向，则应输注单采血小板；如果患者为Ⅳ级血小板减少，无论有无出血倾向，均应使用。一般而言，一单位单采血小板可提高血小板计数1万～2万左右。然而，外源性血小板的寿命通常仅能维持72小时左右，而且反复输入后患者体内会产生抗体。因此，近年出现了一些新型药物，如重组人促血小板生成素（TPO）。

（7）关于重组人促血小板生成素（TPO）的应用：TPO为特异性的巨核细胞生长因子，作用于血小板生成阶段的多个环节，能减少单采血小板的输入量和缩短血小板降低持续的时间。用法为 300IU/kg/d（15 000U/d）皮下注射，7 天为一疗程。当血小板计数超过 $50×10^9/L$ 可停用。其不足之处是起效较慢，通常需要连续使用 5 天以后才有效果，故在有Ⅳ级血小板减少历史的患者中预防性使用，其效果可能更好。

【护理评估】

1. 健康史　评估患者的化疗用药、疗程情况。

2. 身心评估

（1）症状和体征：根据骨髓抑制的临床表现进行评估。

（2）心理 - 社会评估：患者多数担心骨髓抑制的预后及对之后化疗的影响。

3. 相关检查　了解患者需要进行的辅助检查，给以相应的指导和检查后的护理，同时注意追踪检查结果，为以后的护理措施提供依据。

【护理问题】

1. 疲乏　与骨髓抑制导致的继发贫血有关。

2. 知识缺乏　与缺乏骨髓抑制治疗护理的信息有关。

3. 有感染的危险　与血象低等导致机体抵抗力下降有关。

4. 有出血的危险　与骨髓抑制导致的低血小板有关。

【护理措施】

1. 病情观察　严密观察患者病情变化，监测生命体征及两肺呼吸音情况，注意观察血常规，特别是白细胞、血小板计数。观察患者皮肤黏膜有无淤点、淤斑等，注意大便的性质、颜色，有无消化道出血现象，防止发生皮肤、黏膜、颅内出血及感染性休克。

2. 用药护理　根据血象，遵医嘱皮下注射重组人粒细胞刺激因子 150～300μg 每日 1 次，白细胞升至 $4.0×10^9/L$ 以上时停药（每日监测血常规）。因此，药剂量小，效价高，注射时避免浪费，并告知患者用药后有可能出现的流感状不良反应，减少心理负担。合并感染时遵医嘱合理使用抗生素，骨髓抑制患者由于种种原因易发高热，控制体温以物理降温为主。

3. 预防感染

（1）保护性隔离：当血液中白细胞（WBC）≤ $1.0×10^9/L$，血小板（PLT）≤ $25×10^9/L$，应及时对患者采取保护性隔离措施，将患者转入普通单人病房，进行特殊隔离护理，患者入住前进行紫外线消毒病房，家具用含氯 250mg/L 的"84 消毒液"擦拭。患者全身擦洗干净后，换上干净衣服，佩戴口罩、帽子。隔离病房每日湿式清扫，紫外线消毒 2 次，每次不少于 30 分钟。医务及探视人员进入病房均佩戴口罩、帽子，接触患者前必须用消毒液洗手，有感染性疾病者不得接触患者；病房每日定时通风，保持空气新鲜，病室保持温度 20～22℃，湿度 50%～60%，以防止上呼吸道感染及鼻黏膜、口唇干裂出血。进行各项操作时，严格遵守无菌操作原则。

（2）口腔护理：骨髓抑制患者极易出现口腔溃疡和糜烂。责任护士对患者口腔黏膜进行详细的观察，做好口腔护理，嘱患者多饮水，饭后用 0.05% 呋喃西林和 5% 碳酸氢钠漱口，用棉签蘸生理盐水代替牙刷擦拭牙齿，防止食物残渣在口腔残留造成发酵繁殖细菌。

（3）皮肤及会阴护理：指导患者养成良好的卫生习惯，在身体虚弱或感染性发热易出汗时，皮肤皱褶处如腋窝、腹股沟、会阴部、臀部、乳房下部等部位要注意保持清洁，随时用干净柔软毛巾擦干汗液，勤换内衣裤，大便后用温水清洗，身体状况允许时可给予 1：5000 高锰酸钾坐浴，以防肛周感染。患者严重粒细胞减少感到全身乏力，懒言少动，很难做好自身护理时，护士耐心协助患者清洁皮肤、便后坐浴等。由于大多数化疗药物的代谢产物对泌尿系统有一定的损伤，因此，要嘱咐患者多饮水，保持每日尿量 2000～3000ml，注意观察尿液颜色的变化。

4. 预防出血护理　为患者做各种操作时，动作应轻柔，拔针时按压时间不少于 5 分钟。化疗前给予 PICC 置管，维护导管时，严格遵守无菌操作原则和相关规则，尽量延长使用期，避免在骨髓抑制期置管。为患者剪短指甲磨光，告知其不要用力抓挠皮肤，不可挖鼻腔，少活动，慢活动，以防抓伤撞伤等。

5. 饮食护理　指导患者制定合理的膳食计划。恶心、呕吐、电解质紊乱、食欲不振时，给予高热量、高蛋白、高维生素、低脂、易消化、清淡饮食。多食用含铁丰富的食物，增加肉类、蛋黄、豆类、绿叶蔬菜、新鲜水果的摄入，补充造血原料。为患者创造良好的进餐环境，同时注意饮食卫生，避免生、冷、硬等食物，防止口腔、消化道黏膜出血。患者有出血倾向时给予无渣半流质软食，胃肠道出血时禁食，口腔溃疡疼痛不能进食时，鼻饲给予营养物质，以维持营养平衡。

6. 心理护理　骨髓抑制患者知道自己血象降低后，尤其是Ⅲ～Ⅳ级骨髓抑制患者，多存在焦虑、恐惧心理。因为升血药物、成分输血治疗费用较高，而患者经过多周期化疗，在经济上承受巨大压力，另一方面知识缺乏，对血象降低认识不足，对不可预知的情况及危险存在恐惧。责任护士协同医生合理用药、成分输血等，尽量减少医疗费用；根据患者血象降低情况及时给予健康教育与指导，为患者提供正确、有价值的信息资料和自我调适的方法，鼓励患者诉说，耐心倾听，责任护士查房时主动询问患者的感受，在心理上支持患者，使患者感知受重视被关怀和医护人员在积极地帮助他，以缓解焦虑与恐惧。

（韩　洋　李　颖）

三、常用化疗药物的护理

【概述】

无论应用何种化疗药物，均应注意以下几点：

1. 注意病房通风，患者的呕吐物、排泄物加盖处理。

2. 准确测量身高体重。

3. 配制药物注意化疗防护，计量准确不浪费，现用现配。

4. 建立好静脉通路，若外渗，及时处理。

5. 注意过敏反应的预防、观察及处理。

6. 化疗副反应的观察处理。

7. 必要时准确记录出入量。

（一）紫素化疗的护理

【概述】

紫素（紫杉醇注射液），见图3-3，是目前最常用的化疗药。几乎所有肿瘤的化疗方案都包括此药。妇科常用于卵巢癌的一线化疗，铂敏感型复发卵巢癌的治疗，铂耐药型复发卵巢癌的治疗，子宫颈癌的辅助化疗，子宫内膜癌的辅助化疗。常与卡铂、顺铂、依托泊苷联合应用，分别组成TC、TP、TE方案，联合应用时一般先输入紫杉醇。紫杉醇几乎不溶于水，而在甲醇、乙醇或氯仿中溶解。

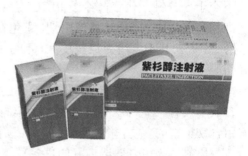

图3-3　紫杉醇注射液

【不良反应】

1. 骨髓抑制　为主要剂量限制性毒性，表现为中性粒细胞减少，血小板降低少见，一般发生在用药后8～10天。严重中性粒细胞减少发生率为47%，严重的血小板降低发生率为5%。贫血较常见。

2. 神经毒性　周围神经病变发生率为62%，最常见的表现为轻度麻木和感觉异常，严重的神经毒性发生率为6%。

3. 心血管毒性　可有低血压和无症状的短时间心动过缓。30%有心电图异常改变。

4. 肌肉关节疼痛　发生率为55%，发生于四肢关节，发生率和严重程度呈剂量依赖性。

5. 胃肠道反应　恶心、呕吐、腹泻和黏膜炎发生率分别为59%、43%和39%，一般为轻和中度。

6. 脱发　发生率为80%。

7. 局部反应　输注药物的静脉和药物外渗局部的炎症。

【护理措施】

1. 用药的流程　见图3-4。

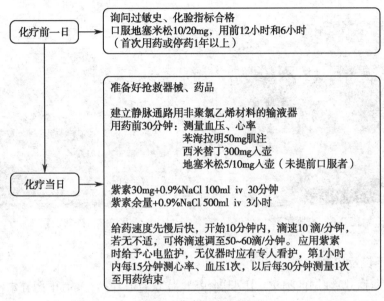

图 3-4　紫素化疗流程图

2. 注意事项　紫杉醇溶剂为乙醇，因此排除对酒精过敏史才可应用。因价格昂贵，因此先配试验量，不出现过敏再配余量，避免浪费。备好抢救用物。

3. 出现过敏反应的护理　过敏反应多数发生在第1次使用时，反应大多发生在用药后最初10分钟内，严重反应常发生在用紫杉醇2～3分钟，症状：胸闷，呼吸急促，心跳加快，血压下降，面色苍白。具体流程见图3-5。

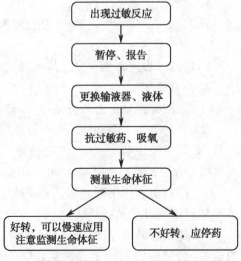

图 3-5　紫素过敏反应抢救流程图

（二）表阿霉素化疗的护理

【概述】

表阿霉素，见图 3-6 和图 3-7，属于抗生素类抗肿瘤药，为阿霉素的同分异构体，作用机制是抑制 DNA 和 RNA 的合成，从而达到抗肿瘤的目的。与阿霉素相比，疗效相等或略高，但对心脏的毒性较小。

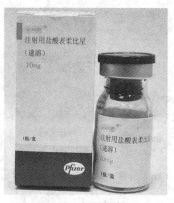

图 3-6　表阿霉素 1

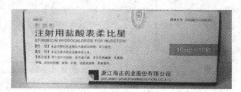

图 3-7　表阿霉素 2

【不良反应】

1. 对心肌细胞的损害　主要副作用，症状有心律改变、心电图异常，严重时发生心力衰竭、心肌梗死。化疗前要检查心功能，有异常者慎用。

2. 黏膜炎　一般表现为胃炎伴糜烂，舌两侧及舌下腺炎。

3. 胃肠功能紊乱　恶心、呕吐、腹泻。

4. 高热　偶尔发生发热、寒战及荨麻疹。

【护理措施】

1. 用法　表阿霉素+生理盐水，静脉滴注。

2. 注意事项

（1）表阿霉素是抗生素类化疗药，对血管刺激性非常强。

（2）表阿霉素主要副作用是对心肌细胞的损害，症状有心律改变、心电图异常，严重时发生心力衰竭、心肌梗死。因此，化疗前要检查心功能，有异常者慎用。表阿霉素终身计量为 $900 \sim 1000 \mathrm{mg/m}^2$。

（3）用药前需用生理盐水建立静脉通路，因表阿霉素易溶于生理盐水，如溶于 5% GS 则发生絮状沉淀。

（4）建立静脉通路时应选择较粗直、易固定、组织保护丰厚、远离关节处的血管，药物输注时一定要避免药物外渗，防止外渗引起皮肤组织坏死，溃烂，给患者造成不必要的痛苦。先注入生理盐水检查输液管通畅性及注射针头确实在静脉之后，再经此通畅的输液管给药。以此减少药物外溢的危险，并确保给药后静脉用盐水冲洗。

（5）用药前应由2名护士同时观察血管情况，见回血后方可用药，1人用药，1人随时观察血管。表阿霉素静脉入壶快速给药，避免在血管中停留时间过长，对血管过度刺激。

（6）化疗时如有渗漏，立即行局部封闭处理。禁止肌内注射和鞘内注射。

（7）给药后护士应加强巡视，观察用药后的反应。用药后患者尿液出现红色，嘱其不要紧张，这是药物的正常反应。

（三）顺铂（DDp）化疗的护理

【概述】

顺铂，见图3-8，为铂金属的络化物，是划时代的抗肿瘤药。主要用于治疗各种妇科肿瘤。可与紫杉醇类组成"TP"方案，与环磷酰胺组成"PC"方案，与5-氟尿嘧啶组成"PF"方案。也可与阿糖胞苷、5-氟尿嘧啶等组成腹腔化疗方案，用于盆腔种植的患者。可用做放疗增敏。肾脏代谢较慢，故对肾脏的损害较大。胃肠道反应最为突出。

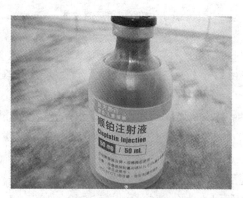

图3-8　顺铂注射液

【不良反应】

1. 消化道反应　严重的恶心、呕吐为主要的限制性毒性。

2. 肾毒性　累积性及剂量相关性肾功不良是顺铂的主要限制性毒性，一般剂量每日超过 $90mg/m^2$ 即为肾毒性的危险因素。主要为肾小管损伤。急性损害一般见于用药后 10~15 天，血尿素氮（BUN）及肌酐（Cr）增高，肌酐清除率降低，多为可逆性，反复高剂量治疗可致持久性轻至中度肾损害。目前，除水化外尚无有效预防本品所致的肾毒性的手段。

3. 神经毒性　神经损害如听神经损害所致耳鸣、听力下降较常见。末梢神经毒性与累积剂量增加有关，表现为不同程度的手、脚套样感觉减弱或丧失,有时出现肢端麻痹、躯干肌力下降等,一般难以恢复。癫痫及视乳头水肿或球后视神经炎则较少见。

4.骨髓抑制　骨髓抑制(白细胞和/或血小板下降)一般较轻,发生几率与每疗程剂量有关,若≤100mg/m²,发生几率约 10～20%,若剂量≥120mg/m²,则约 40%,但亦与联合化疗中其他抗癌药骨髓毒性的重叠有关。

5.过敏反应　可出现脸肿、气喘、心动过速、低血压、非特异斑丘疹类皮疹。

6.其他　心脏功能异常、肝功能改变少见。

【护理措施】

1.用药流程,见图 3-9。

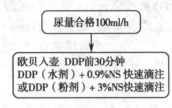

图 3-9　顺铂用药流程图

2.注意事项

(1)因顺铂溶化后不稳定,不能提早溶药,应现用现配,避光输注,快速滴入。

(2)顺铂属重金属铂类化疗药,由肾脏排出,在肾小管聚积,药物潴留对肾脏造成不可逆的损害,当 24 小时 CCR 或肾图 GFR<60ml/ 分、Cr>88μmol/L或尿蛋白(+)或出现管型则不能用药。

(3)用药期间嘱患者少量多次饮水,多排尿,保证 24 小时尿量大于3000ml,以免毒素蓄积。水化液的至少为 2500～3000ml,应维持 15～16 小时,匀速滴入,保证肾脏的持续灌入。

(4)用药期间应准确记出入量,若呕吐量超过 300ml,应监测电解质水平,及时补充液体。日间总结出入量时,若尿量少于 1000ml,应及时通知医师,给予处理。

(5)水化液中应补充足量的镁离子、维生素 B_6、钾离子,防止因水电解质失衡引起低镁血症和低钾血症。

(6)顺铂的消化道反应较重,患者急性呕吐一般发生于给药后 1～2 小时,可持续一周左右。故用本品时需并用强效止吐剂,如 5- 羟色胺 3(5-HT3)受体拮抗止吐剂,如昂丹司琼注射液 8mg 入壶,盐酸格拉司琼注射液(枢星)3mg入壶,地西泮 10mg + 甲氧氯普胺 10mg 肌注或 1/3 冬眠针肌注。

知识链接

低钾血症三联症

低钾血症：血清钾浓度低于 3.5mmol/L（正常人 3.5～5.5mmol/L），称为低钾血症。

（1）中枢神经抑制及神经 - 肌肉应激性减退：神志淡漠，嗜睡。

（2）胃肠平滑肌张力降低：恶心，呕吐，腹胀，肠鸣音减弱或消失等麻痹性肠梗阻表现。

（3）循环系统改变：心悸，心动过速，心率不齐，血压下降。

知识链接

低镁血症

低镁血症：血清镁浓度低于 0.75mmol/L（正常人 0.75～1.25mmol/L），称为低镁血症。

（1）颜面水肿。

（2）心率快。

（3）低血压，肌无力。

（4）痉挛，颤抖，眩晕。

（5）性格改变。

（四）甲氨蝶呤（MTX）化疗的护理

【概述】

甲氨蝶呤，见图 3-10，竞争性抑制二氢叶酸还原酶，阻断后者催化叶酸转化成四氢叶酸，从而干扰了胸腺嘧啶脱氧核苷酸和嘌呤的合成，进而抑制 DNA 合成及细胞增殖，并在一定程度上影响蛋白质及 RNA 的合成。

【不良反应】

1．胃肠道反应　口腔炎、口唇溃疡、咽喉炎、恶心、呕吐、腹痛、腹泻、消化道出血。食欲减退常见，偶见伪膜性或出血性肠炎等。

2．肝功能损害　黄疸、丙氨酸氨基转移酶、碱性磷酸酶、γ- 谷氨酰转肽酶等增高。

3．高尿酸血症肾病　可出现血尿、蛋白尿、尿少、氮质血症甚至尿毒症。长期用药可引起咳嗽、气短、肺炎或肺纤维化。

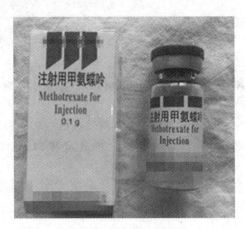

图 3-10　注射用甲氨蝶呤

4．骨髓抑制　主要引起白细胞和血小板减少，尤以应用大剂量或长期口服小剂量后，引起明显骨髓抑制，贫血和血小板下降而致皮肤或内脏出血。

5．脱发、皮肤发红、瘙痒或皮疹、后者有时为对本品的过敏反应。

6．在白细胞低下时可并发感染。

7．鞘内注射后可能出现视力模糊、眩晕、头痛、意识障碍，甚至嗜睡或抽搐等。

【护理措施】

1．用药护理

（1）小剂量 MTX 肌注：宫外孕保守治疗。

（2）小剂量 MTX 鞘内注射：治疗中枢神经系统转移癌（滋养细胞肿瘤脑转移）。

（3）大剂量 MTX 用于 EMA-CO/EMA-EP 方案：滋养细胞肿瘤治疗。

2．注意事项

（1）大剂量 MTX 主要应用于滋养细胞肿瘤耐药复发患者，化疗方案包括：EMA-CO、EMA-EP。因大剂量的 MTX 易致严重副反应，须经住院并可能随时监测其血药浓度时才能谨慎使用。禁止未经稀释直接用于鞘内注射。

（2）在 EMA 方案中，MTX 滴注时不宜超过 12 小时，太慢易增加肾脏毒性。

（3）大剂量注射本品 12 小时后，可肌内注射亚叶酸钙 15mg 进行解救治疗，间隔 12 小时使用一次，共四次。

（4）因甲氨蝶呤在酸性尿液下易产生结晶堵塞肾小管，在使用 MTX 当日和次日静脉输入和口服碳酸氢钠，持续水化 16 小时以上，使尿量每日在 3000ml 以上，化疗期间监测患者的尿 pH 值。

（5）使用大剂量治疗期间及停药后一段时间内摄入含酸性成分的饮食，

可能引起肾中毒，对某些患者有致命危险。MTX 与保泰松、磺胺类药及水杨酸盐等同用，可增加本品血浓度。

（6）用药期间需经常检查血象。

（7）患者在用药期间出现口腔溃疡时应及时给予口腔护理。

（8）MTX 可用于宫外孕的保守治疗，可达到杀死胚胎的作用，肌内注射 MTX 后，嘱患者多饮水，加速 MTX 在体内的代谢。

（9）MTX 用于绒癌脑转移患者鞘内注射时可出现眩晕、视力模糊、头痛、意识障碍，甚至嗜睡或抽搐，应注意患者的安全。

（五）氟脲苷（Fudr）化疗的护理

【概述】

氟尿嘧啶，见图 3-11，用于治疗恶性葡萄胎和绒毛膜上皮癌，常用给药途径有静脉注射（IV）、腹腔注射（IP）、动脉注射（IA）、口服、瘤内注射等。常与顺铂应用组成"PF"方案治疗宫颈癌。与阿糖胞苷、顺铂联合应用腹腔注射治疗腹腔转移癌。

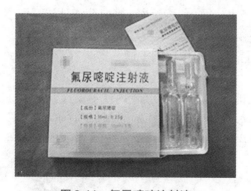

图 3-11　氟尿嘧啶注射液

【不良反应】

1．恶心、食欲减退或呕吐，一般剂量多不严重。

2．偶见口腔黏膜炎或溃疡，腹部不适或腹泻。

3．周围血白细胞减少常见，大多在疗程开始后 2～3 周内达最低点，约在 3～4 周后恢复正常，血小板减少罕见。

4．极少见咳嗽、气急或小脑共济失调等。

5．脱发或注入药物的静脉上升性色素沉着相当多见。

6．静脉滴注处药物外溢可引起局部疼痛、坏死或蜂窝组织炎。

7．长期应用可导致神经系统毒性。

8．长期动脉插管投给氟尿嘧啶，可引起动脉栓塞或血栓的形成、局部感染、脓肿形成或栓塞性静脉炎等。

9. 偶见用药后心肌缺血,可出现心绞痛和心电图的变化。

【护理措施】

1. 用法

(1) 常用方法: 5-FU + 5% GS 500ml 静脉滴注(iv/ia drip, 24 小时)

(2) 腹腔注射: 5-FU + 阿糖胞苷 + DDP ip(快速滴注)

2. 注意事项

(1) 鼓励患者进食易消化,清淡饮食。不宜饮酒或同用阿司匹林类药物,以减少消化道出血的可能。

(2) 严格记录大便次数,超过 3 次 / 天,即暂停化疗。

(3) 遵医嘱应用止吐药。

(4) 警惕伪膜性肠炎的发生:菌群失调,导致金黄色葡萄球菌和厌氧菌的生长,大便由黄色酱状变成米汤样或海水绿样,导致大量肠液丢失,以及严重脱水和电解质紊乱,重者可危及生命。

(5) 动脉插管投给氟尿嘧啶,下肢制动,严格交接班,每班观察患者臀部皮肤有无红、热,高出皮面,色素沉着,警惕药液外渗。观察患者双下肢皮温,足背动脉搏动,警惕动脉血栓。

(六) 长春新碱(VCR)化疗的护理

【概述】

见图 3-12,只能静脉注射,严禁鞘内注射。经常与放线菌素 D、氟尿苷组成"双枪一炮",与放线菌素 D、依托泊苷、氟尿苷组成"三枪一炮"方案治疗滋养细胞肿瘤。与顺铂、平阳霉素合用组成"PVB"方案治疗生殖细胞肿瘤。

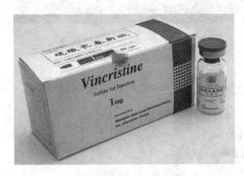

图 3-12 长春新碱

【不良反应】

1. 神经系统毒性 引起外周神经症状,与累积量有关。常见手指、足趾麻木、腱反射迟钝或消失,外周神经炎。

2. 有局部组织刺激作用,药液不能外漏,否则可引起局部坏死。

3. 可见脱发，偶见血压的改变。

【护理措施】

1. 用药　VCR 2mg + 0.9% NS 30ml 静脉注射入壶。

2. 注意事项

（1）使用长春新碱时，应选择血管粗直避开关节处。穿刺时应用生理盐水引路。

（2）在进行长春新碱静脉入壶时，护士应双人查看回血后方可入药，药物进入血管后，应用大量盐水稀释药物的局部浓度。冲入静脉时避免日光直接照射。

（3）长春新碱仅用于静脉注射，漏于皮下可导致组织坏死、蜂窝织炎。一旦漏出或可疑外漏，应立即停止输液，并予相应封闭处理。

（4）当患者出现手指、指尖麻木等外周神经炎症状时，患者对于温度感知能力下降，应注意患者用热、用冷的安全。

四、动脉插管化疗的护理

【概述】

子宫动脉插管化疗是将导管经股动脉选择性的插入靶动脉后先行造影，了解病变的性质、大小、血供等情况，然后进行超选择性插管，输注化疗药物，从而杀灭肿瘤细胞的一种治疗方法。见图 3-13。

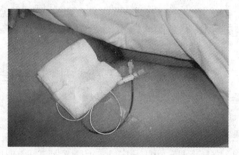

图 3-13　子宫动脉插管化疗示意图

【适应证】

1. 宫颈癌

（1） I b2～ II a 期局部晚期巨块性宫颈癌，作为术前化疗，或作为放疗前的新辅助化疗。

（2） II b 期巨块性宫颈癌的术前治疗以创造手术的可能性，提高手术切除率。

（3） III 期以上晚期宫颈癌姑息性化疗。

（4）复发性子宫颈癌姑息治疗。

2. 滋养细胞肿瘤

（1）需保留生育功能，化疗前有较多持续不断阴道出血或化疗期间阴道出血增多合并中度以上贫血。

（2）子宫或宫旁有大于 5cm 的转移结节，有破溃出血或有破溃出血危险者。

（3）阴道、宫颈转移结节出血难以控制。

【禁忌证】

1. 严重心、肝、肾功能不全者。

2. 抗凝治疗期间的患者。

3. 穿刺处感染或发热的患者。

【评估】

1. 评估患者做此项操作的目的及有无禁忌证。

2. 评估相关化验及各项检查，了解患者既往史、现病史、目前状况、过敏史、血常规及凝血检查结果。

3. 评估患者生命体征是否正常。

【护理措施】

1. 插管前护理

（1）术前向患者及家属说明检查目的，操作过程，消除恐惧心理。

（2）化疗前对患者全身情况进行全面测定，监测生命体征、血尿常规及电解质。

（3）术前 1 日按手术常规准备会阴部及腹股沟处皮肤，做碘过敏试验，以防对造影剂过敏。

（4）术日晨患者禁食水，肌内注射甲氧氯普胺 10mg、地西泮 10mg，并口服苯海拉明 50mg，起到镇静、止吐、抗过敏作用。

（5）遵医嘱留置尿管。

2. 插管后护理

（1）患者由导管室返回后，护士应主动向医师询问动脉造影及插管过程中有无特殊情况，是否行动脉栓塞或保留导管，护理上有无特别注意的问题。

（2）穿刺部位及皮肤的监测：患者返回病房后立即接好输液管，测量血压，同时观察穿刺点有无渗血、皮下有无淤血、足背动脉搏动及双下肢温度、颜色是否正常，并做记录。遵医嘱双腿制动或一条腿制动。

（3）遵医嘱拔除尿管。

（4）教会患者轴向翻身的方法及床上排尿的方法，防止导管移位，影响化疗效果。

（5）化疗过程中要严格按医嘱给药，加强巡视，注意观察臀部皮肤情况，若有臀红及时报告医师。

（6）发现血栓及导管阻塞情况：每天交接班时观察足背动脉搏动及双下肢的温度、颜色，若双侧足背动脉搏动有差异，下肢皮温低、颜色异常，可能是血栓形成或导管阻塞，应立即报告医师，停止化疗。

（7）穿刺部位隔日换药 1 次，换药时严格无菌操作，动作轻柔，以免带出导管，同时观察患者穿刺局部有无感染迹象。

（8）生命体征的监测：每日测体温 3 次，测血压 1 次。如有异常及时报告医师。

3．拔管后护理

（1）拔管后穿刺部位加压包扎 24 小时，插管一侧制动、卧床 24 小时。

（2）若患者使用血管闭合器，则穿刺部位加压包扎 6 小时，插管一侧制动、卧床 6 小时。

（3）继续观察双下肢皮肤的温度、颜色及足背动脉搏动情况，及时发现血栓形成。

五、腹腔静脉联合化疗的护理

【概述】

腹腔化疗是将化疗药物在体外按要求配制完毕后，在规定的时间内将药物直接注入腹腔，使药物直接与腹腔内残留的癌细胞作用，进而杀伤癌细胞的疗法。

为增加药物与肿瘤的广泛接触和药物对肿瘤的释放，有利于药物渗透到肿瘤内，应用腹腔静脉联合化疗已成为治疗肿瘤的一个重要给药途径，常用的化疗药有顺铂（DDP）、阿糖胞苷、氟尿嘧啶、环磷酰胺（CTX），常用的化疗方案有 PAF-C 方案。

【适应证】

1．腹腔镜诊断的盆腹腔表面有广泛种植及大量腹水者。

2．初次肿瘤细胞减灭术后盆腹腔存在粟粒样结节。

3．控制恶性腹水生长。

4．第二次探查阳性者。

【禁忌证】

1．腹腔严重粘连。

2．全腹放疗史。

3．病变已超过腹腔范围。

【评估】

1．评估患者做此项操作的目的及有无禁忌证。

2. 评估相关实验室及各项检查,了解患者既往史、现病史、目前状况、过敏史、月经史、血常规及凝血化验结果。

3. 评估患者生命体征是否正常。

【化疗前准备】

1. 做好患者的思想工作,安慰患者,用通俗易懂的语言向其及家属讲述操作过程、可能出现的药物反应及防范措施,消除紧张的心理,积极配合。

2. 晨起嘱患者空腹,大便后,穿着贴身衣物准确测量身高和体重,以便医生计算化疗药物计量。

3. 环境准备　请无关人员回避,关闭门窗,调节室温,采取适当遮挡。

4. 物品准备　无菌换药包,无菌治疗巾,一次性腹腔穿刺针,无菌手套,络合碘溶液,无菌敷料,生理盐水,2%利多卡因,化疗药物,化疗输液器,避光套等。见图3-14和图3-15。

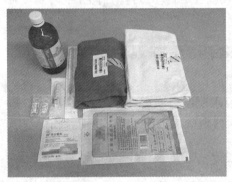
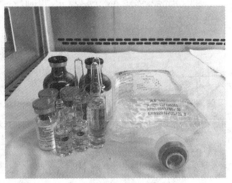
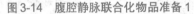

图3-14　腹腔静脉联合化物品准备1　　　图3-15　腹腔静脉联合化物品准备2

5. 核对医嘱及患者信息,向患者解释操作的目的和过程,取得患者配合。

6. 嘱患者排空膀胱。

7. 为防止药液温度低直接进入腹腔容易引起腹肌紧张、痉挛、腹痛等,故进入腹腔的生理盐水先放置在45℃左右的温水中预热后再使用,见图3-16和图3-17。

【化疗中的配合】

1. 协助患者取仰卧位,先建立静脉通道,进行静脉补液。

2. 患者尿量大于100ml/h时,配合医生进行腹腔穿刺并保证无菌操作,若穿刺后液体滴入不畅,不能成水柱滴入体内,应检查穿刺针的位置是否准确,若液体输入大于2000ml后,患者有腹泻出现应警惕穿刺针刺入肠管。

3. 若患者有腹水,应先连接引流袋放腹水并准确记录,放腹水以1000ml/h的速度为宜。一次最大引流量不超过2000ml。

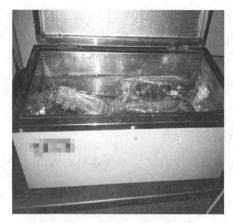
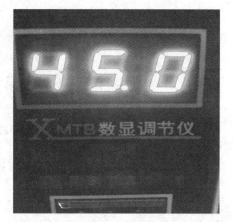

图 3-16　预热过程示意图　　　　　　　图 3-17　预热器

4. 为减少腹腔粘连，利于药物的吸收，协助医生建立人工腹水：腹腔内灌注生理盐水 3000～4000ml，灌注过程中密切观察患者主诉及生命体征变化，若患者主诉心慌、憋气等症状，遵医嘱及时停止灌注。

5. 腹腔应用化疗药物前合理应用止吐药，常规于化疗前 15～20 分钟用盐酸恩丹西酮 8mg 入壶。

6. 正确配制化疗药物，严格核对，遵医嘱注入化疗药物，用药时注意先用腹腔化疗药，后用静脉化疗药，整个过程严格执行无菌操作。配制的化疗药输入速度以≥120 滴 / 分为宜，并密切观察患者反应，保证药液完整输入腹腔、输注通畅。

7. 化疗药输注结束后，医生拔除穿刺针，协助医生将无菌敷料覆盖穿刺点，密切观察穿刺点渗血及渗液情况。

【化疗后的护理】

1. 告知患者多饮水，以保证肾脏有持续灌注，若使用顺铂等药物，应防止铂类积聚在肾小管内，应于顺铂前 30 分钟另外建立静脉通路，滴入硫代硫酸钠用于解救，该药需静脉维持 8 小时，常规用量为 16g。

2. 严格监测患者的出入量变化，保证水电解质平衡。化疗期间充分水化，保证尿量达到 3000～3500ml/d。

3. 及时监测体温的变化，观察并积极预防感染的发生。

4. 给予患者健康指导，由于化疗药物刺激腹膜会引起患者持续性刺痛，为防止包块形成，使药液能均匀地分布在腹腔内，化疗后指导患者以左、中、右不同的方向隔 30 分钟翻身一次，认真听取患者的主诉，观察是否出现局部血肿或局部组织坏死。翻身过程中注意保护患者安全，专人陪护，拉起床档等。

5. 给予患者基础生活护理。

（谢　丹　李　颖）

第三节　正常分娩护理常规

一、自然分娩的护理

妊娠满 28 周及以上，胎儿及其附属物从临产开始到全部从母体娩出的过程，称为分娩。

【产程分期】

总产程是指伴有宫颈进行性扩张的规律宫缩开始，至胎儿及其附属物完全娩出而止。临床上将总产程分为三期。

第一产程（宫颈扩张期）：指从开始规律宫缩到宫口开全的一段时间。初产妇约需 11～12 小时，经产妇约需 6～8 小时。

第二产程（胎儿娩出期）：指从宫口开全到胎儿娩出的一段时间。初产妇约需 1～2 小时，不超过 2 小时；经产妇通常在 30 分钟即可完成，不超过 1 小时。

第三产程（胎盘娩出期）：指从胎儿娩出到胎盘娩出的一段时间，初产妇和经产妇相同，约需 5～15 分钟，一般不超过 30 分钟。

（一）第一产程

【临床表现】

1. 规律宫缩　产程开始时，子宫收缩力弱，持续时间较短（约 30 秒），间隔时间较长（约 5～6 分钟）。随着产程的进展，子宫收缩强度不断增加，持续时间不断延长（约 40～50 秒），间隔时间逐渐缩短（约 2～3 分钟），当宫口近开全时，宫缩持续时间可长达 60 秒，间歇时间仅 2 分钟。

2. 宫口扩张　是临产后规律宫缩的结果。通过肛诊或阴道的检查，可以确定宫口扩张程度。当宫缩渐频并增强时，宫颈管逐渐短缩至消失，宫口逐渐扩张。

3. 胎头下降　伴随着宫缩和宫颈扩张，胎先露逐渐下降。第一产程结束时，可降至坐骨棘平面下 2～3cm，并完成了衔接、下降、俯屈、内旋转的过程。胎头下降的程度是决定能否经阴道分娩的重要指标。

4. 胎膜破裂　简称破膜，胎儿先露部衔接后，将羊水阻断为前、后两部分，在胎儿先露部前面的羊水，称为前羊水，约 100ml，形成前羊水囊称为胎胞，宫缩时胎胞楔入宫颈管内，有助于扩张宫口，当羊膜腔的压力增高到一定程度时胎膜自然破裂。正常破膜多发生在宫口接近开全时。

【辅助检查】

1. 胎心监护仪　有外电子监护和内电子监护两种，常用外电子监护。可以描记宫缩曲线，可以看宫缩强度、频率和每次宫缩持续时间，一般描记30～40分钟。描记胎心曲线，可以显示胎心率及其子宫收缩的关系，判断胎儿在宫内的状态。

2. 胎儿头皮血检查　胎儿头皮血pH测定被认为是判断胎儿是否有宫内缺氧的最准确方法。

【护理评估】

1. 身体评估　评估患者的月经史、孕产史。既往疾病史、过敏史等，了解本次妊娠经过，包括：本次末次月经、预产期、妊娠期有无并发症、合并症及其他特殊情况等，同时了解骨盆出口及胎先露、胎心等情况。询问宫缩开始的时间、有无阴道流液等。

2. 身心状况

(1) 产程中的生命体征；

(2) 子宫收缩；

(3) 宫颈扩张和抬头下降；

(4) 胎心情况；

(5) 破膜和羊水的观察；

(6) 心理状态。

【护理问题】

1. 疼痛　与逐渐加强的宫缩有关。

2. 恐惧　与长时间的疼痛有关。

3. 知识缺乏　与缺乏分娩的相关知识有关。

【护理措施】

1. 产妇临产后住院，医护人员应热情接待，态度和蔼，介绍环境并解释临产各种征象和发展的正常生理过程，对过去有异常妊娠及分娩史者要多加关怀，详细交代使用呼叫器或其他呼叫医护人员的方法，使产妇有安全感，同时协助产妇更换衣服、裤子、拖鞋。

2. 填写住院病历及护理评估，并通知医生。

知识链接

正常产程诊断标准的演变

随着人类社会的发展，婚育年龄推迟、孕妇体质量增加、胎儿体质量增大，导致分娩的自然过程发生了变化。近年来，几项旨在建立当今孕产妇分娩曲线的大样本量研究结果陆续发布，推出了反映当今孕产妇正常分娩进展的新标准，归纳为 3 点最大的变化：①宫口还没有扩张至 6cm，不能认为产妇已进入了活跃期。②正常情况下，活跃期宫口扩张速度可低至 0.5cm/h。③应用硬脊膜外阻滞的初产妇，第二产程可长达 4 小时，经产妇不超过 3 小时。

3．入院后，情况允许可测体重、体温、脉搏、呼吸、血压，如体温超过 37.5℃，脉搏超过 100 次/分，应通知医生。初产妇常规外阴备皮，同时了解临产情况，如宫缩发动时间、频率、持续时间、胎膜有无破裂、阴道出血量等。

4．初产妇宫口开大 <3cm，经产妇宫口开大 <2cm 无灌肠禁忌证者，可用 20% 甘油灌肠剂 110ml 灌肠，以排出粪便，避免产时污染阴道和外阴。

5．宫缩间歇时，鼓励产妇多进易消化、高营养的食物和多饮水，充分休息，保持体力，胎膜未破无禁忌证者可下床活动。

6．注意膀胱及排尿量，临产后每 2～3 小时应排尿 1 次，防止膀胱过胀影响胎头下降延长产程，若有尿潴留，可在无菌操作下导尿或留置尿管至分娩。

7．观察宫缩，了解宫缩的规律性，包括：宫缩的强度、间歇和持续时间，如初产妇宫口开大 3～4cm，估计在 3～4 小时内不会分娩者，可考虑肌注哌替啶 100mg，以减轻疼痛。

8．每隔 1～2 小时在宫缩间歇时听胎心 1 次，宫缩紧时每半小时听 1 次，正常 120～160 次/分，并用胎心监护仪进行监护。

9．清洁卫生，临产后子宫收缩频繁，除全身出汗外，外阴部由于分泌物及羊水外溢使产妇感到不适及疲劳，应协助产妇洗脸、洗手、梳理头发、换干净衣服及床垫，清洁外阴部黏液，出汗多者需擦浴，使产妇感到舒适，并解除疲劳。

10．初产妇宫口开全，经产妇宫口开大 3～4cm，应送分娩室准备接生。

11．产程中应作好心理护理及健康指导。

（二）第二产程

【临床表现】

1．子宫收缩增强　第二产程中，宫缩的强度及频率都达到高峰，宫缩持续约 1 分钟或以上，间歇仅 1～2 分钟。宫缩子宫坚硬。

2．排便感　当胎头下降至骨盆出口时，对骨盆底组织形成压迫，反射性地引起待产妇有排便感，并不由自主地向下屏气。

3．胎儿下降及娩出　每次宫缩时，胎头继续下降，会阴组织鼓起，肛门松弛，胎头最终暴露于阴道口，但宫缩间歇时又缩回阴道内，称为"拨露"。如果产程进一步进展,宫缩间歇时胎头始终暴露于阴道口而不再回缩到阴道内,称为"着冠"。此时胎头双顶径已越过骨盆出口,然后头部仰伸,枕、额、面全部娩出。外旋转后,前肩、后肩、躯体相继娩出,并伴有羊水排出。

【辅助检查】

用胎儿监护仪检测胎心率及基线变化,如胎心出现异常要及时处理。

【护理评估】

1．病史　资料同第一产程,并了解第一产程经过及处理情况。

2．身心情况　待产妇的阴道分泌物增多,宫缩加强,持续时间在1分钟或以上,间隙期仅1~2分钟。此时胎头抵达盆底压迫肛提肌,待产妇于宫缩时不由自主地向下屏气用力,主动地增加腹压,使胎儿下降。随着产程的进展,相继出现"拨露"和"着冠"。同时待产妇体力消耗很大,表现为大汗淋漓,四肢随意活动。正常情况下,此时的会阴膨隆、变薄。如果会阴过紧或胎儿过大,估计分娩时会阴撕裂不可避免或母儿有病理情况需结束分娩者,应行会阴切开术。

【护理问题】

1．疼痛　与宫缩及会阴侧切术有关。

2．有受伤的危险　与分娩中可能发生的会阴裂伤、婴儿产伤有关。

【护理措施】

1．做好接生准备　初产妇宫口开全,经产妇宫口开大4cm以上入产房准备接生。可做外阴清洁消毒。更换无菌巾于臀下,给予产妇吸氧,必要时建立静脉通路。

（1）物品准备:产包准备、侧切包、新生儿用物准备。

（2）接生者准备:按手术要求刷手消毒,戴手套,穿手术衣后,打开产包铺巾准备接产。

2．观察产程进展　第二产程时,宫缩更频、更强,所以要特别注意观察胎心的变化。尤其要注意胎心与宫缩的关系,如出现胎心变慢而且在宫缩后不恢复或恢复慢,应尽快结束分娩。

3．指导产妇用力　宫口开全后,指导产妇正确的屏气用力,以增加腹压并使产程加快。产妇的两脚蹬在产床或腿架上,两手握住产床上的扶手,当宫缩时,产妇先吸一大口气,然后屏气使腹肌和膈肌收缩,两手向上拉扶手,而身体向下用力如排便样,宫缩后产妇呼气并使全身放松。宫缩再次出现时,重复上述动作。当胎头着冠后,宫缩时不应再令产妇用力,以免胎头娩出过快而使会阴裂伤。此时应指导产妇在宫缩时张口哈气,在宫缩间歇屏气用力,使胎头和胎肩缓慢娩出。

4．接生　接生者站在产妇右侧。当胎头着冠前,阴唇后联合张力较大时,开始保护会阴，并协助胎头俯屈，让胎头的最小径线在宫缩间歇时缓慢通过阴道口，正确地娩出胎肩，待双肩娩出后，才可松开保护会阴的手。

会阴切开术：会阴过紧或胎儿过大，估计分娩时会阴撕裂不可避免时，或母儿有病理情况急需结束分娩者，及时会阴切开避免会阴撕裂。

5. 新生儿护理

（1）置新生儿仰卧位于接生台上，迅速擦干新生儿身上的羊水和血迹，撤掉湿巾，呈头稍后仰位。注意新生儿保暖。用吸痰管清除新生儿口、鼻腔的黏液和羊水，以免吸入肺内。当呼吸道黏液和羊水已吸净而仍无哭声时，可用手触摸新生儿背部或轻弹足底以诱发呼吸。新生儿大声啼哭，表示呼吸道已畅通。

（2）在距脐根部 1cm 处用止血钳夹住并在止血钳上方剪断脐带，将气门芯套在距脐带根部 0.5cm 处。用 2% 高锰酸钾消毒脐带断端，注意药液不可触及新生儿皮肤以免灼伤，以无菌纱布包好，外套止血带圈。将新生儿托起，让产妇看清性别交给台下护士。

（3）给新生儿油浴，擦干羊水及血迹。为新生儿测量体重、身长，做全身初步检查，了解有无产伤、畸形等，检查后记录。在新生儿记录单上按右足印，右手带腕条并与母亲核对，写明母亲姓名、新生儿性别、出生时间，肌内注射维生素 K_1，处理时注意保暖。

（4）新生儿娩出后 1 小时内，尽早与母亲进行皮肤接触 30 分钟以上，以增进母子间的感情，促进母乳喂养成功。

（三）第三产程

【临床表现】

胎儿娩出后，宫底约在脐下 1~2cm，宫缩暂停数分钟后重又出现，子宫呈球形，宫底上升，并可能有少量出血。胎儿娩出后宫腔容量缩小，胎盘不能相应缩小与子宫腔发生错位、剥离而排出，胎盘娩出后子宫呈强直性收缩，硬如球状，阴道出血很少。

【护理评估】

1. 病史　了解第一、二产程的经过情况。

2. 身心状况

（1）判断胎盘剥离征象，如胎盘已剥离，助手可轻压产妇子宫底，接生者一手轻轻牵拉脐带使胎盘娩出。当胎盘娩出至阴道口时，接生者用双手握住胎盘向同一方向旋转，同时缓缓向外牵拉，协助胎膜完整剥离排出。

（2）胎盘评估：将胎盘铺平，用纱布将母体面的血块轻轻擦掉，观察胎盘母体面有无缺损，并测量缺损面积，母体面检查完毕后将胎盘提起，检查胎膜是否完整，仔细检查胎儿面边缘有无断裂血管，以便及时发现副胎盘，如有副胎盘、部分胎盘或大块胎膜残留时应酌情处理。测量胎盘大小和脐带长度，检查脐带内血管。

（3）胎盘娩出后，用无菌纱布擦净外阴血迹。仔细检查会阴、小阴唇内侧、尿道口周围、阴道壁及宫颈有无裂伤。如有裂伤应立即按解剖结构缝合。

（4）心理评估：胎儿娩出后，产妇感到轻松，心情比较平静。如果新生儿有异常或者产妇不能接纳自己的孩子会产生焦虑、烦躁，甚至憎恨的情绪。

【护理问题】

有产后出血的危险　与会阴伤口有关。

【护理措施】

产后继续在产房内观察 2 小时。应给产妇擦浴，更换衣服，垫好会阴垫，保暖，检查子宫收缩情况，宫底高度，膀胱充盈情况，阴道出血情况，会阴、阴道有无血肿，测量血压、脉搏。若无异常将母婴送至母婴同室室。并做好护理记录及交接。

二、产褥期的护理

产妇除乳房外的全身各系统从胎盘娩出后至恢复或接近正常非妊娠状态所经历的一段时间，称为产褥期，一般为 6 周。

【临床表现】

1. 生命体征　产后的体温多数在正常范围内。若产程延长致过度疲劳时，体温可在产后最初 24 小时内略升高，一般不超过 38℃。不哺乳者于产后 3～4 天因乳房血管、淋巴管极度充盈也可发热，体温达 38.5℃，一般仅持续数小时，最多不超过 12 小时，体温即下降，不属病态。产后的脉搏略缓慢，每分钟为 60～70 次，与子宫胎盘循环停止及卧床有关。

2. 恶露　产后随子宫蜕膜（特别是胎盘附着处蜕膜）的脱落，含有血液、坏死蜕膜等组织经阴道排出，称恶露。恶露分为：

（1）血性恶露：色鲜红，含大量血液得名。量多，有时有小血块，有少量胎膜及坏死蜕膜组织。

（2）浆液恶露：色淡红，似浆液得名。含少量血液，但有较多的坏死蜕膜组织、宫颈黏液、阴道排液，且有细菌。

（3）白色恶露：黏稠，色泽较白。含大量白细胞、坏死蜕膜组织、表皮细胞及细菌等。正常恶露有血腥味，但无臭味，持续 4～6 周，总量为 250～500ml，个体差异较大。血性恶露约持续 3 天，逐渐转为浆液恶露，约 2 周后变为白色恶露，约持续 3 周干净。上述变化是子宫出血量逐渐减少的结果。若子宫复旧不全或宫腔内残留胎盘、多量胎膜或合并感染时，恶露量增多，血性恶露持续时间延长并有臭味。

3. 产后宫缩痛　在产褥早期因宫缩引起下腹部阵发性剧烈疼痛,称为产后宫缩痛。产后宫缩痛一般在产后 1~2 日出现,持续 2~3 日后自然消失,多见于经产妇。哺乳时反射性催产素分泌增多会使疼痛加重。产后宫缩痛的主要原因是子宫收缩。产后子宫要通过收缩,逐渐恢复到正常大小。多胎产妇及经产妇的痛感更强烈,主要是因为子宫只有加强收缩才能恢复正常大小。

【护理评估】

1. 病史　了解产前、分娩记录,评估用药史,特别注意妊娠、分娩过程中的异常情况及其处理经过等。

2. 身心评估

(1) 生命体征;

(2) 子宫复旧及恶露;

(3) 排泄;

(4) 乳房;

(5) 心理状态。

【辅助检查】

必要时进行血、尿常规检查等。

【护理问题】

1. 潜在并发症:出血。

2. 潜在并发症:感染。

3. 知识缺乏　与缺少产褥期知识有关。

4. 尿潴留　与产时损伤、活动减少及不习惯床上大小便有关。

5. 母乳喂养无效　与喂养技能不熟有关。

【护理措施】

1. 产妇回休养室时,详细交代分娩情况及特殊治疗,了解新生儿一般情况。

2. 向产妇交代分娩后注意事项,注意阴道出血情况,指导患者多饮水,早下床活动等。

3. 产后 24 小时内的最初几个小时,护士应加强床旁巡视,检查子宫收缩情况及宫底高度,更换会阴垫。若出血多,应立即报告医师,及早处理。

4. 提供一个安静、温暖、舒适的环境,使产妇得到充分休息,给予营养丰富、易消化的食物补充能量。一般产后 12 小时内卧床休息,第 1 次下床活动,床旁应有人帮助,逐步增加活动量。

5. 预防尿潴留　嘱产妇产后 6 小时内应排尿 1 次,避免膀胱充盈影响宫缩而出血。护士应主动提供便器或搀扶入厕,若因膀胱过胀失去张力,不能自行排尿,试行诱导法:

(1) 温水冲洗外阴或尿道口,使括约肌松弛;

（2）便盆内盛热水熏蒸；

（3）搀扶入厕听流水声；

（4）肌内注射新斯的明 0.5～1.0mg，协助排尿；

（5）无效者，在无菌操作下留置尿管，长期开放，24 小时后拔除。如导尿时尿量＞1000ml，应用止血钳夹闭尿管 20 分钟后再开放，以后定期开放，可帮助膀胱恢复功能。

6. 预防产后便秘　12 小时后应下床活动，多吃蔬菜、水果，若产后 2 日仍未排便，遵医嘱给予缓泻剂。

7. 注意卫生，可擦浴，勤换内衣，保持皮肤干燥。注意保暖，保持室内空气清新，预防感冒。

8. 每日测体温、脉搏、血压 1 次。若体温超过 37.5℃，应改为测 3 次／日，并及时报告医师。

9. 排空膀胱了解宫底高度，观察恶露排出量、颜色、气味、性状等。必要时保留会阴垫，排出物可疑时通知医师，必要时送病理检查。

10. 会阴护理　由于分娩扩张，会阴有水肿、撕裂及侧切伤口，又紧靠肛门易被污染，应经常更换会阴垫，并进行会阴冲洗，2 次／日，至拆线。有肿胀者给予 50% 硫酸镁湿热敷，2 次／日，肛门痔疮肿物可给予 20% 鞣酸软膏涂患处或加 50% 硫酸镁冷敷。

11. 恢复盆底肌肉及其筋膜弹性，指导产妇适当坚持做产后保健操，避免产褥期过早劳动，预防阴道壁膨出，预防子宫脱垂。

12. 健康教育

（1）母乳喂养知识指导；

（2）新生儿护理知识指导；

（3）产褥期自我护理指导；

（4）计划生育指导；

（5）产后复诊：产后 42 日携婴儿门诊复查，了解生殖器官恢复、婴儿生长、发育及母乳喂养情况。

三、母乳喂养的护理

纯母乳喂养是指出生 6 个月内的婴儿除母乳外，不添加任何母乳代用品及饮料，包括水。WHO 建议添加辅食后，可继续母乳喂养至 2 岁。

【护理措施】

1. 实行母婴同室，让婴儿和母亲一天 24 小时同处一室，因治疗和护理需要，分开的时间不超过 1 小时。重要性：

（1）母亲学会观察喂养征象；

（2）能做到按需喂哺；

（3）母亲学会如何安慰婴儿，使婴儿有安全感；

（4）婴儿识别母亲，有利于建立母子感情；

（5）婴儿睡得好；

（6）可减少婴儿感染。

2. 鼓励按需喂哺 每当婴儿啼哭或母亲奶胀时就喂哺，不限时，不限量。重要性：

（1）满足母子双方喂养的生理需求；

（2）保持有足够的乳汁分泌；

（3）婴儿体重增长快；

（4）有利母乳喂养成功。

3. 早接触、早吸吮、早开奶

（1）自然分娩、无禁忌证的新生儿：产后 1 小时内，将新生儿抱放在母亲胸前，让新生儿的嘴靠近乳头，待其产生觅食反射后帮助含吮到乳头，全过程不少于 30 分钟。

（2）剖宫产：母子面部接触，回病房后，皮肤接触和吸吮时间不少于 30 分钟。

4. 不使用奶瓶及人工奶头 因橡皮奶头较长，出奶孔大，瓶中的乳汁容易流出，故吸吮方便，而母亲的乳头一般较短而大，加之头几天泌乳量有限，新生儿一旦习惯橡皮奶头后对吸吮母乳必然费力而不感兴趣，而拒绝母乳。重要性：

（1）婴儿产生乳头错觉，使母乳喂养失败；

（2）婴儿对乳头、乳房的刺激少了，造成母乳喂养困难；

（3）母亲会因失去信心而停止母乳喂养。

【母乳喂养技巧】

1. 体位 坐位、侧卧位、环抱式（母亲舒适，心情愉悦）、交叉式。

2. 姿势 正确托乳房姿势：C 字形（不用剪刀式），拇指与四指分开（四指并拢）并紧贴在乳房下的胸壁上托住乳房的底部，用大拇指轻压乳房的上部，以免堵住婴儿鼻孔而影响呼吸；托乳房的手不要离乳头太近，以免影响婴儿的含接。婴儿与身体成一直线，婴儿的身体面对并紧贴近母亲身体，婴儿的脸朝向乳房，母亲抱紧婴儿使婴儿的头和腿得到支撑，母亲用乳头能触碰刺激婴儿的嘴唇，待婴儿产生觅食反射，张大嘴时，顺势将乳头和大部分乳晕送入婴儿口腔，婴儿的嘴张得很大，下唇向外伸，婴儿的下巴紧贴乳房，婴儿口下露出乳晕比口上多，婴儿的双颊饱满，能听到吞咽的声音。

【哺乳期乳房护理】

1. 常规喂哺前洗手；

2．不必常规清洁乳头（不可用酒精、肥皂液清洗），挤掉前面的几滴奶；

3．喂哺前柔和地按摩乳房；

4．左右乳房交替哺喂（前、中、后奶营养不同）；

5．结束时，不要强行拉出乳头；

6．喂哺完挤1～2滴乳汁，涂抹在乳头上防止皲裂和感染；

7．佩戴合适的棉质胸罩。

【手工挤奶方法】

1．让母亲把手彻底洗净。

2．坐或站均可，以自己舒适为准，将容器靠近乳房。

3．将拇指放在乳头根部的上方2cm左右处，示指放在乳头根部下方2cm处（与拇指相对），其他手指托住乳房。

4．用拇指及示指向胸壁方向轻轻下压（以不引起疼痛为宜），不可压得太深，否则将引起乳导管阻塞。

5．压力应作用在乳窦处的乳房上，即拇指及示指的部位，也就是说，必须压在乳晕下方的乳窦上。

6．反复一压一放，这样乳汁就会出来，完成挤奶。

7．拇、示指挤压动作时，不能滑动或摩擦动作，应类似于滚动式动作。

8．一个乳房挤压3～5分钟，乳汁少了可换另侧乳房、挤奶持续时间以20～30分钟为宜，不要挤太多，免得增加母亲负担。

知识链接

不建议母乳喂养的情况

1．婴儿的特殊疾病 如半乳糖血症、苯丙酮尿症等代谢性疾病，需要用特殊配方奶喂养；严重的唇腭裂可泵奶后用特殊奶嘴喂养；有葡萄糖-6-磷酸脱氢酶缺乏的婴儿，母亲要避免进食蚕豆和服用有氧化性的药物。

2．母亲的某些感染性疾病 如活动性结核、水痘、乳房单纯疱疹，人类嗜T细胞淋巴性病毒Ⅰ型或Ⅱ型感染，近期布鲁菌病、流感病毒、巨细胞病毒感染等，除了免疫缺陷病毒或需要长期服药治疗的感染外，可在积极治疗后恢复母乳喂养。

3．母亲服用药物、吸烟、饮酒和酗酒 需权衡药物的副作用和进入乳汁的浓度。可进入乳汁影响婴儿的药物包括精神类药物、中草药提取物、催乳药物、镇静药和镇痛药。

四、新生儿的护理

【新生儿阿氏评分】

新生儿阿氏评分用以判断有无新生儿窒息及窒息的严重程度，是以出生后一分钟内的心率、呼吸、肌张力、弹足底或导管插鼻反应及皮肤颜色 5 项体征为依据，见表 3-16。

表 3-16　新生儿阿氏评分

体征	生后一分钟内应得的分数		
	0 分	1 分	2 分
每分钟心率	0	<100 次	≥100 次
呼吸	0	浅慢而不规则	佳
肌张力	松弛	四肢稍屈曲	四肢活动好
对刺激反应	无反应	有些动作如皱眉	哭、咳嗽、恶心、喷嚏
皮肤颜色	全身苍白	躯干红，四肢青紫	全身红润

8～10 分属正常新生儿。

4～7 分为轻度窒息，处理不妥可转为重度，需清理呼吸道、人工呼吸、吸氧、用药等措施才能恢复。

0～3 分缺氧为重度窒息，需紧急抢救，气管插管给氧。

缺氧比较严重的新生儿可在出生后 5 分钟再次评分，10 分钟再次评分，直至连续两次评分≥8 分，若 5 分钟评分为 3 分，则新生儿病死率及以后发生脑部后遗症的机会明显增加。

【体温】

新生儿体温调节中枢发育不完善，皮下脂肪薄，保温能力差，散热快，易受外界温度影响，所以体温不定，应注意保暖，出生时，外界温度较低，应马上将新生儿的身体擦干。出生后一小时内体温约下降 2℃，以后逐渐回升，12～24 小时稳定在 36.5℃左右。出生后或洗澡后应戴帽子。

新生儿脱水热多发生在出生后 2～4 天，孩子表现为发热，体温一般在 38～40℃。小儿烦躁不安，啼哭不已，但无其他感染中毒症状。脱水症状不一定明显，但可因脱水而体重下降，尿量减少。发生的原因为：

（1）进入水分不足：新生儿出生后，经呼吸、皮肤蒸发、排出大小便等失去相当量水分，而生后 3～4 天内母乳分泌量较少，如果不注意补充会造成体内水分不足；

（2）环境温度过高：许多家长害怕新生儿着凉故给孩子包裹过严，因保暖过度，使小儿体温升高，呼吸增快，皮肤蒸发的水分也增多，如补充液量不足，也可脱水。

发热的高低和体重的减轻也不一定成比例。脱水热的预防和治疗，主要是补充液体，喂温开水或 5%～10% 葡萄糖液，每 2 小时 1 次，每次 10～30ml。补充液体后，热度随即下降，一般在 30～60 分钟后再测一次。

【皮肤】

新生儿出生时全身覆盖一层灰白色胎脂，有保护皮肤和减少散热的作用。头皮、耳后、腋下和其他皱褶处的胎脂较多，可于出生后用消毒植物油或温开水轻轻擦去。而后每次洗澡后在皱褶较多的部位要涂爽身粉，再次洗澡时要用毛巾或纱布将其洗净。

1．基本护理　新生儿口腔黏膜柔软、血管丰富，所以比较容易感染，口角处的奶渍要及时擦拭，避免发生口角炎。每次护理新生儿时都要清洁双手，尤其是在喂孩子之前，产妇在哺喂婴儿之前也要清洁双手及乳房，新生儿进食用具也要经过清洁消毒后方可使用，避免病从口入，预防鹅口疮。

2．毒性新生儿红斑　是指毛囊周围的发疹。有 30%～70% 的新生儿出生后 24～48 小时出现全身红斑，开始时为丘疹，第二天逐渐严重，成为红斑，多数第三天消失，并不需要治疗。其发生原因可能是对一些接触物如皂类、油类、空气中的杂质等的一种过敏反应或婴儿皮肤受床单和衣物的刺激产生的反应，因此要严格控制外界人员对产妇及婴儿带来的交叉感染，如红斑严重应及时通知儿科医生查看。

3．臀部护理　每 2～3 小时左右观察新生儿大小便情况，及时发现及时更换尿裤，避免尿布疹发生。并在大小便后都要用湿纸巾擦拭，或用温清水冲洗，然后涂抹少量护臀霜预防臀红。

4．脐部护理　保持脐部清洁干燥，因此脐带未脱落时洗澡不宜沾水，洗澡后用 75% 的酒精擦净脐带残端及脐轮周围。一般新生儿脐带 3～7 天脱落。如脐部红肿或分泌物有臭味，提示脐部感染，除局部处理外，可用抗生素预防败血症。

【生理性黄疸】

胎儿期红细胞因含氧量少而代偿性增加，出生后肺呼吸建立，体内过剩的红细胞迅速破坏而产生大量的胆红素，因新生儿肝脏酶系统发育不完善，不能在短期内使胆红素完全排出，致使皮肤、黏膜、巩膜逐渐发黄，称为"生理性黄疸"。足月出生后 2～3 天开始出现，4～5 天达高峰，持续一周左右可自然消退。当黄疸出现时，我们会告知产妇出现的原因以及母乳喂养的重要性，因为初乳有倾泻的作用，可使新生儿容易排便，只有多吃多排便黄疸才消退得快。如黄疸出现过早、持续不退或逐渐加深，应考虑为病理现象。

【泌尿系统】

新生儿肾脏过滤功能、调节功能及浓缩功能均较低,易发生水电解质紊乱。新生儿多在出生后 24 小时排尿,每天 10 余次,如出生后 48 小时仍未排尿,应检查原因。

【消化系统】

1. 新生儿溢乳　新生儿胃容量较小,肠道容量相对较大,蠕动较快,能适应大量流质食物。出生时虽吞咽功能基本完善,但因食管无蠕动,胃贲门括约肌不发达,胃浅呈水平状,所以哺乳后容易发生溢乳。因此,每次哺乳后应轻拍婴儿背部 2～3 分钟,然后在使其右侧卧位。

2. 新生儿大便

(1)胎便:新生儿一般在 24 小时后即可排出胎粪,胎粪呈墨绿色,黏稠而没有臭味,出生 2～3 天以后,大便逐渐变为棕褐色,以后成为正常大便。初生婴儿如果在生后 24 小时仍未见胎粪排出应检查有无消化道畸形;如排便很少,或伴呕吐、拒乳、腹胀等,可能是由于胎粪过于黏稠而造成的便秘,应给患儿禁食、补液,同时用生理盐水灌肠,促使胎粪顺利排出而恢复肠道的正常功能。

(2)新生儿大便:新生儿大便由于喂养条件不同也会有差异。吃母乳的新生儿大便多呈黄色或金黄色,软膏状,味酸不臭,一般每天 4～6 次,甚至达 7～8 次;如果母亲乳头有出血,新生儿吃母乳后排出的大便可发黑,有时呈柏油样,这些都属正常的。而人工喂养的新生儿大便次数比母乳喂养要少一些,比较干燥。如果新生儿大便呈稀水样,蛋花汤样,绿色发酸,可能是喂养不当、饥饿所致;大便呈灰白色,可见于胆道闭锁的小儿;如果大便带鲜血,应仔细检查孩子有没有假月经、外伤、肛门裂等,腹泻轻时大便可呈黄色或绿色稀便,多是由于喂养不当引起;如果腹泻严重,每日超过 10～30 次,水分多而粪质少,或是混有黏液的稀水便,同时伴有腹胀或呕吐,并可出现脱水,多是由于肠道感染引起,应及时治疗。

【代谢系统】

新生儿代谢系统较成人高,但糖原储备不足,故血糖较低,一般应大于 40mg/dl。新生儿体液占体重的 65%～70%,出生数天内可丢失较多水分而发生生理性体重下降,一般不超过 10%,4 天后开始回升,7～10 天恢复至出生体重。若下降过多、回升过晚或时间过长,应注意检查原因并处理。新生儿每日不显性失水 21～30ml/kg,尿 25～60ml/kg,粪便 2～5ml/kg,故出生前几天内每日需水 50～100ml/kg,以后增至每日 120～150ml/kg。

(金得燕)

第四节 妊娠合并症的护理常规

一、妊娠期高血压疾病护理

【概述】

妊娠合并高血压是指间隔 6 小时以上测量孕妇血压至少两次超过 140/90mmHg，或孕期血压增加 30/15mmHg，简称妊高征。

我国妊高征发病率 9.4%～10.4%，国外 7%～12%。本病强调生育年龄妇女发生高血压、蛋白尿症状与妊娠之间的因果关系。多数病例在妊娠期出现一过性高血压、蛋白尿症状，分娩后即随之消失。该病严重影响母婴健康，是孕产妇和围生儿发病及死亡的主要原因之一。

【临床表现】

1. 轻度妊高征　血压≥140/90mmHg，<150/100mmHg，或较基础血压升高 30/15mmHg，可伴有轻微的蛋白尿（<0.5g/24h）和（或）水肿。

2. 中度妊高征　血压≥150/100mmHg，<160/110mmHg，蛋白尿 +（≥0.5g/24h）和（或）水肿，无自觉症状或有轻度的头晕等。

3. 重度妊高征

（1）先兆子痫：血压≥160/110mmHg，蛋白尿 ++（≥5g/24h）和（或）水肿，有头痛、眼花、胸闷等自觉症状。

（2）子痫：在妊高征基础上有抽搐或昏迷。

1）轻度：BP≥140/90mmHg，妊娠 20 周以后出现，尿蛋白≥0.3g/24h 或定性 1+。

2）重度：BP≥160/110mmHg，尿蛋白≥2.0g/24h 或定性 ++ 以上。

【辅助检查】

1. 妊娠期高血压应定期进行以下常规检查　血常规、尿常规、肝功能、血脂、肾功能、心电图、B 超。

2. 子痫前期、子痫视病情发展和诊治需要应酌情增加以下有关的检查项目　眼底检查、凝血功能、血电解质、超声等影像学检查肝、胆、胰、脾、肾等脏器；动脉血气分析、心脏彩超及心功能测定；超声检查胎儿发育、脐动脉、子宫动脉等血流指数；必要时头颅 CT 或 MRI 检查。

【治疗原则】

妊娠期高血压疾病治疗目的是预防重度子痫前期和子痫的发生，降低母胎围生期发病率和病死率，改善母婴预后。治疗基本原则是休息、镇静、解痉，有指征地降压、利尿，密切监测母胎情况，适时终止妊娠。应根据病情轻重分类,进行个体化治疗。

1. 妊娠期高血压　休息、镇静、监测母胎情况,酌情降压治疗。

2. 子痫前期　镇静、解痉,有指征地降压、利尿,密切监测母胎情况,适时终止妊娠。

3. 子痫　控制抽搐,病情稳定后终止妊娠。

4. 妊娠合并慢性高血压　以降压治疗为主,注意子痫前期的发生。

5. 慢性高血压并发子痫前期　同时兼顾慢性高血压和子痫前期的治疗。

(1) 解痉、降压、镇静、合理扩容及必要时利尿。

(2) 适时终止妊娠,终止妊娠的指征:

1) 先兆子痫患者积极治疗 24~48 小时无明显好转。

2) 先兆子痫患者,胎龄已超过 34 周者;胎龄不足,已超过 34 周,可用地塞米松促使胎肺成熟后终止妊娠。

3) 先兆子痫孕妇,胎龄不足 34 周,胎盘功能检查提示胎盘功能减退,而胎儿成熟度检查提示胎儿已成熟者。

4) 子痫控制后 2 小时可考虑终止妊娠。

5) 终止妊娠的方式:①引产:病情控制后,宫颈条件成熟者(人工破膜、缩宫素静滴、会阴切开、胎头吸引、产钳助产)。②剖宫产:宫颈条件不成熟,有产科指征,不能在短时间内经阴道分娩的。

【护理评估】

1. 健康史　评估患者的月经史、孕产史。

2. 身心评估

(1) 症状和体征:根据妊娠合并高血压的临床表现进行评估。

(2) 心理 - 社会评估:患者多数担心高血压的影响,特别是担心是否会影响胎儿早产以及药物对胎儿的副反应。

3. 相关检查　了解患者需要进行的辅助检查,给以相应的指导和检查后的护理,同时注意追踪检查结果,为以后的护理措施提供依据。

【护理问题】

1. 有受伤的危险　与发生抽搐有关。

2. 恐惧 / 焦虑　与胎儿安全及自身病情有关。

3. 潜在并发症:胎盘早期剥离。

【护理措施】

1. 轻度妊娠期高血压孕妇的护理

(1) 加强产前宣教:向孕妇及家属讲解相关知识,督促孕妇每天数胎动,监测体重,及时发现异常。根据病情需要适当增加产前检查次数,加强母儿监测措施,提高孕妇自我保健意识。

（2）保证休息：病情较轻的孕妇可在家休息。保证充足的睡眠，取左侧卧位为宜，休息不少于 10 小时。必要时也可换成右侧卧位，避免平卧位。保持精神放松，心情愉快。

（3）合理饮食：孕妇需摄入足够的蛋白质、蔬菜、补充维生素、铁及钙剂。除了全身水肿的孕妇应限制食盐入量，其他孕妇不必严格限制食盐摄入。

2. 子痫前期、子痫期孕妇的护理

（1）孕妇应住院治疗，病室应环境安静，空气新鲜，保证充分休息与睡眠，尽量采取左侧卧位，经常巡视孕妇，及时满足其生活需要，备好抢救药品及物品。

（2）遵医嘱按时测血压，如舒张压上升，提示病情加重。并随时观察和询问孕妇有无头晕、头痛、恶心等自觉症状。

（3）注意胎心胎动的变化。

（4）适当限制食盐入量（每日少于 3g），每日或隔日测体重。每日记录液体出入量。测尿蛋白，必要时测 24 小时尿蛋白定量，查肝肾功能、二氧化碳结合力，眼底变化等项目。

（5）加强基础护理和心理护理。

（6）掌握药物的治疗和护理

1）硫酸镁是目前治疗子痫前期、子痫期的首选解痉药物。掌握硫酸镁的用药方法、毒性反应以及注意事项。①肌内注射法：常规硫酸镁混合液 12ml（25% 硫酸镁 10ml＋2% 利多卡因 2ml）臀部深部肌内注射，每 4～6 小时可重复用药。注射部位如有硬结或疼痛，可行局部热敷促进药物吸收。②静脉注射法：首剂量 4g（25% 硫酸镁 16ml＋5% GS 20ml）静脉慢推，再给 5g（25% 硫酸镁 20ml＋5% GS 500ml）静脉滴注，速度 1g/h，5 小时滴完，每日总量＜25g。静脉注射时，应严格控制输入速度，以保证药物浓度，并注意切忌发生药液外渗。③中毒反应包括：膝反射消失、呼吸＜16 次/分、尿量＜25ml/ 小时或＜600ml/24 小时，每次给药前及用药期间必须保证不出现毒副作用并有足够尿量的前提下方可用药。④解救措施：注射前准备好钙剂，如 10% 葡萄糖酸钙 10ml，若出现硫酸镁中毒立即静脉注射解救。

知识链接

HELLP 综合征的管理

HELLP 综合征以溶血（hemolysis, H）、肝酶升高（elevated liver enzymes, EL）和血小板减少（low platelets, LP）为特点，是妊娠期高血压疾病严重并发症之一，常危及母婴生命安全。

　　2013 年美国妇产科医师学会指南建议：① HELLP 综合征患者，若胎儿不能成活，应在病情稳定后立即终止妊娠；②妊娠大于或等于 34 周 HELLP 综合征患者，待病情稳定后立即终止妊娠；③妊娠小于 33^{+6} 周 HELLP 综合征患者，若胎儿成活，可应用糖皮质激素促胎肺成熟治疗 24～48 小时后分娩。

　　2) 使用镇静、控制抽搐药物注意事项：地西泮 10mg 肌内注射或静脉注射，静脉推注宜慢；冬眠合剂：冬眠 I 号（哌替啶 100mg＋氯丙嗪 50mg＋异丙嗪 50mg）1/3 量肌内注射。冬眠合剂易引起直立性低血压，产妇应卧床休息不能单独下床活动，以免发生意外。镇静药物对胎儿呼吸有抑制作用，故在接近分娩时应限制使用。

　　3．子痫患者的护理

　　(1) 安置患者于单人房间，避免声、光刺激，所有治疗、护理操作应相对集中，动作要轻柔，减少任何不必要的刺激。

　　(2) 患者一旦发生抽搐，应尽快控制。硫酸镁为首选药物，必要时可加用镇静药物。

　　(3) 专人护理，防止受伤。在子痫发生后，应立即保持患者的呼吸道通畅，并立即吸氧。置开口器于口腔，防止唇舌咬伤。患者取头低侧卧位。加床档，防止抽搐时坠床。

　　(4) 昏迷时应禁食，头偏向一侧，取出义齿，随时清理呼吸道分泌物及呕吐物，以免引起窒息或吸入性肺炎，加强口腔护理。

　　(5) 保留尿管，观察尿量及性状，做好皮肤护理。

　　(6) 观察记录抽搐发生次数、持续时间、间歇时间，积极预防抽搐再次发生。

　　(7) 密切观察病情变化，注意有无胎盘早剥、脑水肿、肺水肿、心衰、肾衰的临床表现，若临产应做好新生儿抢救准备。

　　4．产褥期的护理

　　(1) 产妇在产褥期仍需继续监测血压，产后 48 小时内应至少每 4 小时观察 1 次血压。

　　(2) 产后 24～48 小时内应继续使用硫酸镁治疗，防止发生抽搐。

　　(3) 使用大量硫酸镁的产妇，产后易发生子宫收缩乏力，恶露较多，应严密观察子宫复旧情况，防止产后出血。

　　5．健康指导

　　(1) 指导孕妇及家属了解妊娠高血压疾病的危害，定期做产前检查，及早治疗。

（2）孕妇应注意休息和营养。保持心情舒畅，争取每天卧床 10 小时以上，并以左侧卧位为佳，以增进血液循环，改善肾脏供血条件。

（3）饮食应清淡，降低食盐摄入量。

（4）如本次妊娠提前终止，指导产妇血压正常后 1～2 年后再怀孕，怀孕时应早期到高危门诊就诊检查。

（郭　羽）

二、妊娠合并糖尿病的护理

【概述】

在妊娠期间的糖尿病有两种情况，一种为妊娠前已有糖尿病的患者妊娠，又称糖尿病合并妊娠；另一种为妊娠前糖代谢正常或有潜在糖耐量减退，妊娠期才出现或发现糖尿病，又称为妊娠期糖尿病（GDM）。国内报道其发生率约为 1%。糖尿病孕妇中 80% 以上为 GDM，糖尿病合并妊娠者不足 20%。GDM 患者糖代谢多数于产后能恢复正常，但将来患 2 型糖尿病机会增加。糖尿病孕妇的临床经过复杂，对母儿均有较大危害，必须引起重视。

【临床表现】

1. 妊娠期　主要表现为多饮、多食、多尿、体形肥胖，孕妇感到子宫增大快，胎儿大，全身乏力、全身瘙痒或阴道外阴瘙痒，重者可出现视力模糊。

2. 分娩期　由于子宫收缩消耗大量糖原易出现盗汗、头晕、心慌、面色苍白、饥饿等低血糖症状；或出现恶心、呕吐、视力模糊、呼吸快且呼吸带有烂苹果味等酮症酸中毒症状。

3. 产后　由于抗胰岛素的迅速下降，易出现高血糖及低血糖的症状。

【辅助检查】

1. 实验室检查　测血糖、尿糖、尿酮体、糖耐量试验。

2. B 超检查　了解胎儿发育情况。

3. 胎儿成熟度检查　了解胎盘功能。

4. 胎儿胎心监护　了解胎儿宫内情况。

知识链接

GDM 者具有以下特征提示产后糖代谢异常持续存在：①孕 20 周前诊断出的 GDM；②孕期 50g 葡萄糖负荷试验血糖在 11.2mmol/L 以上或空腹血糖明显异常者；③孕期胰岛素用量大。

【治疗原则】

1. 若已有严重的心血管病史、肾功能减退或眼底有增生性视网膜炎者不宜妊娠,应尽早终止。

2. 可以继续妊娠者,应定期产前检查,与内分泌科及营养科积极配合,控制糖尿病。一般主张在 40 周内终止妊娠。若在治疗中出现胎盘功能不良或其他产科并发症时应及时终止妊娠。

【护理评估】

1. 健康史　评估患者的月经史、孕产史,糖尿病家族史,了解有无糖尿病的危险因素存在。了解孕妇有无不明原因的死胎、死产、巨大儿、畸胎儿等分娩史。

2. 身心评估

(1)症状和体征:根据妊娠合并糖尿病的临床表现进行评估。

(2)心理 - 社会评估:患者多数担心妊娠糖尿病影响胎儿发育,担心糖尿病遗传给新生儿。

3. 相关检查　了解患者需要进行的辅助检查,给以相应的指导和检查后的护理,同时注意追踪检查结果,为以后的护理措施提供依据。

【护理问题】

1. 营养失调:低于或高于机体需要量　与血糖代谢异常有关。

2. 有胎儿受损的危险　与胎盘功能障碍有关。

3. 有出血的危险　与糖尿病影响凝血机制有关。

4. 潜在并发症:感染　与白细胞功能缺陷及侧切或剖宫产伤口有关。

5. 潜在的并发症:胎儿宫内窘迫　与胎盘宫内受损、组织缺氧有关。

【护理措施】

1. 加强围生期保健及健康指导　指导孕妇正确掌握注射胰岛素的方法、药物作用的时间,自觉配合饮食及适当的休息和运动。

2. 保持个人卫生　注意保持口腔、皮肤的卫生,保持环境清洁,室内通风每日 2 次,每次 30 分钟。注意保暖,预防上呼吸道感染。

3. 加强对产妇及胎儿监护　定期胎心监护,了解胎儿宫内情况,自妊娠32 周开始,每周一次胎心监护(NST)检查,36 周后每周 2 次,了解胎儿宫内储备能力。并教会产妇自测胎动的方法。

4. 分娩时应严密监测血糖,密切监护胎儿状况。产程时间不超过 12 小时。在分娩过程中给予产妇心理支持以缓解分娩压力。产后定时观察产妇的子宫收缩和出血情况。预防产后出血。

5. 新生儿护理　新生儿出生后监测血糖,血糖低于 2.2mmol/L 者遵医嘱口服葡萄糖防止低血糖。注意新生儿呼吸情况,保暖,加强喂养。

6. 分娩后监测血糖变化　24小时内胰岛素减至原用量的1/2,48小时减少到原用量的1/3,产后需重新评估胰岛素的需要量。

7. 预防产褥感染,鼓励母乳喂养。

8. 因妊娠期糖尿病患者易发生糖尿病,建议产妇产后于内科随诊,便于及早发现及早治疗。

9. 健康指导

(1)指导孕妇正确控制血糖,提高自我照护能力。

(2)指导孕妇掌握注射胰岛素的正确方法、药理作用,并能自行进行血糖监测。

(3)指导孕妇自行监测胎动情况,发现异常及时就诊。

(4)指导产妇定期接受产科和内科复诊,如产后正常也需每3年查血糖一次。

三、妊娠合并心脏病的护理

【概述】

妊娠合并心脏病是产科严重的妊娠合并症。因在妊娠期、分娩期及产褥期,母体的血容量及血流动力学发生了改变,加重了心脏病患者的心脏负担,从而诱发心力衰竭,是孕产妇死亡的重要原因之一。妊娠合并心脏病在我国孕产妇死因顺位中高居第二位,为非产科直接死因的首位。

【临床表现】

随着妊娠周数的增加,子宫不断增大,心脏负担逐渐加重。心脏正常的孕妇也会出现轻微的心悸、气短、水肿、疲倦感增加等症状。而伴有心功能不全的孕妇,上述症状会明显加重,且通常是进行性的,甚至出现心力衰竭的症状。分娩时,由于宫缩频繁,可出现进行性的呼吸困难,孕妇需半坐卧位或端坐呼吸,咳嗽或痰中带血,气促加重,肺底持续性啰音等,均提示心力衰竭。

知识链接

不适宜妊娠的心脏病患者都有哪些?

心脏病较重、心功能Ⅲ～Ⅳ级、既往有心力衰竭病史、严重心律失常、肺动脉高压、右向左分流型先天性心脏病(法洛四联症等)、围生期心肌病、心脏病并发细菌性心内膜炎、急性心肌炎、风湿热活动期、年龄在35岁以上且心脏病病程较长者。

以上患者在孕期极易诱发心力衰竭,不宜妊娠。如已妊娠,应在早期终止妊娠。

【辅助检查】

1. 心电图检查 心电图可提示各种心律失常、心肌损害等。

2. X 线检查 X 线可显示心界扩大情况。

3. 超声心动图 更精准的反映各心腔的大小、心脏瓣膜结构和功能情况。

4. B 型超声检查 通过 B 超检查可了解心脏代偿情况及胎儿大体情况。

5. 胎儿电子监护仪 通过胎儿电子监护可预测宫内胎儿储备能力,评估胎儿安全。

6. 实验室检查 血常规、尿常规、胎儿胎盘功能检查,如尿雌三醇(E_3)的动态观察,或雌激素与肌酐(E/C)比值。

【治疗原则】

心脏病孕产妇的主要治疗原则是防治心力衰竭和严重感染。防治措施包括:

1. 非孕期 根据孕妇所患心脏病的类型、病情轻重程度及心功能分级等情况,评估患者是否可以妊娠。

2. 妊娠期 对可继续妊娠的孕妇,要严密监护,积极预防和治疗各种引起心力衰竭的诱因,确保妊娠和分娩时的安全,适时终止妊娠。对不宜继续妊娠者,应在妊娠早期行人工流产,并指导其采取正确的避孕措施。

3. 分娩期 根据孕妇的心功能选择适宜的分娩方式。心功能 I～II级者,评估胎儿不大、胎位正常、宫颈条件良好,可在严密监护下行阴道分娩,分娩时给予阴道助产,防止产后出血和心力衰竭的发生。心功能III～IV级者,评估胎儿较大、宫颈条件不佳,合并其他并发症者,均应选择剖宫产终止妊娠。因行剖宫产时可减少孕妇长时间子宫收缩所引起的血液动力学改变,减轻心脏负担。

4. 产褥期 产后最初 3 日内容易发生心力衰竭。产妇应充分休息,密切观察生命体征的变化,同时给予广谱抗生素预防感染,产后 1 周无感染征象时停药。

【护理评估】

1. 健康史 护士应认真、全面的评估孕妇的产科病史及既往史。尤其是与心脏病有关的疾病史、相关检查、心功能状态和治疗经过,以及此次妊娠情况。

2. 身心状况

(1)症状和体征:准确评估患者的心功能分级及有无早期心力衰竭的指征。

(2)心理 - 社会评估:随着妊娠周数的增加,心脏负担逐渐加重,由于孕妇和家属缺乏相关的专业知识,孕妇会对分娩、产后及胎儿的安危而感到紧张、焦虑和害怕。

3．相关检查：了解患者需要进行的辅助检查，给以相应的指导和检查后的护理，同时注意追踪检查结果，为以后的护理措施提供依据。

【护理问题】

1．潜在并发症：心力衰竭。

2．心排出量减少　与产后腹压下降、回心血量减少有关。

3．自我照顾能力缺陷　与心功能不全需卧床休息有关。

4．有感染的危险　与宫腔内操作、机体抵抗力低有关。

5．恐惧和焦虑　与担心分娩是否顺利及新生儿安全有关。

【护理措施】

1．非孕期　根据患者心脏病的种类、心功能分级和病情程度决定是否适宜妊娠。对于不适宜妊娠者，应根据患者的情况采取有效的措施，严格避孕。对于可以妊娠或坚持妊娠的孕妇，应告知其妊娠对母体和胎儿可能存在的危险，指导其定期产检。

2．妊娠期

（1）加强孕期保健，指导产妇进行定期、规律的产前检查，根据病情需要增加检查次数，由心内科医师和产科医师共同完成，及早发现诱发心力衰竭的各种潜在危险因素。心功能 I～II 级者，应在妊娠 36～38 周入院待产。

（2）保持生活规律，充分休息，避免过度劳累及情绪激动，保证孕妇每天至少 10 小时的睡眠。休息时应采取左侧卧位或半卧位。

（3）保证摄入合理的营养：要限制过度加强营养而导致体重过度增长。保证合理的高蛋白、高热量、高维生素和低脂饮食。同时注意铁剂的补充，适当限制食盐量，一般每日食盐量不超过 4～5g。

（4）积极防治诱发心力衰竭的各种因素：如贫血、心律失常、维生素 B 族缺乏、妊娠合并高血压综合征、各种感染尤其是上呼吸道感染等，防止便秘，必要时给予缓泻剂。

（5）健康教育：指导孕妇及家属掌握妊娠合并心脏病的相关知识，避免诱发因素，识别早期心力衰竭的症状和体征，强调必须遵医嘱用药的重要性。及时告知孕妇及其家属，使其了解妊娠的进展情况及分娩时、分娩后的治疗护理方法，减轻其心理恐惧感。

3．分娩期

（1）密切观察孕妇的产程进展，协助孕妇采取左侧卧位 15°，上半身抬高 30°，防止仰卧位低血压的发生。

（2）定时监测心功能状态或给予持续心电监护，预防治疗诱发心力衰竭的各种因素，防止左心衰竭的发生。避免上呼吸道感染或其他感染诱发心力衰竭，保持外阴清洁。严格无菌技术，临产后遵医嘱给予抗生素治疗，持续至产后1周，预防感染的发生。

（3）缩短第二产程，减少孕妇的体力消耗。指导产妇呼吸技巧，在宫缩间歇时充分放松。避免产妇屏气用力，必要时行会阴侧切术、产钳助产术或胎头吸引术以缩短产程，同时做好抢救新生儿的准备。

（4）第三产程胎儿娩出后，应立即在腹部放置沙袋，持续24小时，防止腹压骤降诱发心力衰竭的发生。为预防产后出血，可给予缩宫素10～20U肌内注射或静脉注射，禁用麦角新碱，以防静脉压升高。输液时，要严格控制输液速度，以免增加心脏负担，并严密观察患者的生命体征，随时评估心脏功能。

4．产褥期

（1）严密监护产妇生命体征的变化，尤其是产后72小时内，及早发现心力衰竭的症状。

（2）保证产妇充足的休息，指导产妇取半坐卧位或左侧卧位。在心功能允许的情况下，协助产妇下床适度活动，以减少血栓的形成。

（3）心功能 I、II 级的产妇可行母乳喂养，但应避免劳累，心功能 III、IV 级者不能哺乳，应及时回乳，并给予相应指导及人工喂养指导。

（4）指导孕妇摄取清淡饮食，防止便秘。必要时遵医嘱给予缓泻剂。

5．健康指导

（1）指导产妇产后根据情况到心内科就诊。

（2）指导产妇注意休息，保暖，避免劳累及上呼吸道感染，保持心功能状态稳定。

（3）根据产妇心功能情况指导产妇合理进行母乳喂养。

（4）不适宜再次妊娠需要做绝育者，且心功能良好，应于产后1周做绝育手术。未做绝育手术的患者，应指导产妇采取适宜的避孕措施，严格避孕。

（张丽霞）

四、妊娠合并特发性血小板减少性紫癜的护理

【概述】

妊娠合并血小板减少是妊娠期严重的合并症之一，可由内科合并症和妊娠并发症引起。血小板计数减少和功能改变，可引起严重的出血、贫血，造成不良的妊娠结局。

【临床表现】

1．急性型　80%以上患者起病前1～2周有呼吸道感染史，特别是病毒感染史。起病急，常有畏寒、发热，皮肤、鼻、牙龈及口腔黏膜出血较重，皮肤可有大片瘀斑、血肿，常先见于四肢，尤以下肢为多。当血小板低于 20×10^9/L 时可有内脏出血，如呕血、便血、咯血、血尿、阴道出血等。出血量过大或范围

过广者可出血不同程度的贫血、血压减低或失血性休克。

2. 慢性型 起病缓慢,出血症状相对较轻,常反复发生皮肤黏膜瘀点、瘀斑。反复发作者常有轻度脾大。

【辅助检查】

1. 实验室检查

(1)血象:急性发作期血小板常低于 $20×10^9/L$,慢性型常为 $(30～80)×10^9/L$,除大量出血外,一般无明显贫血及白细胞计数减少。

(2)骨髓象:巨核细胞增加或正常。急性型幼稚巨核细胞比例增多,胞体大小不一,以小型多见;慢性型颗粒型巨核细胞增多,胞体大小基本正常。

2. 其他 束臂试验阳性、出血时间延长、血块收缩不良等。

【治疗原则】

争取阴道分娩,注意预防产后出血和感染

【护理评估】

1. 健康史评估患者的月经史、孕产史。

2. 身心评估

(1)症状和体征根据疾病的临床表现进行评估。

(2)心理 - 社会评估患者多数担心疾病对妊娠结局和胎儿的影响。

3. 相关检查 了解患者需要进行的辅助检查,给以相应的指导和检查后的护理,同时注意追踪检查结果,为以后的护理措施提供依据。

【护理问题】

1. 潜在并发症:出血 与血小板减少有关。

2. 潜在并发症:感染 与应用皮质激素、免疫功能下降有关。

3. 焦虑 与血小板减少引起严重出血及不良妊娠结局有关。

【护理措施】

1. 产前护理

(1)加强孕期保健,定期随诊。

(2)定期监测血小板,有条件检查血小板抗体和骨髓穿刺。

(3)加强胎儿监护,教会孕妇自行监测胎动情况,发现异常及时就诊。

(4)有出血倾向者在肌内注射或静脉输液完毕时,用棉签压迫针眼直至止血;减少活动,防止外伤,必要时绝对卧床休息。

(5)预防或避免加重出血,膳食不宜过热、过硬,使用软毛牙刷,预防便秘,穿着宽松的衣服,避免剧烈咳嗽,禁用引起血小板减少或抑制其功能的药物等。

(6)长期服用糖皮质激素者应指导其按医嘱服药,不可自行减量或突然停药,观察药物副作用。

知识链接

妊娠合并特发性血小板减少性紫癜患者的分娩方式选择

我院40例孕妇中，剖宫产术者23例，无手术及麻醉并发症，均为有产科指征，没有因血小板低，预防新生儿颅内出血而行手术者，故建议多数合并特发性血小板减少性紫癜孕妇经阴道分娩。经阴道分娩者17例，仅1例有小阴唇血肿，均无新生儿颅内出血发生。

无论何种方式分娩，都于产前或产后给予必要的支持治疗，增加血小板计数。

2. 产时和产后护理

（1）推荐阴道分娩。

（2）遵医嘱做好输血及血小板的准备。

（3）阴道分娩过程中，禁忌使用胎头吸引器助产。

（4）产后密切观察生命体征，子宫收缩及恶露情况，及时发现产后出血。必要时，遵医嘱使用止血药物。

（5）观察阴道分娩产妇会阴缝合伤口情况，防止血肿形成。

（6）保持会阴部清洁，预防产后感染。

（7）产后注意观察新生儿出血情况。

（8）是否母乳喂养视产妇病情及胎儿血小板情况而定。

五、妊娠合并甲状腺功能减低的护理

【概述】

甲状腺功能减退症简称甲减，是由多种原因引起的甲状腺激素合成、分泌或生物效应不足所致的一组内分泌疾病。由于该疾病病程较为缓慢，且发病初期也没有较明显的临床表现，因此易被漏诊、误诊。而处于妊娠期的孕妇，其甲状腺处于应激状态，迫使其必须分泌充足的甲状腺激素，以供其正常的生理需要；这也使得孕妇的甲状腺被迫长期处于代偿状态，从而导致较明显的甲状腺功能减退或亚临床状态。另外，孕妇在孕期就已患有甲减时，则会因甲状腺储备能力受限，甲减症状进一步加重。同时，还有一些孕妇在孕期曾进行过甲状腺手术或是出现自身免疫性甲状腺炎等，也易导致甲减发生。而患有妊娠合并甲减的患者容易发生流产、早产、胎儿宫内发育迟缓，胎儿先天畸形等。

【临床表现】

1. 一般表现　体温偏低、乏力、脱发、畏寒少汗、皮肤干燥，畏食而体重不减或增加。踝部呈非凹陷性水肿。

2. 精神神经系统 记忆力减退、反应迟钝、嗜睡、精神抑郁，有神经质表现。严重者发展为猜疑型精神分裂症。重症者呈痴呆、幻觉、木僵、昏睡或惊厥。因黏蛋白沉积致小脑功能障碍时，出现共济失调、眼球震颤等。

3. 心血管系统 窦性心动过缓、心浊音界扩大、心音减弱。

4. 消化系统 畏食、腹胀、便秘等，由于胃酸缺乏或维生素 B_{12} 吸收不良，可导致缺铁性贫血或恶性贫血。

5. 呼吸系统 肺泡通气量减少，呼吸肌功能障碍，肺毛细血管活力减弱，毛细血管基底膜增厚，影响气体交换，氧分压降低，呈缺氧状态。

6. 肌肉与关节 肌肉软弱无力，可有暂时性肌强直、痉挛、疼痛等。黏液性水肿的患者可伴有关节病变。

【辅助检查】

1. 实验室检查

（1）一般检查：骨髓检查有轻、中度贫血；血糖正常或偏低；血胆固醇、甘油三酯常增高。

（2）甲状腺功能：血清 TSH 升高；血 TT_4（或 FT_4）降低早于 TT_3（或 FT_3）；血 TT_3 或（FT_3）下降仅见于后期或病重者。

2. 其他病变部位鉴定及病因检查。

【治疗原则】

甲状腺激素替代治疗并积极进行病因治疗。

【护理评估】

1. 健康史 评估患者的既往史、月经史、孕产史。

2. 身心评估

（1）症状和体征：根据疾病的临床表现进行评估。

（2）心理 - 社会评估：患者多数担心疾病对妊娠结局和胎儿的影响。

3. 相关检查 了解患者需要进行的辅助检查，给以相应的指导和检查后的护理，同时注意追踪检查结果，为以后的护理措施提供依据。

【护理问题】

1. 便秘 与代谢率降低及体力活动减少引起肠蠕动减慢有关。

2. 活动无耐力 与甲状腺激素分泌不足有关。

3. 有皮肤完整性受损的危险 与皮肤组织粗糙脆弱及四肢水肿有关。

4. 营养失调：高于机体需要量 与代谢率降低致摄入大于需求有关。

5. 潜在并发症：黏液性水肿昏迷。

【护理措施】

1. 加强孕期保健 定期产科和内分泌科随诊，定期监测甲状腺功能。

2. 教会患者自行监测胎动情况，发现异常及时就诊。

3. 心理护理　患者因担心疾病对胎儿的影响而承受较大的心理压力，加之甲减会产生精神抑郁症状，应关注患者情绪变化及心理反应，主动与患者沟通，引导患者的思想转向积极乐观的方向，解除心理负担。

4. 用药护理　优甲乐（合成甲状腺素）初始剂量为 25～50μg/d，每隔 2～4 周增加剂量 25～50μg，维持剂量 125～200μg，补充治疗后保持 TSH 在正常范围。妊娠期和哺乳期应坚持服药。若妊娠期前已服优甲乐，早孕期需增加剂量，妊娠期根据甲状腺功能调整用药，产后恢复妊娠期剂量。优甲乐宜于清晨空腹顿服，与铁剂、钙剂和维生素等至少间隔 2 小时服用，以免产生化合物，影响吸收。告知患者不可自行停药。

知识链接

孕 20 周内行甲状腺功能减退筛查是否对儿童认知功能有益？

《自然》杂志中报道了 Lazarus 等人进行的一项研究，对孕龄中位数为孕 12^{+3} 周的孕妇进行甲状腺功能的筛查，并对甲低患者进行治疗，并不能提高后代三岁时的认知能力。

---

5. 饮食护理　应进食粗纤维食物，以促进肠蠕动。每日摄入充足水分，保证大便通畅。保证高蛋白、高维生素、低钠、低脂饮食，补充碘盐，但对于由桥本甲状腺炎所致甲减的患者则应避免摄取含碘食物或药物，以免诱发黏液性水肿。有贫血的患者应补充富含铁质和维生素 B_{12} 的食物。

6. 保持水肿患者的床单位整洁，让患者在床上经常变换体位或下床活动，避免摩擦和同一部位长时间受压。对于皮肤干燥的患者，可局部涂抹乳液或润肤油以保护皮肤，洗澡时禁用碱性皂液，穿着棉质的衣服。

7. 患者产后 1 个月复查甲状腺功能。新生儿出生 72 小时后采足跟血查甲状腺功能，14 天时再次抽血复查。

（郭　羽）

六、妊娠合并甲状腺功能亢进的护理

【概述】

甲状腺功能亢进症（甲亢）是一种十分常见甲状腺疾病，好发于育龄期妇女，妊娠合并甲亢，发生率为 0.02%～0.2%。多以 Graves 病为主，可对孕产妇、胎儿和新生儿产生不良影响，重症者可引起流产、早产、死胎、低出生体重儿、新生儿甲状腺疾病等，甚至诱发甲状腺危象，危及母儿生命。

【临床表现】

1. 症状 心悸、多汗、食欲亢进、消瘦、情绪急躁、怕热、乏力、大便次数增多。

2. 检查 突眼、甲状腺肿大可有血管杂音、双手震颤,休息时心率 > 100 次 / 分,脉压增大 > 50mmHg。

3. 甲状腺危象 甲亢孕妇在手术、分娩、感染等应激情况或不适当停药时,会有发生甲状腺危象的可能。

知识链接

甲亢危象的表现?

高热 39℃以上、脉率 > 140 次 / 分、脉压差增大、焦虑烦躁、大汗淋漓、恶心、厌食、呕吐、腹泻等,可伴脱水、休克、心律失常及心力衰竭和肺水肿,需及时处理。

【辅助检查】

实验室检查是诊断甲亢的重要手段:

1. 基础代谢率 > 30%。

2. 甲状腺功能测定 FT_3 或 FT_4 增高,TSH 下降。孕期 TT_3 和 TT_4 生理性升高,不作为诊断依据。

3. 甲状腺抗体测定 可有促甲状腺素受体抗体 TRAb(+),部分有 TPO-Ab 或 TG-Ab(+)。

【治疗原则】

以药物治疗为主,禁用放射性碘治疗,如可疑恶性或药物控制不佳者,孕中期行手术治疗。治疗期间需定期监测甲状腺功能。

【护理评估】

1. 健康史 评估患者的既往史、月经史、孕产史。

2. 身心评估

(1)症状和体征:根据疾病的临床表现进行评估。

(2)心理 - 社会评估:患者多数担心疾病对妊娠结局和胎儿的影响。

3. 相关检查及用药 了解患者需要进行的辅助检查,给以相应的指导和检查后的护理,同时注意追踪检查结果,为以后的护理措施提供依据。

【护理问题】

1. 营养失调 低于机体需要量 与机体代谢率升高有关。

2. 睡眠型态紊乱 与疾病导致神经系统兴奋性增高有关。

3．有胎儿受伤的危险　与甲状腺功能控制不良或药物对胎儿的影响有关。

【护理措施】

1．妊娠期护理

（1）加强孕期保健：定期产科和内分泌科随诊，定期监测甲状腺功能。教会患者自行监测胎动情况，发现异常及时就诊。

（2）心理护理：患者因担心疾病对胎儿的影响而承受较大的心理压力，应关注患者情绪变化及心理反应，主动与患者沟通，耐心讲解妊娠与甲亢的相互影响，引导患者的思想转向积极乐观的方向，解除心理负担。

（3）饮食护理：高热量、高蛋白、富含维生素饮食，少食辛辣、刺激食物及含碘丰富的食物。

（4）活动与休息：适当活动，保持充足睡眠，休息环境应安静，创造轻松的气氛。

（5）用药护理：药物治疗的目的是将甲状腺素水平控制在正常高线水平，首选药物为丙硫氧嘧啶（PTU）。剂量 100～150mg/d，重症者 200～300mg/d，分 3～4 次口服，症状改善后逐渐减量，维持量为 25～50mg/d。用药期间注意监测血常规、肝功能、甲状腺素水平。服药期间应警惕粒细胞缺乏症，表现为：咽痛、发热、关节酸痛，如出现应立即停药就医。

（6）眼部护理：指导孕妇保护眼睛，戴深色墨镜，减少光线和灰尘的刺激。高枕卧位、限制钠盐摄入以减轻球后水肿。

2．产褥期护理

（1）母乳喂养：乳汁里药物含量很少，可以母乳喂养，但应注意定期监测新生儿甲状腺功能。

（2）用药指导：产后及时复查甲状腺功能，调整药物剂量；加强观察，注意母亲甲亢复发或加重的倾向。

（3）饮食护理：高热量、高蛋白、丰富维生素、易消化饮食。

（4）活动与休息：适当活动同时注意休息；减少探视，避免喧哗及噪声；给予促进睡眠的相应护理措施，必要时可遵医嘱给予药物。

第五节　妊娠并发症护理常规

一、胎盘早剥的护理

【概述】

妊娠 20 周后或分娩期，正常位置的胎盘在胎儿娩出前，部分或全部从子宫壁剥离，称为胎盘早期剥离，简称胎盘早剥。胎盘早剥是妊娠晚期的一种严重并发症,具有起病急、发展快的特点,若处理不及时可危及母儿生命。国内报道发病率为 0.46%～2.1%,国外报道发病率为 1%～2%。

【临床表现】

根据病情轻重程度,Sher 将胎盘早剥分为 3 度,见表 3-17。

表 3-17 胎盘早剥分度

分度	剥离面积	症状	腹部检查
Ⅰ度	剥离面积小	常无腹痛或轻微腹痛	子宫软、大小与孕周相符,胎位清楚,胎心率正常
Ⅱ度	胎盘面积的 1/3	突然发生的持续性腹痛、腰酸或腰背痛	子宫大于孕周,子宫底升高。胎盘附着处压痛明显,宫缩有间歇,胎位可扪及,胎儿存活
Ⅲ度	胎盘面积的 1/2	较Ⅱ度重,可出现恶心、呕吐、面色苍白、四肢湿冷、脉搏细数、血压下降等休克症状	子宫硬如木板,宫缩间歇时也不能松弛,胎位扪不清,胎心消失

【辅助检查】

1. B 型超声检查　正常胎盘 B 型超声图像显示紧贴子宫体部后壁、前壁或侧壁。胎盘早剥典型的 B 型超声图像显示胎盘与子宫壁之间出现边缘不清的液性低回声区,并见胎盘增厚或胎盘边缘"圆形"裂开。严重胎盘早剥时可伴胎心和胎动的消失。若胎盘边缘已与子宫壁分离而未形成胎盘后血肿,则见不到上述图像,故超声检查结果阴性也不能完全排除胎盘早剥。

2. 实验室检查　全血细胞计数和凝血功能检查。Ⅱ度和Ⅲ度胎盘早剥患者应检查肾功能与二氧化碳结合力,并做 DIC 筛选试验(血小板计数、凝血酶原时间、纤维蛋白原测定)。结果可疑者需做纤溶确诊试验(凝血酶时间、优球蛋白溶解时间、血浆鱼精蛋白副凝试验)。情况紧急时,也可抽肘静脉血2ml 于一干燥试管中,轻叩管壁,7 分钟后观察,若无血块形成或有易碎的软凝血块形成,则表明凝血功能障碍。

【治疗原则】

1. 纠正休克　休克抢救成功与否,取决于补液量和补液速度。对于病情危重、处于休克状态的患者应立即开放静脉通路,迅速补充血容量,改善循环。及时输入新鲜血液,既可补充血容量,又可补充凝血因子。

2. 及时终止妊娠　根据孕妇的胎次、病情轻重、胎产式、胎儿宫内情况、产程进展情况等决定终止妊娠的方式。

3. 处理并发症　对凝血功能障碍、急性肾衰竭和产后出血进行及时处理。

【护理评估】

1. 健康史　孕妇在妊娠晚期或临产时突然发生腹部剧痛，有急性贫血或休克现象。评估既往病史。对于孕妇患有妊娠期高血压或高血压病史、胎盘早剥史、慢性肾炎史、仰卧位低血压综合征及外伤史等，应进行全面的评估。

2. 身心状况

（1）症状和体征：根据胎盘早剥的临床表现进行评估。

（2）心理 - 社会评估：胎盘早剥孕妇入院时情况危急，孕妇及其家属常常感到高度紧张和恐惧。

3. 相关检查　了解患者需要进行的辅助检查，给以相应的指导和检查后的护理，同时注意追踪检查结果，为以后的护理措施提供依据。

【护理问题】

1. 潜在并发症：弥散性血管内凝血（DIC）。

2. 有胎儿受损的危险　与胎盘功能障碍有关。

3. 焦虑/恐惧　与胎盘早剥起病急、进展快、出血多，危及母儿生命有关。

4. 有感染的危险　与出血致机体抵抗力低有关。

【护理措施】

1. 严密观察患者病情变化，及时发现并发症。

（1）严密监测患者血压、脉搏、呼吸及胎心的变化。

（2）观察患者腹痛性质、程度及阴道流血情况。可在腹部标记宫底位置，通过宫底高度的变化了解内出血情况。保留会阴垫以查看阴道出血量和凝血功能。同时注意观察患者的精神状态、面色、肤色情况。

（3）胎盘早剥易引发凝血功能障碍，应密切观察有无全身出血倾向，注意休克的早期症状。凝血功能障碍表现为皮下、黏膜或注射部位出血，子宫出血不凝，有时有血尿、咯血及呕血等现象。急性肾衰竭表现为少尿或无尿。护士应引起高度重视，一旦发现上述症状，立即通知医生给予相应处理。

2. 对已经诊断胎盘早剥的孕妇，纠正休克，改善一般情况。护士应立即开放静脉通路，积极补充血容量。同时密切观察胎儿状态。

3. 为终止妊娠做好准备　根据具体情况决定分娩方式，做好分娩相应准备及新生儿抢救准备工作。

4. 心理护理　解释治疗及护理措施的目的，减轻孕妇的恐惧心理。

5. 预防产后出血　胎儿娩出后产妇易发生产后出血，因此分娩后应及时给予宫缩剂，并配合按摩子宫。产后应加强生命体征的观察，预防晚期产后出血的发生。

6. 产褥期护理　保持会阴清洁，及时更换会阴垫，预防感染。注意加强营养，纠正贫血。给予母乳喂养指导，死产者及时给予退乳措施。

二、前置胎盘的护理

【概述】

正常胎盘附着于子宫体部的后壁、前壁或侧壁。妊娠 28 周后,胎盘附着于子宫下段,甚至胎盘下缘达到或覆盖宫颈内口,其位置低于胎先露部,称为前置胎盘。前置胎盘多见于经产妇,尤其是多产妇,是妊娠晚期严重的并发症,对产妇的影响包括胎盘粘连及胎盘植入、妊娠期出血、产后出血、贫血、感染。对胎儿的影响包括:长发育受限、胎儿宫内窘迫、早产。其发病率国外报道 0.5%,国内报道 0.24%～1.57%。

【临床表现】

1. 症状 典型症状是妊娠晚期或临产时,发生无诱因、无痛性反复阴道流血,偶有发生于妊娠 20 周者。多由于妊娠晚期子宫下段逐渐伸展,宫颈内口受牵拉,宫颈管缩短;临产后规律宫缩使宫颈管消失,成为软产道一部分。宫颈外口扩张,附着于子宫下段及宫颈内口的胎盘前置部分,不能相应伸展而与其附着处分离,血窦破裂出血。阴道流血发生早晚、反复发生次数、出血量的多少与前置胎盘的类型有很大关系,见表 3-18。

表 3-18 前置胎盘分类

分类	与宫颈内口的关系	出血时间	出血量
完全性前置胎盘	胎盘组织完全覆盖	妊娠 28 周左右	量多、频繁,有时可使患者陷入休克状态,称"警戒性出血"
部分性前置胎盘	胎盘组织部分覆盖	介于完全性前置胎盘和边缘性前置胎盘	介于完全性前置胎盘和边缘性前置胎盘
边缘性前置胎盘	胎盘附着子宫下段,边缘到达子宫颈内口,但未覆盖	妊娠 37～40 周或临产	出血量也较少

2. 体征 患者一般情况与出血量多少有关。大量出血可致患者出现面色苍白、脉搏细数、血压下降等休克表现。大量出血也可导致胎儿宫内缺氧,甚至死亡。由于前置胎盘占据了胎儿正常的胎位空间,易发生胎位异常。另外产妇抵抗力低,胎盘剥离面又靠近子宫颈口,细菌易经阴道上行发生产褥感染。

【辅助检查】

1. B 型超声检查 是目前最安全、有效的检查方法。根据胎盘下缘与宫颈内口的关系，确定胎盘类型，阴道 B 型超声更准确。B 型超声诊断前置胎盘时需注意孕周。孕中期 B 型超声检查发现胎盘前置者，不宜诊断为前置胎盘，因为妊娠晚期子宫下段的胎盘可随宫体上移可转变成正常位置的胎盘，应称为胎盘前置状态。

2. 产科检查　前置胎盘位于子宫下段前壁时，可于耻骨联合上方听到胎盘血管杂音。

3. 产后检查胎盘及胎膜　若胎盘前置部分母体面有陈旧性紫黑色血块附着，或胎膜破口距胎盘边缘 <7cm，则为前置胎盘。对产前出血者，产后应检查胎盘胎儿面有无血管断裂，可提示有无副胎盘。

【治疗原则】

以抑制宫缩、控制出血、纠正贫血和预防感染为原则。根据阴道流血量多少、有无休克、孕周、产次、胎位、是否临产、宫口开大程度、胎儿是否存活及前置胎盘类型等正确选择结束分娩的时间和方法。

1. 期待疗法　在保证孕妇安全的前提下尽可能延长孕周，从而减少早产，提高胎儿存活率。适用于妊娠 <34 周、阴道流血不多、胎儿体重 <2000g、胎儿存活、全身情况良好的孕妇。

2. 终止妊娠

（1）剖宫产：适用于胎心异常；完全性前置胎盘，阴道持续大量流血；部分性和边缘性前置胎盘阴道出血量较多，先露高浮，短时间不能结束分娩者。因剖宫产能迅速结束分娩，可在短时间内娩出胎儿，对母儿相对安全，是处理前置胎盘的主要手段。术前应积极纠正休克，输液、输血补充血容量。术中注意子宫切口位置的选择，尽可能避开胎盘。

（2）阴道分娩：适用于边缘性前置胎盘阴道出血不多、胎先露为头位、无头盆不称和胎位异常，产妇一般情况好，临产后产程进展顺利，估计在短时间内能结束分娩者。

【护理评估】

1. 健康史　详细询问患者在既往的孕产史中有无剖宫产术、人工流产术、子宫内膜炎、前置胎盘等；以及此次怀孕期间是否出现无诱因、无痛性、反复阴道流血症状，尤其是怀孕 28 周后。

2. 身心状况

（1）症状和体征：根据前置胎盘的临床表现进行评估。

（2）心理 - 社会评估：由于前置胎盘可出现突然的阴道流血，甚至出现休克症状，使孕妇及其家属感到高度紧张、恐惧和担忧，同时也因对疾病知识的缺乏而感到茫然和束手无策。

3. 相关检查　了解患者需要进行的辅助检查,给以相应的指导和检查后的护理,同时注意追踪检查结果,为以后的护理措施提供依据。

【护理问题】

1. 潜在并发症:出血性休克。

2. 有感染的危险　与前置胎盘剥离面靠近子宫颈外口,细菌易经阴道上行引起产褥感染有关。

3. 有胎儿受损的危险　与前置胎盘出血多引起胎儿宫内窘迫有关。

4. 恐惧　与母儿可能出现生命危险有关。

5. 生活自理能力缺陷　与前置胎盘要求绝对卧床休息有关。

【护理措施】

1. 保证休息,减少活动与刺激

(1)患者应住院观察,绝对卧床休息,取左侧卧位,血止后方可轻微活动。

(2)定时间断吸氧:每日3次,每次1小时,以提高胎儿血氧供应。

(3)心理护理:主动给予生活护理及心理安慰,保持心态平静,消除其紧张和顾虑,使其能更好地配合治疗和得到充分的休息。同时减少各种刺激,禁止性生活,以降低出血机会。

(4)医护人员进行各种检查时,动作应轻柔,禁止阴道检查及肛查。

(5)多食粗纤维食物,保持大便通畅。

2. 纠正贫血状况

(1)饮食指导:建议孕妇多食高蛋白、高维生素及含铁丰富的食物,如动物肝脏、绿叶蔬菜以及豆类等。

(2)口服硫酸亚铁,必要时输血,维持正常血容量。

3. 加强巡视,密切观察患者病情变化

(1)严密监测患者生命体征,密切观察阴道出血量、色、性质,有异常及时通知医生。

(2)严密监测胎儿宫内情况及观察产程进展情况。

4. 做好患者及新生儿的抢救准备工作。

5. 预防产后出血及感染

(1)胎儿娩出后及时使用缩宫素预防产后出血,严密监测患者生命体征,观察子宫收缩、阴道流血及排尿情况,同时监测血常规,如有异常及时通知医生给予相应处理。

(2)合理应用抗生素,及时更换会阴垫,保持外阴清洁、干燥,预防感染。

知识链接

前置胎盘与胎盘早剥腹部检查的区别

前置胎盘	胎盘早剥
子宫软，微弱的子宫收缩	子宫张力大，不松弛
无压痛	压痛明显
胎位清楚，胎心正常	胎位摸不清
先露高浮	胎心听不清
胎位异常（臀位）	
子宫大小与孕周相符	子宫底升高，大于实际孕周

三、胎膜早破的护理

【概述】

在临产前胎膜自然破裂，称为胎膜早破（PROM）。是分娩期常见的并发症，其发生率在妊娠不满 37 周为 2.0%～3.5%，妊娠满 37 周为 10%。胎膜早破可致早产、脐带脱垂和母儿感染。

【临床表现】

1. 症状　孕妇突感有较多液体自阴道流出，有时可混有胎脂及胎粪，继而会少量间断性地排出，无腹痛等其他产兆。当腹压增大时如咳嗽、打喷嚏，羊水亦可流出。

2. 体征　肛诊时触不到羊水囊，将胎先露向上推时可见阴道流液量增加。羊膜腔感染时，可有发热、母儿心率增快、阴道流液有臭味、子宫压痛。

【辅助检查】

1. 阴道酸碱度测定　正常阴道液是酸性，pH 为 4.5～5.5；羊水 pH 为 7.0～7.5；尿液 pH 为 5.5～6.5。若阴道流出液 pH≥6.5，提示胎膜早破的可能性大。但要注意排除由于尿液、血液、宫颈黏液、精液及细菌污染时引起的假阳性。

2. 羊膜镜检查　在羊膜镜下，看不到前羊膜囊，可见胎先露部，即可诊断胎膜早破。

3. 阴道液涂片检查　阴道液涂片干燥后镜检可见羊齿状结晶出现为羊水，准确率可达95%。

4. 胎儿纤连蛋白（fetal fibronectin, fFN）测定　fFN 是胎膜分泌的细胞外基质蛋白。当测定宫颈及阴道分泌物内 fFN 含量＞0.05mg/L 时，说明其胎膜抗张能力下降，容易发生胎膜早破。

5. B 型超声检查　羊水量减少可协助诊断胎膜早破。

【治疗原则】

应立即住院并卧床休息,密切观察胎心的变化。根据个体状况的不同如孕周、羊水量及有无宫内感染等决定处理方式。

1. 期待疗法　适用于孕 28～35 周、无合并感染、羊水正常的孕妇。给予抗生素预防感染,地塞米松促胎肺成熟,有宫缩者给予宫缩抑制剂。

2. 终止妊娠　阴道分娩适用于妊娠满 35 周、宫颈成熟、无禁忌证者。剖宫产适用于明显宫腔内感染伴胎儿宫内窘迫者、胎位异常、胎头高浮、宫颈不成熟者。

【护理评估】

1. 健康史　详细询问病史,确定胎膜早破的时间及孕周。

2. 身心状况

(1) 症状和体征:根据胎膜早破的临床表现进行评估。

(2) 心理 - 社会评估:孕妇及家属会对突然出现的阴道流液而感到惊慌失措,会担心对母儿的健康造成影响。

3. 相关检查　了解患者需要进行的辅助检查,给以相应的指导和检查后的护理,同时注意追踪检查结果,为以后的护理措施提供依据。

【护理问题】

1. 自理能力缺陷　与胎膜早破卧床休息有关。

2. 有感染的危险　与胎膜早破细菌易侵入宫腔有关。

3. 有胎儿宫内窘迫的危险　与胎膜早破易发生脐带脱垂、宫腔感染有关。

【护理措施】

1. 胎膜早破后应立即卧床休息,抬高臀部,防止发生脐带脱垂。

知识链接

如何识别是否发生脐带脱垂?

1. 可发现有不正常的胎心率的图形。

2. 通过视诊或脐带触诊可判断。

发生脐带脱垂如何处理?

1. 立即吸氧,准备剖宫产。

2. 防止脐带受压　膝胸卧位,臀高头低,手托先露部,防止脐带受压,不可将脐带还纳。

3. 应用宫缩抑制剂。

4. 紧急局麻行剖宫产,尽快娩出胎儿;若宫口已经开全,应尽快助产娩出胎儿(5～7 分)。同时做好新生儿窒息复苏的准备。

2．心理护理　减轻其紧张焦虑的情绪。

3．会阴护理　每日用 1：40 络合碘温水冲洗会阴部 3 次，同时勤更换会阴垫，防止逆行感染。

4．严密监测患者体温、心率、宫缩、白细胞计数和 C- 反应蛋白，及早发现感染体征。

5．密切观察胎心率的变化，注意羊水量及性状，了解有无胎儿宫内窘迫的发生。

6．破膜超过 12 小时，应给予抗生素预防感染。

7．协助产妇每 3～4 小时排尿一次，防止发生尿潴留。

8．胎膜早破发生于 37 周后，且破水时间超过 24 小时尚未临产，无头盆不称者应引产。

四、早产的护理

【概述】

早产（premature delivery）是指妊娠满 28 周至不足 37 周之间分娩者。此时娩出的新生儿称为早产儿，体重多小于 2500g。各器官发育尚不够健全，其出生孕周越小，体重越轻，预后越差。据统计，国内约 15% 的早产儿于新生儿期死亡，而且早产占分娩总数的 5%～15%，因此，防止早产是降低围生儿病死率的重要环节之一。

【临床表现】

主要表现是子宫收缩。最初表现为不规则宫缩，常伴有少许阴道流血或少许血性分泌物，之后可发展为规律有效的宫缩，使宫颈管逐渐消失和宫口扩张。

【辅助检查】

早产的预测方法：

1．阴道 B 型超声检查　若功能性宫颈内口长度 <30mm，或宫颈内口漏斗长度大于宫颈总长度的 25%，则早产可能性大。

2．胎儿纤维连结蛋白（fetal fibronectin, fFN）　妊娠 20 周后，宫颈、阴道分泌物中 fFN>50ng/ml，提示有早产可能。

【治疗原则】

1．若胎儿存活，无胎儿宫内窘迫、无胎膜早破，无严重妊娠合并症，应设法延长孕周，通过卧床休息和使用宫缩抑制药物，控制感染，预防新生儿呼吸窘迫综合征，尽量维持妊娠至足月，防止早产。

2．若胎膜已破，早产不可避免时，应设法提高早产儿的存活率。

【护理评估】

1．健康史　详细评估孕妇的病史及可致早产的高危因素：既往有流产史、早产史、产伤史或本次妊娠有阴道流血史的孕妇发生早产的可能性大,记录患者既往出现的症状及接受治疗的情况。

2．身心状况

(1)症状和体征:根据早产的临床表现进行评估。

(2)心理-社会评估:由于早产对母儿健康产生威胁,结果不可预知,孕妇会出现紧张、焦虑、恐惧等不良的情绪反应,而且会把自己的行为与早产联系在一起从而产生自责感。

3．相关检查:了解早产患者需要进行的辅助检查,给以相应的指导和检查后的护理,同时注意追踪检查结果,为以后的护理措施提供依据。

【护理问题】

1．焦虑　与担心早产儿预后有关。

2．有胎儿受伤的危险　与早产儿发育不成熟有关。

【护理措施】

1．保证休息　卧床休息是处理先兆早产的有效方法之一,以左侧卧位为宜,可减少自发性宫缩,同时增加子宫的血液循环量,改善胎儿供氧及营养物质代谢。如果发生胎膜早破,而先露未定,应抬高臀部,避免发生脐带脱垂。

2．避免诱发宫缩的活动,如性生活、提取重物、预防便秘等,尽量减少阴道检查、肛门检查、腹部检查,检查时动作应轻柔。

3．加强对高危妊娠的管理,积极治疗妊娠合并症。如宫颈内口松弛者应于孕14～16周行宫颈内口环扎术,防止早产的发生。

4．每日予以胎心监护,指导患者自数胎动的方法,发现异常及时通知医生给予相应的治疗措施。

5．用药护理　先兆早产的主要治疗原则是抑制宫缩,同时预防胎膜早破,预防亚临床感染,积极治疗合并症和并发症。护理人员应该掌握相关药物的药理作用、使用方法及药物的副作用,确保用药安全,避免毒性反应的发生,同时对患者进行健康宣教。产科常用抑制宫缩的药物有以下几类:

(1)β₂-肾上腺素受体激动剂:其药理作用为激动子宫平滑肌细胞膜上的 β_2 受体,从而抑制子宫平滑肌收缩,延长妊娠期。此类药物主要的不良反应有母儿心率增快、心肌耗氧量增加、血压下降、血糖升高、血钾降低、恶心、头痛、出汗等,因此,对合并心脏病、重度高血压、未控制的糖尿病等孕妇应慎用或不用。常用药物有:利托君(ritodrine)、沙丁胺醇(salbutamol)。

(2)硫酸镁(magnesium sulfate):镁离子直接作用于子宫平滑肌细胞,拮抗钙离子对子宫收缩活性,从而抑制子宫收缩。常用方法:25%硫酸镁16ml加于5%葡萄糖液100ml中,在30～60分钟内静脉滴注完毕,然后用25%硫酸镁30ml加于5%葡萄糖液500ml中,以每小时1～2g的速度缓慢滴入直至宫缩停止，每日总量不超过 30g。硫酸镁过量会使呼吸及心肌收缩功能受到抑制，危及生命，因此用药过程中要严密注意患者呼吸、膝反射及尿量的情况。如果患者呼吸 <16 次 / 分、尿量 <25ml/h、膝反射消失，应立即停药，并给予钙剂拮抗。

（3）钙拮抗剂：通过阻滞钙离子进入肌细胞从而抑制子宫收缩。常用药物有：硝苯地平 10mg 舌下含服，每 6～8 小时一次，用药时应密切注意患者心率及血压的变化。已用硫酸镁者慎用，防止血压急剧下降。

（4）前列腺素合成酶抑制剂：通过减少前列腺素合成或抑制前列腺素释放，从而抑制宫缩。常用药物有吲哚美辛。但此类药可通过胎盘，长期大剂量使用会使胎儿动脉导管提前关闭至肺动脉高压，也可使肾血管收缩，肾功能受损，羊水减少，故临床已较少应用此类药物。

6．为预防早产儿发生肺透明膜病，在临产前遵医嘱给予地塞米松 6mg 肌内注射，每日 2 次，共注射 2 天。

7．临产后给予孕妇氧气吸入，慎用吗啡、盐酸哌替啶等抑制新生儿呼吸的药物。

8．分娩前通知儿科医生，准备暖箱及新生儿抢救所需的药品和物品。

9．分娩时应缩短第二产程，行会阴侧切术，减少分娩过程中对胎头的压迫。预防早产儿颅内出血，胎儿娩出后给予维生素 K 肌内注射。

10．早产儿的护理：出生后立即保暖，加强护理，防止新生儿低血糖、呼吸窘迫综合征及感染的发生，加强喂养。

五、过期妊娠的护理

【概述】

平时月经周期规律，妊娠达到或超过 42 周尚未分娩者，称为过期妊娠（postterm pregnancy）。其发生率约占分娩总数的 3%～15%。过期妊娠对母儿均有危害：胎儿宫内窘迫、羊水减少、难产及产道损伤。

【临床表现】

患者妊娠已达或超过 42 周而无产兆。

【辅助检查】

1．核实预产期　月经不规律或哺乳期受孕者，应结合性交日期、基础体温的测定、妊娠反应出现时间、B 型超声检查、胎动出现时间及早孕检查子宫大小予以全面评估及诊断。子宫符合足月妊娠大小、宫颈已成熟、羊水量逐渐减少、孕妇体重不再增加或减轻，均应视为过期妊娠。

2．判断胎盘功能

（1）胎动计数：从怀孕 28 周开始至临产为止，孕妇自己数胎动。每日早、中、晚各计胎动次数 1 次，每次记 1 小时。将早、中、晚 3 次记录的胎动次数相加，再乘以 4，就是 12 小时的胎动次数。胎动次数在 12 小时内一般为 30 次，说明胎儿在宫内的情况良好。若胎动次数在 12 小时内 <10 次或胎动次数比原来减少 50%，说明胎儿在宫内有缺氧的现象，立即就诊。

（2）测尿雌激素 / 肌酐（E/C）比值：测定值 >15 为正常值；10～15 为可疑值；若 <10 为危险值，提示胎盘功能减退。

（3）胎儿电子监护仪监测。

（4）B 型超声检查：每周 1 次，包括：双顶径、胎盘功能分级、羊水量、胎动、胎儿肌张力、胎儿呼吸等。

（5）缩宫素激惹试验（oxytocin challenge test，OCT）：无应激试验（non-stress test，NST）无反应需做 OCT，OCT 阳性提示胎盘功能减退。

（6）羊膜镜检查：观察羊水的色和量。

3．了解宫颈成熟度　评估宫颈成熟度的方法是宫颈评分（Bishop's 评分）（0～13 分）。评分达到 6～7 分，提示宫颈成熟，低于 6 分应促宫颈成熟（表 3-19）。

表 3-19　宫颈评分

	0	1	2	3
宫颈口开大	0	1～2	3～4	5～6
颈管消退	0～30%	40%～50%	60%～70%	80%～100%
先露位置	−3	−2	−1～0	+1～+2
宫颈硬度	硬	中	软	
宫颈口位置	后	中	前	

【治疗原则】

重新认真复核预产期，凡妊娠已经过期者，应根据胎盘功能、胎儿大小、宫颈成熟度进行综合分析来决定终止妊娠的时间。凡有以下指征之一，应终止妊娠：宫颈条件成熟者；胎儿体重≥4000g 或胎儿生长受限；NST 为无反应，OCT 阳性或可疑；尿 E/C 比值持续低；羊水过少（羊水指数≤5cm）和（或）羊水粪染；并发重度先兆子痫或子痫者。可通过引产、人工破膜、促宫颈成熟来终止妊娠，必要时行剖宫产。

1．宫颈条件成熟、宫颈评分 >7 分、胎头以衔接者可通过人工破膜，静脉滴注缩宫素进行引产；宫颈条件不成熟者，可用前列腺素促宫颈成熟。

2．在引产过程中应注意监测胎儿宫内情况，若出现胎盘功能减退或胎儿宫内窘迫现象，不论宫颈条件成熟与否，均应行剖宫产尽快结束分娩。剖宫产指征：引产失败；产程长，胎先露下降不满意；头盆不称；巨大儿；产程中出现胎儿窘迫现象；破膜后出现羊水少、粪染、黏稠；同时存在妊娠并发症及合并症者。

【护理评估】

1. 健康史　评估有无过期妊娠史及家族史，详细询问既往月经周期及末次月经时间。

2. 身心状况

(1) 症状和体征：根据诱发过期妊娠的高危因素进行评估。充分了解孕妇的宫高、腹围，胎产式、胎方位以及胎心胎动的情况。

(2) 心理 - 社会评估：由于孕妇与家属缺乏对过期妊娠知识的了解，从而产生过份的焦虑与恐惧，担心胎儿的安危。

3. 相关检查　了解患者需要进行的辅助检查，给以相应的指导和检查后的护理。根据胎盘功能及胎儿的安危，为以后的护理措施提供依据。

【护理问题】

1. 知识缺乏　与缺乏过期妊娠对胎儿的危害知识有关。

2. 焦虑　与担心胎儿安危有关。

3. 有胎儿受伤的危险　与过期妊娠致胎盘功能减低、难产有关。

【护理措施】

1. 对妊娠过期的孕妇及家属做好解释工作，使其认识妊娠过期的危害性，更好的配合治疗。

2. 教会产妇自我监测胎动的方法，如有异常，及时通知医生。

3. 遵医嘱协助产妇取左侧卧位，给予氧气吸入 1 小时，每日 2 次。

4. 加强产前、产时的监护。严密监测胎心变化，观察羊水性状，及早发现胎儿窘迫，立即通知医生，给予及时处理。

5. 过期妊娠时常伴有胎儿宫内窘迫、羊水粪染，因此分娩时应做好新生儿窒息复苏的抢救准备工作。

6. 产后严密观察子宫收缩情况，防止产后出血的发生。

六、多胎妊娠的护理

【概述】

一次妊娠宫腔内同时有两个或两个以上胎儿时，称为多胎妊娠（multiple pregnancy），临床以双胎妊娠多见。由于近年辅助生殖技术的开展，多胎妊娠的发生率明显升高。多胎妊娠在妊娠期及分娩期并发症多，新生儿病死率高，故其属于高危妊娠。本节主要讨论双胎妊娠（twin pregnancy）。

【临床表现】

多胎妊娠时，早孕反应较重，持续时间较长。孕 10 周后，子宫体积明显大于单胎妊娠，至孕 24 周后增长更迅速。孕晚期，由于增大的子宫使膈肌上抬，常伴呼吸困难；由于过度增大的子宫压迫下腔静脉及盆腔，使下肢及腹壁水肿，下肢及外阴阴道的静脉曲张。此外，妊娠期并发症也明显增多。

【辅助检查】

1．B 型超声检查　是确诊多胎妊娠最主要的方法。

2．产科检查　子宫大于停经周数，妊娠中晚期腹部可触及多个小肢体，不同部位可听到两个胎心。

3．血清甲胎蛋白　血清甲胎蛋白的明显升高有助于多胎妊娠的诊断。

【治疗原则】

1．补充充足的营养，保证高蛋白质、高维生素、必需脂肪酸的摄入，同时注意铁、钙及叶酸的补充。

2．加强产前检查次数，以利于及早发现与及时治疗妊娠期并发症，防治早产，监测胎儿生长发育情况及胎位的变化。

3．及时防治妊娠期并发症，及早发现及早治疗。若孕妇合并急性羊水过多，出现呼吸困难等严重不适；孕妇有严重的并发症不宜继续妊娠者；胎儿畸形；到达预产期尚未临产，伴胎盘功能减退者均应终止妊娠。

4．无论是阴道分娩还是剖宫产，均需积极防治产后出血的发生。

【护理评估】

1．健康史　评估孕妇有无多胎妊娠家族史，孕妇的年龄和胎次以及孕前是否使用促排卵药物。

2．身心状况

（1）症状和体征：根据多胎妊娠的临床表现进行评估。包括早孕反应出现的时间及轻重程度，有无下肢水肿等压迫症状，子宫大于正常孕周，腹部可感到多处胎动。

（2）心理 - 社会评估：孕妇与家属得知是多胎妊娠时往往是兴奋与骄傲的，但多胎妊娠又属于高危妊娠，常常会担心母儿的安危，尤其是胎儿的安危，从而产生焦虑的情绪。

3．相关检查　了解患者需要进行的辅助检查，给以相应的指导和检查后的护理。根据检查结果，为以后的护理措施提供依据。

【护理问题】

1．营养缺乏　与多胎妊娠营养需求高有关。

2．焦虑　与担心母儿安危有关。

3．自理能力缺陷　与过大的子宫出现压迫症状有关。

4．有胎儿受伤的危险　与多胎妊娠易引发早产有关。

5．潜在并发症：早产、胎盘早剥或脐带脱垂。

【护理措施】

1. 注意休息，保证充足的睡眠，妊娠最后 2～3 个月时，需卧床休息，卧床时以左侧卧位为宜，以改善子宫及胎盘的供血，促进胎儿的生长发育。减少到公共场所的活动，防止跌伤等意外发生。

2. 饮食护理　由于早孕反应发生早且重，及时给予患者心理辅导，鼓励少食多餐，进食高蛋白、高维生素饮食，同时注意铁、钙及叶酸的补充，预防贫血及妊娠期高血压疾病的发生；并注意蔬菜水果的摄入，防止便秘的发生。

3. 加强胎儿监护、严密观察胎心及胎动的变化。

4. 孕妇临产后需配血，建立静脉通路，同时严密观察产程进展及宫缩情况。

5. 分娩前根据胎儿数，做好新生儿用物及抢救物品的准备。当最后一个胎儿娩出后应立即给予缩宫素促进子宫收缩，预防产后出血，同时予以沙袋腹部加压，6～12 小时后取下，防止腹压骤降引起休克。

6. 产后严密观察产妇的生命体征、子宫收缩情况、阴道流血情况及排尿情况。

7. 新生儿应按早产儿加强护理，注意保暖，做好标记，以便区分大小。指导产妇母乳喂养及新生儿护理。

8. 产后应仔细检查胎盘，以确定是单卵双胎或双卵双胎，遵医嘱胎盘送病理。

知识链接

双胎输血综合征

　　双胎输血综合征几乎是单绒毛膜双胎特有的，发病率为 10%～25%，如果不进行干预，围生儿死亡率高达 100%，单绒毛膜胎盘几乎有血管吻合，如果双胎之间发生明显的血流动力学差异时，一个胎儿成为供血儿，另一个成为受血儿，供血儿表现为贫血、体重轻、心脏体积小，羊水过少，受血儿出现循环负荷过大，多血症、动脉高压、心脏肥大、羊水过多。

（张丽霞）

七、产后出血的护理

【概述】

　　产后出血指胎儿娩出后 24 小时内失血量超过 500ml，为分娩期严重并发症，居我国产妇死亡原因首位。其发病率占分娩总数的 2%～3%。

【病因】

子宫收缩乏力，胎盘因素，软产道裂伤及凝血功能障碍是产后出血的主要原因。

1. 子宫收缩乏力　产后出血最常见的原因，影响子宫肌肉收缩和缩复功能的因素，均可引起子宫收缩乏力性出血。

2. 胎盘因素

（1）胎盘滞留：胎盘多在胎儿后 15 分钟内娩出，若 30 分钟后胎盘仍不排出，胎盘剥离面血窦不能关闭而导致产后出血。

（2）胎盘粘连或胎盘植入：胎盘绒毛仅穿入子宫壁表层为胎盘粘连，胎盘绒毛穿入子宫壁肌层为胎盘植入。

（3）胎盘部分残留：部分胎盘小叶或副胎盘残留于宫腔，影响子宫收缩而出血。

3. 软产道损伤　软产道裂伤后未及时检查发现，导致产后出血。

4. 凝血功能障碍　任何原发或继发的凝血功能异常，均能发生产后出血。

【临床表现】

1. 阴道多量流血　胎儿娩出后立即发生阴道流血，色鲜红，应考虑软产道裂伤；胎儿娩出后数分钟出现阴道流血，色暗红，应考虑胎盘因素；胎盘娩出后阴道流血较多，应考虑子宫收缩乏力或胎盘、胎膜残留；胎儿娩出后阴道持续流血且血液不凝，应考虑凝血功能障碍；失血表现明显，伴阴道疼痛而阴道流血不多，应考虑隐匿性软产道损伤，如阴道血肿。

2. 休克症状　出现烦躁，皮肤苍白湿冷、脉搏细数、脉压缩小时，产妇可能已处于休克早期。休克分级见表 3-20。

表 3-20　失血休克的分级

分级	SI （休克指数）	失血量 （ml）	心率 （次/分）	血压	呼吸频率 （次/分）	尿量 （ml/h）	神经系统 症状
Ⅰ（代偿性）	0.5～1.0	500～700 （20%）	≤100	正常	14～20	>30	轻度焦虑
Ⅱ（轻度）	1.0	1000～1500 （20%～30%）	>100	下降	20～30	20～30	焦虑，易激动
Ⅲ（中度）	1.0～1.5	1500～2000 （30%～50%）	>120	显著下降	30～40	5～20	萎靡
Ⅳ（重度）	1.5～2.0	2500～3500 （50%～70%）	>140	极度下降	>40	无尿	昏睡

【处理原则】

针对出血原因，迅速止血，补充血容量，纠正失血性休克；防治感染。

【护理评估】

1. 健康史　护士除收集一般健康史外,尤其要注意收集与产后出血有关的健康史。如孕前患有出血性疾病、重度肝炎、子宫肌壁损伤史;多次人工流产史及产后出血史;妊娠高血压疾病,前置胎盘,胎盘早剥,多胎妊娠,羊水过多,分娩期产妇精神过度紧张,过多地使用镇静剂、麻醉剂,产程过长,产妇衰竭或急产以及软产道裂伤等。

2. 身心状况　评估产后出血量,同时评估由于产后出血所导致症状和体征的严重程度。

3. 相关检查

(1) 评估产后出血量:注意观察阴道出血是否凝固,同时估计出血量。测量失血量的常用方法有 3 种。

1) 称重法:失血量(ml)=〔胎儿娩出后所有敷料湿重(g)-胎儿娩出前所有敷料干重(g)〕/1.05(血液比重 g/ml);

2) 容积法:常用有刻度的器皿收集阴道出血,可简单准确地了解出血量;

3) 面积法:将血液浸湿的面积按 10cm×10cm 为 10ml 计算。目测失血量往往只是实际出血量的一半。

(2) 测量生命体征:轻度出血时,心率过速,轻微血压降低;中度出血,心率过速,脉压减少,血压降低,烦躁,面色苍白,尿量减少;重度出血,心率>120 次/分,收缩压降至 60mmHg,表情淡漠,面色苍白,四肢冰冷,无尿。

【护理问题】

1. 潜在并发症:出血性休克。

2. 潜在并发症:感染　与失血后抵抗力降低及手术操作有关。

3. 活动无耐力　与产后出血引起的贫血有关。

【护理措施】

1. 加强孕期保健。有凝血功能障碍和相关疾病者,应积极治疗后再孕,必要时应在孕早期终止妊娠。

2. 第一产程严密观察产程进展,防止产程延长,保证产妇基本需要,必要时给予镇静剂以保证产妇的休息。

3. 第二产程严格执行无菌技术,胎儿娩出后立即静脉滴注催产素 10U,加强子宫收缩。

4. 第三产程正确处理胎盘娩出和测量出血量。胎盘娩出后,仔细检查胎盘、胎膜是否完整。

5. 督促产妇及时排空膀胱,以免影响宫缩致产后出血。

6. 早期哺乳,可刺激子宫收缩,减少产后出血的发生。

7. 预防感染,应用抗生素,保持外阴清洁。加强营养,纠正贫血,增强抵抗力。

8. 产后要密切观察产妇的子宫收缩,阴道出血及会阴伤口情况。

9. 若有产后出血应保持镇静,积极配合医师抢救。

(1)立即建立静脉通路,用套管针,备好抢救物品,遵医嘱给予宫缩止血剂,按摩子宫。监测产妇血压,寻找出血原因,预防休克。

(2)必要时配血,输血,或采取填塞子宫、结扎子宫动脉、结扎髂内动脉。

10. 健康指导

(1)护士向孕妇讲解正常分娩过程,让孕妇了解子宫复旧及恶露的变化,发现异常及时就诊。

(2)教会产妇按摩子宫,自测子宫收缩状态及会阴伤口护理。

(3)指导产后坚持母乳喂养,刺激子宫收缩,降低产后出血的危险性。

(4)产褥期禁止盆浴及性生活。

知识链接

测量产后出血的方法

1. 休克指数　休克指数(SI)=脉搏率/收缩压正常=0.5;

2. 血红蛋白　每下降1g约失血500ml;

3. 红细胞　下降100万血色素下降>3g(1500ml);

4. 红细胞比容　下降3%约失血500ml。

八、羊水栓塞的护理

【概述】

羊水栓塞是指在分娩过程中羊水突然进入母体血循环引起的急性肺栓塞、过敏性休克及弥散性血管内凝血,肾衰竭或猝死等一系列极严重的综合征。发病急骤,病势凶险,是孕产妇死亡的重要病因之一。发生于足月妊娠时,产妇病死率高达80%以上。也可发生于妊娠早、中期流产,病情较轻,死亡少见。

【临床表现】

羊水栓塞起病急骤,来势凶猛,多发生于分娩过程中,尤其是胎儿娩出前后的短时间内。临床表现可分为三个渐进阶段:

1. 休克期　在分娩过程中,产妇突然发生寒战、呛咳、气急、烦躁不安等症状,随后出现发绀、呼吸困难、心率加快、抽搐、昏迷、血压下降,出现循环衰竭和休克状态。肺部听诊可闻及湿啰音,若有肺水肿,患者可咯血性泡沫状痰。有的产妇突然惊叫一声或打一次哈欠后血压迅即下降甚至消失,并在几分钟内死亡。

2.出血期　表现为大量阴道流血、血液不凝固,切口及针眼大量渗血,全身皮肤黏膜出血,有时可有消化道或泌尿道大量出血,出现呕血、便血及血尿等。

3.肾衰竭期　由于全身循环衰竭,肾脏血流量减少,出现肾脏微血管栓塞,肾脏缺血引起肾组织损害,表现为尿少、无尿和尿毒症征象。一旦肾实质受损,可致肾衰竭。

【处理原则】

及时确诊后应立即抢救产妇,主要原则是抗过敏,纠正呼吸循环功能衰竭和改善低氧血症;抗休克,纠正凝血障碍,防治肾衰及感染。

【护理评估】

1.健康史　评估发生羊水栓塞的各种诱因。

2.身心状况　羊水栓塞患者处于不同阶段表现特点不同。常见患者破膜后,多于第一产程末,第二产程宫缩较强时或在胎儿娩出后的短时间内。

3.相关检查

(1)身体检查:发现全身皮肤黏膜有出血点及瘀斑,切口渗血,心率增快,肺部可闻啰音等体征。

(2)实验室检查:腔静脉取血可查出羊水中的有形物质,DIC各项血液检查指标呈阳性。

(3)心电图:提示右侧房室扩大。

【护理问题】

1.气体交换受损　与肺血管阻力增加、肺水肿有关。

2.组织灌注量改变　与失血和DIC有关。

3.恐惧　与病情危重及濒死感有关。

【护理措施】

1.加强产前检查,注意诱发因素,及时发现前置胎盘、胎盘早剥等并发症并及时处理。

2.严密观察产程进展,正确掌握催产素的使用方法,防止宫缩过强。

3.严密监测产妇生命体征,及时发现异常情况,如产妇突然主诉憋气、胸闷、寒战等表现,立即汇报医师。

4.立即取半卧位,加压给氧。迅速建立静脉通道,如正在滴注催产素应立即停止。遵医嘱给予解痉、抗过敏药,使用大剂量肾上腺皮质激素,维持呼吸功能。

5. 积极补充血容量,增加有效循环血量,遵医嘱给予低分子右旋糖酐及新鲜血液。

6. 严密监测患者生命体征变化,定时测量并记录。

7. 准确记录液体出入量,防止发生肾衰竭。

8. 为产妇提供心理支持,增强其自信心,理解家属,耐心解答家属的询问。

9. 健康指导

(1)对保留子宫有生育要求的产妇,应指导产妇采用合适的避孕方法,怀孕最好在1年后,身体各器官完全恢复。

(2)产妇治愈出院后,应增加营养,加强锻炼,产后42天及时随诊。

九、产褥感染的护理

【概述】

产褥感染是指分娩及产褥期生殖道受病原体侵袭,引起局部或全身感染,其发病率为6%。产褥感染、产科出血、妊娠合并心脏病及严重的妊娠期高血压疾病仍是目前导致孕产妇死亡的四大原因。

【临床表现】

发热,疼痛,异常恶露为产褥感染三大主要症状。由于感染部位,程度,扩散范围不同,临床表现也不同。

【处理原则】

积极控制感染并纠正全身状况。清除感染灶。未确定病原体时,选用广谱高效抗生素。

【护理评估】

1. 健康史　评估产褥感染的诱发因素,询问产妇的健康史,是否有贫血,营养不良或生殖道,泌尿道感染的病史。并了解本次妊娠有无合并症与并发症。

2. 身心状况　评估产妇全身状况,子宫复旧及伤口愈合情况。观察产妇情绪与心理状况。

3. 相关检查

(1)血液检查:检查白细胞计数增高,血沉加快。

(2)细菌培养:通过细菌培养确定病原体及敏感的抗生素。

(3)B超,CT及磁共振成像检查。

【护理问题】

1. 体温过高　与感染有关。

2. 潜在并发症:感染　与分娩有关。

3. 急性疼痛　与产褥感染有关。

【护理措施】

1. 保持病室的安静、清洁、空气新鲜，每日通风，并注意保暖。保持床单位及衣物、用物清洁。

2. 保证产妇休息，取半卧位，以便于感染恶露的排出。

3. 给予高蛋白、高热量、高维生素易消化饮食。鼓励产妇多饮水。

4. 遵医嘱给予物理降温，应用抗生素。注意精神状态及病情发展。

5. 预防下肢静脉血栓的形成，下肢被动活动。

6. 保持外阴清洁，勤换会阴垫，每日外阴冲洗 2 次。

7. 测体温、脉搏、呼吸，3 次 / 日，做好记录。

8. 做好心理护理，解除产妇及家属的疑虑，实行母婴同室，减轻产妇的焦虑。

第六节　妇产科手术护理常规

一、妇科开腹手术的护理

【概述】

在妇产科工作中，手术治疗占有相当重要的地位，尤其是妇科肿瘤患者的主要治疗手段之一。手术既是治疗的过程，也是创伤的过程。充分做好术前准备和术后护理，是保证手术顺利进行和患者术后如期康复的有力保证。

【适应证】

剖腹探查、附件切除、次全子宫切除、全子宫切除、次全子宫及附件切除、全子宫及附件切除等。

【禁忌证】

1. 严重心、肺、肾功能不全。

2. 伴出血性疾病，凝血功能障碍等。

3. 严重腹部皮肤感染。

4. 身体虚弱不能耐受手术者，如休克、心力衰竭等。

【护理评估】

1. 健康史　采集个人的家族史、月经史、婚育史、手术史、既往内科病史、药物过敏史。

2. 身心状况　患者的一般情况，如饮食、睡眠、排泄等，特别是患者患病后和住院后有无异常情况。患者对自身所患疾病的了解情况，及对手术的知晓程度。

3. 辅助检查

(1) 妇科检查：阴道检查、肛查。

（2）常规检查：测量生命体征、胸片、B超（肝、胆、胰、脾、盆腔）、心电图、血型、Rh因子，肝肾功能，凝血功能，血尿常规，输血9项。

【护理问题】

1. 焦虑　与害怕丧失器官、手术后疼痛及对未来的茫然有关。

2. 知识缺乏　与缺乏与自身疾病和手术相关的知识有关。

3. 体液不足　与术前和手术当天饮食控制有关。

4. 睡眠形态紊乱　与环境改变及担心手术有关。

5. 疼痛　与手术伤口有关。

6. 潜在的并发症：出血　与手术创伤有关。

7. 排尿异常　与留置导尿管有关。

8. 潜在的并发症：感染　与手术伤口及留置导尿管、引流管有关。

9. 舒适的改变：恶心、呕吐、腹胀。

10. 潜在的并发症：静脉血栓。

【护理措施】

1. 心理护理　责任医生决定患者手术日期及手术方式后，护士应深入了解患者的病情及思想状况，进行有针对性的术前宣教。护士需要应用医学知识耐心解答患者的提问，使患者相信在医院现有条件下，她将得到最好的治疗和照顾、能顺利度过手术全过程。医护人员注意为患者提供发问的机会，还可以安排与接受同样手术而且完全康复的病友交谈，消除患者的顾虑、恐惧及其不安的想法。

2. 术前护理

（1）术前1日为手术患者监测3次体温，并观察患者有无异常情况，如发热（体温＞37.5℃）、上呼吸道感染、月经来潮等，应及时通知医生，及早采取相应措施。

（2）术前1日遵医嘱配血，配血1600ml以上需抽2管血标本。

（3）皮肤准备：术前1日备皮，上至剑突下，下至大腿内侧上1/3，两侧达腋中线，清洁脐部。

（4）肠道准备：根据病情需要遵医嘱在术前1日或术前3日进行肠道准备。妊娠期、急诊手术者不必肠道准备。

1）一般子宫切除或肌瘤剔除术前1日准备为：口服50%硫酸镁40ml。及时了解患者排便情况，嘱其术前1日晚8时禁食，10时禁水。

2）卵巢肿瘤细胞减灭术术前3日开始肠道准备：术前3日进半流食，口服50%硫酸镁40ml；术前2日进流食，口服50%硫酸镁40ml。术前1日禁食，口服50%硫酸镁40ml，并予以静脉补液。根据排便情况，必要时予甘油灌肠剂110ml或温开水灌肠。

（5）阴道准备：术前1日用1∶40的络合碘溶液冲洗阴道，早晚各1次，行开腹子宫切除及肿瘤细胞减灭术者于第二次冲洗阴道后，在子宫颈及穹隆处涂甲紫做手术标记。合并妊娠、有阴道出血者及未婚者不做阴道冲洗。卵巢囊肿剔除术及子宫肌瘤剔除术者不需涂甲紫。

（6）药品准备：遵医嘱术前1日准备抗生素及止血药，青霉素类应做好皮试。

（7）术前嘱患者沐浴、剪指甲，并准备好术后所需物品：卫生巾等。

（8）为提高对手术的耐受力，消除紧张情绪，手术前晚遵医嘱给予镇静剂，如地西泮5mg口服，以保证患者充分的休息与睡眠。

（9）膀胱准备：术前留置导尿管。

（10）手术当日的准备：患者应取下义齿、发卡、手表、钱及贵重物品，交给家属妥善保管。术前半小时遵医嘱给予术前用药，即基础麻醉药物，如阿托品、苯巴比妥等，使患者得到充分镇静，减少紧张情绪，防止支气管痉挛等麻醉引起的副交感神经过度兴奋。

（11）手术室接患者时，应与接诊人员核对姓名、手术名称、手术带药，无误后接走患者。

3. 术后护理

（1）病室及物品的准备：接走患者后，应铺好麻醉床及准备好物品，如血压计、听诊器、弯盘、别针、吸氧用物、引流瓶、沙袋、腹带等。术后患者宜安置于安静舒适的房间，以利于患者术后恢复及护理人员对其观察与护理。肿瘤细胞减灭术患者的病室内应备有随时可以应用的抢救物品及药品。

（2）体位：按手术及麻醉方式决定术后体位。全麻患者在尚未清醒前应有专人守护，去枕平卧，头侧向一旁，稍垫高一侧肩胸，以免呕吐物、分泌物呛入气管，引起吸入性肺炎或窒息；硬膜外麻醉者，去枕平卧6~8小时。

（3）生命体征的观察：手术后24小时内患者病情尚未平稳，极易出现紧急情况，护理人员要全面了解、密切观察、有的放矢地进行护理。患者返回病室后应及时监测一次血压、脉搏、呼吸并做好记录，由于麻醉及手术对循环系统的抑制作用术后不能马上恢复，因此，应每15~30分钟监测一次血压，脉搏，呼吸直至平稳，必要时给予心电监护。

（4）术后止痛：患者在麻醉作用消失后，会感到伤口疼痛，通常24小时内最为明显。疼痛可影响各器官的功能，有效地止痛不仅可以减轻患者的痛苦，而且为各种生理功能的恢复创造了条件。按医嘱术后24小时内可用哌替啶等止痛药物或使用镇痛泵为术后患者充分止痛，保证患者得到充分休息。止痛剂的使用在术后48小时后逐渐减少，否则提示切口血肿、感染等异常情况，需报告医师及时给予处理。

（5）护理人员应注意观察患者有无出血的征象，如腹部伤口有无渗血、阴道出血情况，如果有引流的患者应观察引流液的量、色、性质有无异常等，如有异常要及时通知医生看患者，同时结合患者其他情况，如患者出现口唇苍白、烦躁不安、出冷汗等症状，且血压下降、脉搏快而弱，应警惕发生内出血或休克。

（6）保持静脉通路通畅，输液速度适中，严格记录出入量。

（7）排尿的观察及护理：由于解剖位置的关系，妇科手术中输尿管、膀胱受到牵拉、推压，在分离粘连时极易损伤输尿管，因此，术后观察尿量及尿液的性质非常重要。术后应注意保持尿管通畅，并认真观察尿量及性质。术后患者每小时尿量至少50ml以上。通常于术后24小时拔除尿管。每小时尿量少于30ml，伴血压下降，脉搏细数，患者烦躁不安，或诉说腰背疼痛，或肛门处下坠感等，应考虑有腹腔内出血。拔除尿管后嘱患者适量饮水，尽早排尿，护士要观察膀胱功能恢复情况，有无泌尿系刺激症状，必要时重置尿管。留置尿管期间，应擦洗外阴，保持局部清洁，防止发生泌尿系感染。

（8）引流管的观察与护理：留置引流管的目的为引流出腹腔及盆腔内的冲洗液及渗血、渗液，以便观察有无内出血及减少感染的发生。引流管在留置的过程中应保持通畅、勿压、勿折。密切观察其引流液的颜色、性质、量。若发生异常情况应及时通知医生处理。

（9）腹胀：术后腹胀多因术中肠管受到激惹，使肠蠕动减弱所致。患者术后呻吟、抽泣、憋气等可咽入大量不易被肠黏膜吸收的气体，加重腹胀。术后护理人员因劝慰患者不要呻吟、抽泣及张嘴呼吸，尽量减少过多气体进入消化道；并应鼓励帮助患者术后早期活动，以促进肠蠕动的恢复，同时防止盆腹腔粘连和下肢血栓的发生；还要指导患者在尚未排气之前不要食用豆制品、奶制品、甜食及油腻等容易产气的食物，以免增加肠道内积气。

（10）饮食护理：一般手术后第一日流食，遵医嘱予以静脉补液；术后第二日半流食，术后第三日普食。

（11）血栓的观察及护理：高危患者，应使用弹性绷带包扎或穿弹力袜。术后鼓励患者早期下床活动。不能下床的患者，要指导患者在床上活动腿部。护理人员要早期识别血栓性静脉炎的症状：检查腿部有无压痛感、水肿、皮温增高、足背动脉搏动减弱等。当患者发生血栓时，应嘱患者绝对卧床，使用弹性绷带，遵医嘱应用抗凝剂等。

4．健康指导

（1）休养环境安静、舒适、温湿度适宜，注意通风，保持空气新鲜。

（2）保持良好的心情，避免紧张激动的情绪。适当参加锻炼活动。

（3）术后多食用含丰富维生素、蛋白质、高纤维的食物，如瘦肉、蛋类、鱼类,还应注意粗细搭配。

（4）伤口拆线一周可洗淋浴,一周内用温水擦身。注意个人卫生,勤换内衣裤。

（5）全子宫切除术后患者及阴道手术后患者应禁性生活及盆浴3个月;子宫肌瘤剔除、卵巢囊肿剔除术后1个月禁性生活及盆浴。

（6）伤口拆线后,若伤口出现疼痛、红肿、硬结、渗血、渗液,且伴有体温升高,应及时到医院就诊。

（7）若为血性分泌物,量如月经,并伴有发热,应及时到医院就诊。

（8）从手术之日起休假6周。

（9）遵医嘱术后6周来医院复诊,遵医嘱服用出院带药。

二、妇科腹腔镜手术的护理

【概述】

妇科腹腔镜手术是指通过腹腔镜和相关的设备进行一些原来必须开腹才进行的妇科手术。随着医学影像学的发展,妇科腹腔镜手术医师可以从电视屏幕上得到比肉眼所见更加清晰、更加细致的图像,从而使手术更精准、更彻底。腹腔镜手术占妇科良性疾病手术的80%～90%。

【适应证】

1. 诊断性腹腔镜　怀疑子宫内膜异位症、了解腹盆腔肿块性质、不明原因急、慢性腹痛和盆腔痛等,对不孕不育患者可明确或排除盆腔疾病、计划生育并发症等的诊断。

2. 手术性腹腔镜　输卵管妊娠、输卵管因素的不孕症、输卵管系膜囊肿剔除、卵巢良性肿瘤、子宫肌瘤行肌瘤剥除、子宫切除及腹腔镜辅助的阴式子宫切除等手术、盆腔子宫内膜异位症、双侧输卵管结扎术等。

【禁忌证】

1. 绝对禁忌证　严重心肺功能不全、凝血功能障碍、绞窄性肠梗阻、腹腔内广泛粘连、弥漫性腹膜炎、腹腔内大出血。

2. 相对禁忌证　既往有下腹部手术史或腹膜炎史;过度肥胖或过度消瘦;盆腔肿块过大,超过脐水平;妊娠>16周。

【护理评估】

1. 健康史　采集个人的家族史、月经史、生育史、手术史、既往内科病史、药物史、药物过敏史。了解所患疾病的临床表现,现存问题。

2. 身心状况　患者的一般情况,如饮食、睡眠、排泄等,特别是患者患病后和住院后有无异常情况。患者对自身所患疾病的了解情况,及对手术的知晓程度。

3. 辅助检查

(1) 妇科检查：阴道检查、肛查。

(2) 常规检查：监测生命体征，胸片，B超（肝、胆、胰、脾、盆腔），心电图，血型，Rh因子，肝肾功能，凝血功能，血尿常规，输血9项。

【护理问题】

1. 焦虑　与害怕丧失器官、手术后疼痛及对未来的茫然有关。

2. 知识缺乏　与缺乏对自身疾病和手术知识有关。

3. 睡眠形态紊乱　与环境改变及担心手术有关。

4. 疼痛　与手术中二氧化碳气体抬高膈肌引起两下肋疼痛和手术体位引起肩胛骨疼痛有关；与手术创伤有关。

5. 腹胀　与二氧化碳气体未能在腹腔完全排出有关。

6. 潜在并发症：出血　与手术创伤有关。

7. 潜在并发症：感染　与手术创伤，留置尿管有关。

8. 部分生活自理缺陷　与手术及术后卧床输液有关。

【护理措施】

1. 心理护理　解除患者紧张、恐惧心理。向患者讲述腹腔镜手术的优点、手术过程、时间、麻醉方式，让其知道是新型的微创手术，消除恐惧心理，于最佳状态接受手术。

2. 术前护理

(1) 认真阅读病历，检查患者术前各项实验室检查是否完善、正常，如发现问题及时与医生联系。

(2) 术前一日为患者监测3次体温，并观察患者有无异常情况，如发热、上呼吸道感染、月经来潮等，应及时通知医生，及早采取相应措施。

(3) 皮肤准备：术前1日备皮。剃净阴毛，注意勿损伤皮肤。特别注意脐部的清洁，因手术其中一个切口在脐轮下0.5cm或脐底部。

(4) 肠道准备：术前1日50%硫酸镁40ml口服或甘油灌肠剂110ml置肛。术前12小时禁食，10小时禁水。

(5) 阴道准备：术前1日用1∶40络合碘溶液冲洗早晚各一次，有阴道出血者不做阴道冲洗，仅用络合碘纱布做阴道擦拭，无性生活者不做阴道检查。

(6) 不能带活动义齿、首饰、手表、发夹、隐形眼镜等入手术室，衣服口袋不能有任何物品。

(7) 必要时遵医嘱口服镇静药物。

(8) 膀胱准备：术前嘱患者排空膀胱，带导尿管进手术室。

3. 术后护理

(1) 手术后患者应安置于安静的房间，以利于患者术后恢复及护理人员对其观察与护理。患者进手术室后,护理人员应进行手术患者床单位及护理用具的准备,如铺麻醉床,准备血压计、听诊器、吸氧装置等。

(2)护士应向手术医生了解患者手术中情况,如手术范围、术中出血、意外情况等,以及术后有无特殊护理要求及注意事项。

(3)密切监测患者生命体征变化,注意有无内出血及伤口渗血,全宫切除术后患者应注意阴道引流量及颜色。同时结合患者其他情况,如患者出现口唇苍白、烦躁不安、出冷汗等症状,且伴有血压下降,脉搏快而弱,应警惕发生内出血或休克。

(4)术后止痛:耐心倾听患者主诉,讲解引起疼痛的原因、范围,安慰患者,给予心理支持,告之疼痛会通过吸氧及二氧化碳自身代谢逐渐缓解或消失;保持病室安静,护理操作集中,指导患者应用松弛方法分散注意力,必要时使用止痛剂。

(5)尿管、引流管的观察与护理:手术后在保留尿管过程中要注意保持导尿管通畅,勿折、勿压。随时注意观察尿液的颜色、性质和量。如尿液为血性,应考虑是否存在输尿管及膀胱的损伤;如尿量较少,在排除导尿管阻塞后,应考虑是否存在入量不足或有内出血休克等情况发生。如出现类似情况,应及时报告医生及早处理。导尿管通常在手术后第一天拔除。拔除导尿管后,护理人员应嘱患者多饮水,及时排尿,并观察有无尿急、尿频、尿痛等泌尿系统刺激症状及尿潴留情况的发生。引流管在留置期间应保持通畅,勿折、勿压。随时注意观察引流液的颜色、性质和量。

(6)严格无菌操作,1:40的络合碘溶液擦洗外阴一天两次,保持腹部穿刺孔敷料及会阴部清洁、干燥;严密观察生命体征,遵医嘱合理使用抗生素。

(7)腹胀:向患者讲述腹胀原因,给氧目的,告知患者是微创手术,腹腔内 CO_2 可通过自身代谢及吸氧加速排出,腹胀会逐渐缓解或消失;术后常规吸氧3小时,术后6小时可床上翻身及活动四肢,以增加肠蠕动,术后1日晨鼓励患者下床活动,以促肠道蠕动,尽早排气,或指导患者顺时针按摩腹部以利于气体排出。

(8)饮食护理:术后1日半流食,术后2日普食,告知患者在排气前及排气不畅时,禁食产气食物。

4. 健康指导

(1)保证修养环境安静、舒适,定时通风。

(2)保持良好心境,避免精神紧张。

(3)选择富含蛋白质、维生素、纤维素的饮食,增强体质。

(4)伤口拆线后一周可淋浴,平时可用温水擦洗。

(5)手术后1~2周,阴道可有少量粉红色分泌物,此为阴道残端肠线溶化所致，为正常现象。若为血性分泌物，量如月经，并伴有发热，应及时到医院就诊。

（6）行腹腔镜全子宫切除术患者，术后 3 个月禁止性生活、盆浴、从手术之日起休假 6 周，术后 6 周来医院复查；行腹腔镜下子宫肌瘤剔除术、卵巢囊肿剔除术、单纯的卵巢及输卵管切除术的患者，术后 1 个月内禁止性生活、盆浴，从手术之日起休假 4 周，术后 4 周来医院复查，复查时须避开月经期。

三、宫腔镜手术的护理

【概述】

宫腔镜检查是应用膨宫介质扩张宫腔，通过玻璃导光纤维素和柱状透镜将冷光源经宫腔镜导入宫腔内，直视下观察宫颈管、宫颈内口、子宫内膜和输卵管开口，或通过摄像系统将所见图像显示在监视屏上放大观看，对可疑病变组织准确取材。

【检查适应证】

1. 异常子宫出血。

2. 诊断宫腔畸形，宫腔粘连并试行分离。

3. 评估 B 型超声及子宫输卵管碘油造影检查发现的宫腔异常。

4. 宫内节育器（IUD）的定位及取出。

5. 原因不明的不孕症。

6. 检查反复自然流产或妊娠失败的宫颈管或宫内原因。

7. 诊断或判定能否经宫颈取出黏膜下肌瘤或子宫内膜息肉。

8. 宫腔内手术后随访。

9. 宫颈管癌和子宫内膜癌的早期诊断。

【治疗适应证】

1. 子宫内膜息肉。

2. 子宫黏膜下肌瘤。

3. 宫腔粘连分离。

4. 子宫内膜切除。

5. 宫腔镜辅助下子宫热球内膜凝固剥离。

6. 子宫纵隔切除。

7. 子宫腔内异物取出。

【禁忌证】

1. 绝对禁忌证

（1）急性生殖道感染。

（2）心、肝、肾衰竭急性期或其他原因不能耐受手术。

（3）近期3个月内有子宫穿孔史或子宫手术史者。

2．相对禁忌证

（1）宫腔狭小或宫颈瘢痕，不能充分扩张者。

（2）宫颈裂伤或松弛，灌流液大量外漏者。

【护理评估】

1．护士应了解患者的年龄、月经史、生育史、既往史，主要的临床表现，检查时间一般以月经干净后1周内为宜，此时子宫内膜处于增生期早期，薄且不易出血，黏液分泌少，宫腔病变易见。对不规则出血的患者在止血后任何时间均可。

2．了解患者病情及手术内容，完善术前各项化验检查。

3．评估患者的心理状态及患病后的心理感受。

【护理问题】

1．焦虑　与担心疾病的恶性诊断，担心预后，害怕丧失生殖能力有关。

2．知识缺乏　与缺乏疾病相关的治疗和护理知识有关。

3．自理能力缺陷　与手术后伤口疼痛、输液影响患者自理活动有关。

【护理措施】

1．心理护理　为患者提供心理支持，解除患者紧张、焦虑情绪，增强战胜疾病的信心。

2．术前护理

（1）术前1日遵医嘱配血。

（2）了解患者既往过敏史，于术前1日遵医嘱行药物过敏试验。

（3）皮肤准备：术前1日备皮，剃阴毛，并告知患者术前做好个人卫生工作。

（4）阴道准备：术前1日用1:40络合碘溶液行阴道冲洗早晚各1次。

（5）肠道准备：术前1日上午，遵医嘱给予50%硫酸镁40ml口服导泻，或遵医嘱于下午给予甘油灌肠剂110ml置肛，并观察患者的排便情况，至晚8时仍未解大便者，可遵医嘱给予其他相应处理。

（6）术前1日晚8时禁食，10时禁水。

（7）遵医嘱术前1日晚8时给予患者口服地西泮5mg，以助睡眠。

（8）术前1日测3次体温，观察患者有无异常变化，如发热、上呼吸道感染、月经来潮等，应及时通知医生。

（9）术前早晨告知患者取下义齿、发卡、手表、首饰等身外之物，与钱物、贵重物品一并交予家属妥善保存。

（10）术前遵医嘱协助医生给予未育患者阴道放药，起到软化、扩张宫颈的作用。

（11）术前遵医嘱准备好手术用物及药品。手术车来接患者时，与手术室人员核对后协助患者上手术车。

3. 术后护理

（1）准备麻醉床及各种用物：如血压计、听诊器、弯盘、吸氧装置等。

（2）患者返回病室时，向手术医生了解手术中情况及有无特殊注意事项。

（3）密切监测患者生命体征的变化，注意聆听患者主诉，观察阴道出血情况，必要时保留会阴垫并遵医嘱给予止血药。

（4）保持静脉通路通畅，注意调节滴速。

（5）患者麻醉清醒后（一般为手术返回病室后4～6小时）可下床活动，但应注意做好扶助、看护工作。

（6）患者麻醉清醒后可进普食。

（7）术后3日每日测3次体温，遵医嘱给予预防性抗生素。

（8）保持外阴清洁，术后3日每日晨用1:40的络合碘溶液行会阴冲洗1次。

4. 健康指导

（1）个别患者术后1～2周内，阴道可有少量血性分泌物，一般无须处理。

（2）术后禁盆浴、性生活1个月。

（3）术后酌情休息2周。

（4）术后4周复查，需避开月经期。

（5）个体指导。

四、子宫颈锥形切除手术的护理

【概述】

宫颈锥切术是由外向内呈圆锥形的形状切下一部分宫颈组织。它一方面是为了做病理检查，确诊宫颈的病变；另一方面也是切除病变的一种治疗方法。

【适应证】

1. 诊断性宫颈锥切术的适应证

（1）宫颈刮片细胞学检查多次找到恶性细胞，而宫颈多处活检及分段诊刮病理检查均未发现癌灶者。

（2）宫颈活检为原位癌或镜下早期浸润癌，而临床可疑为浸润癌，为明确病变累及程度及决定手术范围者。

（3）宫颈活检证实有重度不典型增生者。

2. 治疗性宫颈锥切术的适应证

（1）CINⅢ级。

（2）宫颈原位鳞癌或原位腺癌。

（3）Ⅰa1期宫颈癌要求保留生育功能者。

【禁忌证】

1. 生殖道急性或亚急性炎症。

2. 妊娠期或月经期。

3. 血液病有出血倾向者。

【护理评估】

1. 护士应了解患者的年龄、月经史、生育史、既往史，主要的临床表现。

2. 了解患者病情及手术内容，详细记录既往妇科检查发现、子宫颈刮片细胞学检查结果及处理经过，完善术前各项化验检查。

3. 评估患者的心理状态及患病后的心理感受。

【护理问题】

1. 焦虑　与担心恶性疾病有关。

2. 知识缺乏　与缺乏相关知识有关。

3. 自理能力缺陷　与手术后疼痛、输液影响患者自理活动有关。

【护理措施】

1. 术前护理

（1）做好心理护理，解除患者紧张、焦虑情绪。

（2）术前1日遵医嘱配血。

（3）了解患者既往过敏史，于术前1日遵医嘱行药物过敏试验。

（4）皮肤准备：术前1日备皮，剃阴毛，并告知患者做好个人卫生工作。

（5）阴道准备：术前1日用1:40络合碘溶液行阴道冲洗早晚各1次。

（6）肠道准备：术前1日上午，遵医嘱给予50%硫酸镁40ml或复方聚乙二醇电解质散（和爽）137.15g口服导泻，或遵医嘱于下午给予甘油灌肠剂110ml置肛，并观察患者的排便情况，至晚仍未排便大者，可遵医嘱给予其他处理。

（7）术前1日晚8时禁食，10时禁水。

（8）遵医嘱术前1日晚8时给予患者口服地西泮5mg，以助睡眠。

（9）术前1日测3次体温，观察患者有无异常变化，如发热、上呼吸道感染等，应及时通知医生。

（10）术前晨告知患者取下义齿、发卡、手表、首饰等身外之物，与钱物、贵重物品一并交予家属妥善保存。

（11）术前遵医嘱准备好手术用物及药品。手术车来接患者时，与手术室人员核对后协助患者上手术车。

2. 术后护理

（1）准备麻醉床及各种用物：如血压计、听诊器、弯盘等。

（2）患者返回病室时，向手术医生了解手术中情况及有无特殊注意事项。

（3）密切监测患者生命体征的变化，注意聆听患者主诉，观察阴道出血情况，必要时保留会阴垫并遵医嘱给予止血药。

（4）保持静脉通路通畅，注意调节滴速。

（5）患者麻醉清醒后（一般为手术返回病室后 4～6 小时）可下床活动，但应注意做好扶助、看护工作。

（6）术后减少活动量，避免阴道出血增多。

（7）患者清醒后可进普食。

（8）术后 3 日每日测 3 次体温，遵医嘱给予预防性抗生素。

（9）保持外阴清洁，术后 3 日每日晨用 1∶40 的络合碘溶液行会阴冲洗 1 次。

3. 健康指导

（1）术后 1 周后复查取纱条。若期间体温＞38.5℃或出现剧烈下腹痛，随时返院取纱条。

（2）术后 2 周内，患者可能会少量阴道出血。如果阴道出血量大于月经，请来院就诊。

（3）术后 3 周内尽量减少活动，避免提重物、骑车、登山等。

（4）术后禁盆浴、性生活 2 个月。

（5）拔纱条后遵医嘱进行阴道冲洗。

（6）注意术后第一次月经来潮情况，如果出现停经并伴有下腹痛、或经血排出不畅，及时到院就诊。

（7）术后前 3 个月每月门诊复查一次。术后第 3、6、9、12 个月复查 TCT。

五、外阴癌手术的护理

【概述】

外阴癌较少见，约占女性全身恶性肿瘤的 1%，常见于 60 岁以上妇女，组织类型较多，以外阴鳞状细胞癌最常见。

【适应证】

1. 单纯外阴切除

（1）多灶性的外阴上皮内瘤变（VIN）Ⅲ或原位癌。

（2）慢性外阴营养不良，经保守治疗无效，尤其是活检已出现病变的增生型营养不良。

2. 外阴根治性切除术　Ⅰ～Ⅳa 期外阴癌均适合进行外阴癌根治术。

【相对禁忌证】

1. 单纯外阴切除

（1）内科合并症：严重的心肺疾患、多器官功能衰竭、严重的控制不满意的糖尿病、严重的免疫系统疾病的患者难以耐受手术，尽管手术创伤不大。

（2）没有明确病理诊断的外阴病变。

（3）高度可疑浸润的外阴病变。

（4）明确的外阴癌。

2．外阴根治性切除术

（1）内科合并症：严重的心肺疾患、多器官功能衰竭、严重的控制不满意的糖尿病、严重的免疫系统疾病的患者由于手术创伤大、手术时间长难以耐受手术。

（2）没有明确病理诊断的外阴病变。

（3）Ⅳb 期：已经存在远处广泛转移，更应该进行综合治疗，局部如此大的手术似乎已经没有意义。

【护理评估】

1．评估患者的年龄，了解患者是否有长期外阴瘙痒、外阴营养不良或溃疡、白色病变等。了解患者分泌物的量、性状及有无臭味，了解患者溃疡出血感染的情况，对大小便是否有影响。

2．心理社会问题　外阴癌患者一般都有外阴慢性病史，病程较长，早期患者由于疏忽而延误治疗，外阴瘙痒久治不愈，给生活和工作都带来不便，患者对手术充满期待，又担心手术后外阴形态的改变，影响正常的生理功能，特别是年轻患者担心影响正常的性功能，她们往往自我谴责，自我贬低，丧失自信心，担心社会的歧视，减少日常的生活社交活动。

【护理问题】

1．恐惧　与外阴癌对生命的威胁以及不了解治疗方法和预后有关。

2．有感染的危险　与手术伤口靠近肛门易污染有关。

3．自我形象紊乱　与外阴手术后阴道狭窄造成性交困难疼痛有关。

4．性功能障碍　与外阴手术后阴道狭窄造成性交困难疼痛有关。

5．知识缺乏　与患者缺乏疾病及其预防保健知识有关。

【护理措施】

1．心理护理　外阴癌患者手术前，护士要做好健康教育，让患者了解手术的相关知识，讲解手术后应注意的问题，鼓励患者表达出焦虑恐惧的心理，表达出对目前生殖器官丧失的感受，帮助其正确认识现在的身体状况，以良好的身体和心理状态迎接手术。手术后帮助患者与配偶交流情感，寻找适宜的性表达方式，获得性满足，提供生活质量；帮助患者参与有关的社会团体活动，完成角色转变，树立正确的人生观和价值观，回归家庭和社会。

2．术前护理

（1）手术前进行全面的身体检查和评估，积极治疗各种内科疾病，完善各项化验检查，术前1日遵医嘱配血及进行药物过敏试验。

（2）皮肤准备：术前 1 日备皮，剃阴毛（包括腹股沟剃净），并告知患者做好个人卫生工作。

（3）阴道准备：术前 1 日用 1:40 络合碘溶液行阴道冲洗早晚各 1 次。

（4）肠道准备：术前 3 日，开始肠道准备。遵医嘱口服 50% MgSO₄ 40ml 或复方聚乙二醇电解质散（和爽）1 袋每日 1 次，并观察患者的排便情况，可遵医嘱给予其他处理。术前 3 日半流食，术前 2 日流食，术前 1 日禁食补液，晚 10 时禁水。

（5）遵医嘱术前 1 日晚 8 时给予患者口服地西泮 5mg，以助睡眠。

（6）术前 1 日测 3 次体温，观察患者有无异常变化，如发热、上呼吸道感染等，应及时通知医生。

（7）术前早晨告知患者取下义齿、发卡、手表、首饰等身外之物，与钱物、贵重物品一并交予家属妥善保存。

（8）术前遵医嘱准备好手术用物及药品。手术车来接患者时，与手术室人员核对后协助患者上手术车。

3．术后护理

（1）准备麻醉床及各种用物：如血压计、听诊器、弯盘等。

（2）患者返回病室时，向手术医生了解手术中情况及有无特殊注意事项。

（3）密切监测患者生命体征的变化，注意聆听患者主诉。

（4）保持静脉通路通畅，注意调节滴速。

（5）外阴及腹股沟处加压包扎 24～72 小时，观察伤口敷料出血。

（6）鼓励患者床上活动，预防下肢深静脉血栓。外阴加压包扎解除后，协助患者下床活动，注意安全、避免跌倒。

（7）保持尿管通畅，并观察尿量及尿色。根据患者情况一般 3～5 日拔除尿管，拔尿管后注意患者排尿情况。

（8）术后 3 日及输抗生素期间每日测 3 次体温，遵医嘱给予预防性抗生素。

（9）外阴及腹股沟伤口拆除加压包扎后，保持局部清洁，每日用络合碘溶液纱球擦洗或冲洗 2 次，患者排便后随时冲洗。

（10）保持外阴局部干燥，会阴冲洗后用冷风吹伤口 2 次，每次 20 分钟，同时观察伤口愈合情况，患者卧床休息时，用支架支起盖被，以利通风。

（11）遵医嘱术后 3 日内禁食或进行肠内营养（无渣），5 日后如未排便应服缓泻剂。

（12）进行针对性的健康教育及心理疏导，医务人员不应回避性生活问题，给患者及家属讲解外阴切除只是部分性感受带丧失，鼓励夫妻双方坦诚相待，通过交谈消除顾虑，给予患者鼓励和支持。护士应主动提供各方面知识，运用支持、疏导、保证等心理护理方法，解除患者及家属的心理障碍。

4．健康指导

（1）出院后继续保持外阴部清洁、干燥。

（2）术后3个月内避免用力下蹲动作。

（3）治疗后应定期随访，术后第1年内每1～2个月1次，第2年每3个月1次，3～5年后可每半年随访1次。

（4）对妇女加强卫生宣传，使其了解外阴癌是可以预防和早期发现的。

（5）注意外阴部的各种不适，如瘙痒、疼痛、破溃、出血等，有症状及时就诊。

（6）注意外阴部的颜色改变、发白、局部黑斑、痣点、紫蓝结节等。

（7）注意外阴部的硬结、肿物，发现任何异常情况及时就诊，不要随意抠抓。

六、全盆底重建术的护理

按盆底结构分为前盆底重建术（prolift）、后盆底重建术和全盆底重建术。根据手术位置、网片材料的不同，分为不同的手术名称。

【适应证】

1．子宫脱垂POP-Q分期Ⅲ以上的患者。

2．重度阴道穹隆膨出的患者。

3．阴道前后壁修补术后复发的患者。

【禁忌证】

1．伴有压力性尿失禁的患者。

2．拟妊娠或妊娠期妇女。

3．年轻、性生活活跃者慎用。

【护理评估】

1．病史　评估患者的饮食习惯，了解患者的月经史，孕产史及产后是否过早重体力劳动等情况。了解其有无慢性病，如便秘、慢性咳嗽、盆腹腔巨大包块等。

2．身心状况　了解患者子宫脱垂的分度，脱出物是否可回纳，若不可回纳，有无宫颈糜烂、破溃，患者的排尿、排便情况。若有这些症状，可给患者带来极大的生理、心理上的痛苦。

【护理问题】

1．组织完整性受损　与子宫脱垂后子宫颈、子宫体及阴道前后壁摩擦所致的糜烂、溃疡有关。

2．有感染的危险　与摩擦所致的溃疡有关。

3．自我形象紊乱　与子宫脱垂及切除子宫有关。

4．知识缺乏　与缺乏相关知识有关。

【护理措施】

1. 心理护理　子宫脱垂患者病程较长，护士应亲切地对待患者、理解患者，鼓励患者说出自己的疾苦，向患者讲解疾病知识和预后，协助患者早日康复。

2. 术前护理

（1）皮肤准备：剔除腹部、外阴部及大腿内上 1/3 毛发。嘱患者术前一日晚进行沐浴。

（2）阴道准备：术前一日上午 10 时、晚 8 时分别予 1∶40 络合碘溶液冲洗阴道 2 次。

（3）肠道准备：根据患者年龄、手术范围等选择药物，年龄＞65 岁如手术无清洁肠道要求者，术前一日晚 4 时、8 时分别给予甘油灌肠剂 110ml 即可。术前晚 8 时开始禁食，晚 10 时开始禁水。

（4）完善术前检查、化验，常规配血。

（5）术前一日睡前遵医嘱给予助眠药物。

3. 术后护理

（1）向手术医生详细了解患者术中情况，如手术名称、麻醉方式、术中出血情况。

（2）术后每小时巡视患者，观察患者病情变化，根据需要监测生命体征。

（3）严密观察阴道出血量、色、性质，观察穿刺点有无渗血、渗液、血肿等。

（4）饮食的护理：无特殊医嘱要求，术后第 2 日可进普食。

（5）活动：术后第 1 日下床活动，第一次下床活动身边必须有人陪伴，注意有无头晕、眼花、出虚汗等情况，如有类似情况，暂时卧床休息，待症状缓解后再下床活动。

（6）尿管的护理：保持尿管通畅，避免打折、弯曲，防止脱出；引流袋应低于出口，以防止逆行感染；注意勿过度牵拉引流袋，防止脱出；观察尿液的量、色、性质变化，有问题及时通知医师。

（7）排尿护理：Prolift 术后阴道内需放置球囊压迫止血，球囊需 24～48 小时后取出，取出球囊的同时拔除尿管，其他手术均在术后第 1 日晨拔除尿管。拔除尿管后，嘱患者多饮水、尽早排尿。

（8）残余尿的测定：术前已有残余尿测定不合格或术中修补阴道前壁的患者术后均需测定残余尿量。残余尿的测定须在拔除尿管后当日下午 2 时、同时排尿 3 次后进行，选用床旁 B 超仪测量，以了解膀胱功能恢复的情况，残余尿测定＞100ml 即为不合格，及时通知医生。

（9）残余尿不合格的处理

1）＞300ml：导尿并保留尿管长期开放 72 小时后拔除，拔除尿管当日下午 2 时、排尿 3 次后 B 超复测残余尿。

2）100～300ml：肌注新斯的明 1mg，30 分钟后 B 超复测残余尿。复测结果仍为 100～300ml 者，继续观察，如有不适对症处理，并于第二日下午复测；如复测结果 >300ml，导尿并保留尿管长期开放。

（10）预防感染：监测体温，给予会阴冲洗（外阴有缝线者每日会阴冲洗 2 次，并更换敷料，拆线后改为每日会阴冲洗 1 次至出院日，外阴无缝线者每日冲洗 1 次，冲洗 3 日）。

（11）腿痛、臀部或会阴部疼痛：主要见于前盆底重建术，疼痛多不严重，不需止痛治疗，术后可自行缓解。严密观察患者疼痛的部位、程度、持续的时间，及时通知医生，必要时遵医嘱给予止痛药物、理疗等。

（12）预防网片侵蚀：术后阴道内短期使用雌激素软膏，避免网片侵蚀，教会患者置入软膏的方法及使用的注意事项，如应在睡前置入，放置后不再活动，以避免药物脱出。

4．健康指导

（1）饮食：进食高蛋白、高维生素、富含粗纤维、易消化的饮食，少食刺激性食物。

（2）沐浴及性生活：术后即可淋浴，禁盆浴、性生活 3 个月。

（3）预防：有慢性咳嗽、便秘等疾患时需及时治疗；术后 3 个月避免提≥2kg 的重物；术后要坚持做肛提肌的锻炼，使松弛的盆底组织逐渐恢复张力并起到进一步的预防作用。

（4）遵医嘱定期随诊：术后一般休息 3 个月，出院后 4 周、3 个月进行复查。

七、阴道无张力尿道中段悬吊带术的护理

【概述】

不同吊带材料、经不同途径有不同的手术名称：耻骨后路径阴道无张力尿道中段悬吊术（TVT）、湿必克悬吊术（SPARC）、经闭孔路径阴道无张力尿道中段悬吊带术（TVT-O）、（TVT-S）、微小吊带术。

【适应证】

1．解剖型压力性尿失禁。

2．尿道内括约肌障碍型压力性尿失禁。

3．合并有急迫性尿失禁的混合性尿失禁。

4．多次尿失禁手术失败。

【禁忌证】

1．未完成发育的患者。

2．妊娠患者。

3．计划要怀孕的患者。

【护理评估】

1. 病史　评估患者的饮食习惯，了解患者的月经史，孕产史及产后是否过早重体力劳动等情况。了解其有无慢性病，如便秘、慢性咳嗽、盆腹腔巨大包块等。

2. 身心状况　了解患者压力性尿失禁的程度，评估患者的心理状态以及对手术的耐受程度、期望值以及对疾病的了解程度等。

【护理问题】

1. 焦虑　与疾病造成的生活质量下降有关。

2. 有感染的危险　与长期尿失禁及手术有关。

3. 有皮肤完整性受损的危险　与尿失禁刺激皮肤有关。

4. 社交孤独　与长期尿失禁，不愿与人交往有关。

5. 知识缺乏　与缺乏疾病及术后相关知识有关。

【护理措施】

1. 心理护理　护士应热情接待患者，主动关心患者，了解患者的心理感受，不能因异常的气味而疏远患者，认真倾听患者的主诉，用亲切的言语使患者体会到关爱。向患者讲解疾病的知识及手术前后注意事项，让患者了解手术方法和效果，增加其治疗疾病的信心，使其主动配合治疗和护理。

2. 术前护理　按常规妇科阴式手术准备，同全盆底重建术。

3. 术后护理

(1) 术后每小时巡视患者，观察患者病情变化，根据需要监测生命体征。

(2) 严密观察阴道出血量、色、性质，观察穿刺点有无渗血、渗液、血肿等。

(3) 饮食的护理：无特殊医嘱要求，术后 6 小时可进食普食。

(4) 活动：术后第 1 日下床活动，第一次下床活动身边必须有人陪伴，注意有无头晕、眼花、出虚汗等情况，如有类似情况，暂时卧床休息，待症状缓解后再下床活动。

(5) 尿管的护理：保持尿管通畅，避免打折、弯曲，防止脱出；引流袋应低于出口，以防止逆行感染；注意勿过度牵拉引流袋，防止脱出；观察尿液的量、色、性质变化，有问题及时通知医师。

(6) 排尿护理：术后第 1 日晨拔除尿管。拔除尿管后，嘱患者多饮水、尽早排尿。

(7) 残余尿的测定：拔除尿管后当日下午 2 时、同时排尿 3 次后行 B 超残余尿的测定，以了解膀胱功能恢复的情况，残余尿测定 >100ml 即为不合格，及时通知医生。

(8) 残余尿不合格的处理

1) >300ml：导尿并保留尿管长期开放 72 小时后拔除，拔出尿管当日下午 2 时、排尿 3 次后 B 超复测残余尿。

2) 100～300ml：肌注新斯的明 1mg，30 分钟后 B 超复测残余尿。复测结果仍为 100～300ml 者，继续观察，如有不适对症处理，并于第二日下午复测；如复测结果 >300ml，导尿并保留尿管长期开放。

（9）预防感染：监测体温，给予会阴冲洗（外阴有缝线者每日会阴冲洗 2 次，并更换敷料，拆线后改为每日会阴冲洗 1 次至出院日，外阴无缝线者每日冲洗 1 次，冲洗 3 日）。

（10）腿痛、臀部或会阴部疼痛：疼痛多不严重，不需止痛治疗，术后可自行缓解。严密观察患者疼痛的部位、程度、持续的时间，及时通知医生，必要时遵医嘱给予止痛药物、理疗等。

（11）预防网片侵蚀：术后遵医嘱使用雌激素软膏，避免网片侵蚀，教会患者置入软膏的方法及使用的注意事项，如应在睡前置入，放置后不再活动，以避免药物脱出。

4．出院指导及健康教育　同全盆底重建术。

八、羊膜法人工阴道成型术的护理

【概述】

羊膜为一种纤维蛋白多、弹性强、透明、附着少量蛋白、无生物活性、无免疫排斥现象、无毒无菌的生物性薄膜，能隔离外部的病源菌，提供一个不利于创面细菌生长的环境，对于防止创面感染起到了屏障保护作用；羊膜含有生物源刺激素、多种蛋白质等，能营养创面，促进创面上皮细胞及肉芽组织快速生长，防止创面感染，缩短了创面的愈合时间。同时，羊膜来源充足，使用方便，不受条件限制。

【适应证】

1．先天无阴道；

2．外阴发育不良；

3．无子宫或仅有始基子宫。

【禁忌证】

严重心肺肾功能不全、伴出血性疾病，凝血功能障碍等、患者身体虚弱不能耐受手术者如休克、心力衰竭等。

【护理评估】

1．病史　了解患者的年龄，有无原发性闭经、周期性腹痛。是否结婚，未婚者拟定何时结婚、已婚者有无性生活困难。

2．身心状况　了解先天性无阴道患者的心态、承受力、有无手术禁忌证及对手术的期望值。

【护理问题】

1. 自尊紊乱　与性生活困难及缺乏生育能力有关。

2. 焦虑　与担心手术的效果有关。

3. 疼痛　与手术及术后放模具有关。

4. 有感染的危险　与手术后及模具护理不当有关。

5. 知识缺乏　与缺乏术后相关知识有关。

【护理措施】

1. 阴道成形术前羊膜的准备

(1) 用物准备：术前 2 日将 2 个羊膜罐(已消毒)、4 支西咪替丁、2 瓶 500ml 复方氯化钠送至产科，以备留取羊膜两份。

(2) 留取对象：产妇、新生儿均正常，无合并症的新鲜羊膜，且羊膜要剥得完整、无撕裂。

(3) 留取方法：羊膜铺在用复方氯化钠溶液浸湿的纱布上，折叠后浸泡在盛有复方氯化钠溶液 500ml、西咪替丁溶液的羊膜罐中，并在羊膜罐上标注留取的日期和时间，共留取两份。

(4) 注意事项：手术时，先用后留取的新鲜羊膜，一旦出现问题，再使用先留取的。留取时间最好在术前 24 小时以内，并防止污染。

2. 术前准备　协助完善术前相关化验及各项检查，评估有无禁忌证；皮肤准备、肠道准备、外阴、阴道清洁；配血。

3. 术后护理

(1) 患者返回病室后，详细了解术中情况，为术后观察重点提供信息。

(2) 密切监测生命体征变化。密切观察病情变化，测血压、脉搏、呼吸，术后 30 分钟、1 小时、2 小时各 1 次，情况稳定后每 2 小时测量并记录至次日晨 6 点。

(3) 注意阴道出血的量及性状，及时通知医生，必要时遵医嘱使用止血药物。

(4) 患者行人工阴道成型术后，由于在人工腔内填有软模具，可主诉有大便感，甚至伤口胀痛难忍，应遵医嘱给予止痛药物止痛，少部分患者在服用止痛药物后仍无缓解，为防止软模具对人工腔道过紧的压迫，造成局部组织的缺血坏死，应及时与医生联系，酌情考虑提前拆线，并更换硬模具。

(5) 会阴水肿的观察：阴道成型术易造成会阴静脉丛、淋巴管的破坏，使会阴部静脉、淋巴回流受阻，导致外阴水肿，使患者出现肿胀、疼痛感。行会阴冲洗时要注意患者有无会阴部的水肿，出现水肿可遵医嘱使用 50% 的硫酸镁湿热敷每日 2 次，20～30 分 / 次。

(6) 预防感染

1) 留置尿管至更换硬模具前，每日用 1 : 40 的络合碘溶液冲洗外阴 2 次。

2）指导患者大便后由前向后擦拭，然后为其行会阴冲洗。

3）更换硬模具后，改会阴冲洗为每日一次阴道冲洗，同时更换消毒模具。

4）监测患者的生命体征、血白细胞、阴道渗出物的变化。

5）严格无菌操作。

6）保持床单位的清洁、嘱患者勤换内裤。

7）遵医嘱预防性应用抗生素。

8）保持外阴清洁、干燥。患者下地活动时，穿裙子，避免对手术区域的摩擦及影响通风。

（7）尿瘘和肠瘘的观察。观察阴道分泌物的气味、颜色和量，警惕尿瘘和肠瘘的发生，发现异常及时通知医生采取措施。

（8）鼓励患者尽早活动。术日返回病室后，在床上自主翻身活动，术后第一日即可下地活动，活动量依个人具体情况而定。

（9）饮食：手术当日禁食，术后第一日进普食；未排气及排气不畅时禁食产气食物，如甜食、奶类、豆类；可进食高蛋白、高维生素食物促进伤口愈合，粗纤维食物预防便秘。

（10）更换硬模具：是手术成败的关键，阴道成型术后 7～10 天拆除软模具，遵医嘱更换并配戴硬模具。

1）用物准备：①硬模具：4～6 个玻璃或硅胶模具，规格 3cm×9cm 或 3cm×8cm，玻璃模具高压灭菌，硅胶模具浸泡消毒。②卫生带：2 个锁扣眼式卫生带，不能用松紧带式（避免因松紧带的弹性或超过弹性限度而使模具脱出阴道外）。为了防止因重力作用，使模具脱出阴道口外，造成穴道顶端的肉芽形成、瘢痕粘连，穴道缩窄变短，使用卫生带将模具紧紧兜住。③冲洗桶：不锈钢、陶瓷或一次性阴道冲洗桶均可。

2）模具放置：①操作过程有一定的痛苦，放置模具前可给予止痛药物。②手术后 7～10 天，拆线，取出软模具，观察人工穴道情况。③用 1:40 的络合碘溶液行阴道冲洗。④放置时嘱患者深吸气，将模具缓缓置入阴道内，全部没入，不可在阴道外留有一部分，否则，阴道顶端可因模具未充满而形成肉芽、瘢痕等，使阴道变浅，影响手术的效果。

3）佩戴卫生带：以固定模具不脱出患者又无不适主诉为宜。

4）模具护理：①每日一次阴道冲洗，同时更换无菌模具。②若在安放期间不慎脱落，一定要在 15～20 分钟重新放置一个无菌模具，不可间隔时间过长，以免粘连及肉芽、瘢痕的形成。③使用后的模具，浸泡在含氯的消毒液中，30 分钟后取出并清洗，擦干后再经高压灭菌或煮沸消毒，硅胶模具采用浸泡法消毒。④每次换模具时都必须察看覆盖组织的颜色，如呈紫黑色常有坏死可能，警惕发生尿、粪瘘，应更换稍小的模具观察变化，但不能停用，手术时间稍久后，局部炎症消退，患者能自己放取模具，一般不会再出现压迫坏死危险。每一位患者都应准备大小不等的模具，以备各种情况选用。

（11）心理护理：该病种具有一定社会特殊性，且带来一定的社会问题。此类患者往往羞于启齿，不愿谈论疾病，更不愿让同屋病友得知其诊断。患者承受着个人隐私，很难与人诉说，久之则产生情绪低落、烦躁不安、悲伤忧郁等一系列心理、精神反应。针对这种心理状态，护士应耐心聆听患者的倾诉，充分了解其心理状态，创造一个轻松和谐的治疗环境，尊重患者，保护隐私。在患者的护理过程中，尽量选择在一个独立的、不被他人干扰的环境，努力创造轻松的氛围，以取得患者的信任。在与患者交流中应耐心倾听患者的心声，了解她们的顾虑，有针对性的给予指导，使她们能面对现实，努力配合治疗，已达到最佳治疗效果。

4. 健康指导

（1）教会患者阴道冲洗的方法。向患者讲解正确的术后护理是手术成功与否的关键。

（2）营养：除进食高蛋白、高维生素、易消化的饮食外，更需要食用富含粗纤维的饮食并增加饮水量，防止便秘，因为便秘时腹压增加，使模具极易脱出。

（3）性生活指导：告知患者应尽早结婚过性生活，在性生活前先用2手指戴指套充分扩张阴道，或用木制模具由小到大分别扩张，也可用润滑剂润滑阴道后再进行性生活，但要保持阴道清洁卫生，以防感染。

（4）随访指导：嘱患者手术后1个月时门诊随访复查，检查人工阴道有无狭窄或闭锁，并注意观察阴道分泌物性质，出现阴道分泌物增多或出血时，随时来院就诊。出院后仍需要不间断放置模具3～6个月，以后定期随诊，根据具体情况，遵医嘱酌情减少戴模具的时间。

知识链接

模具的冲洗液配制和更换注意事项

冲洗液的配制：用经过煮沸的凉开水与开水冲兑至合适温度，切不可用未经灭菌的自来水与热水冲兑。络合碘与水的比例为1:40。

更换注意事项：更换模具前，一定要先清洗双手，再行阴道冲洗，并将无菌模具全部放入阴道内，之后用卫生带兜紧。取出的模具用温开水冲洗干净，晾干后放置在干净的容器中备用。

九、子宫颈内口环扎术的护理

【概述】

宫颈功能不全症,也称宫颈内口松弛症,是导致妊娠中期习惯性流产,早产的原因之一。手术治疗的目的在于修复并建立正常的宫颈内口形态和功能,使妊娠维持足月胎儿的存活。

【适应证】

1. 有2次以上妊娠中期自然流产或早产史。

2. 宫颈检查发现宫颈内口松弛者(宫颈内口容易通过8号扩宫器)。

3. 子宫碘油造影显示宫颈呈漏斗状或烟囱状。

4. 妊娠期无宫缩情况下,内诊可触及宫颈软化、短小、颈管松宽,甚至可见胎膜。

5. 经B型超声波等方法检查,无胎儿发育异常。

【禁忌证】

1. 已有子宫收缩、出血或胎膜破裂者,不应行宫颈内口环扎术。

2. 胎儿畸形,有先兆流产或先兆早产症状。

【护理评估】

1. 护士应了解患者的年龄、生育史、既往史、主要临床表现。

2. 了解患者对病情及手术内容的认识,目前心理状态,完善各项术前化验检查。

【护理问题】

1. 焦虑　与担心流产有关。

2. 知识缺乏　与缺乏疾病相关知识,缺乏手术注意事项知识有关。

3. 潜在的并发症:出血　与手术有关。

4. 自理能力缺陷　与手术后卧床休息,避免流产有关。

【护理措施】

1. 术前护理

(1)了解患者病情及手术内容,完善术前各项化验。

(2)做好心理护理,消除患者紧张情绪。

(3)术前一日遵医嘱配血。

(4)皮肤准备:术前一日备皮,剃阴毛,会阴冲洗。

(5)术前一日晚8点禁食、晚10点禁水。

(6)术前一日监测3次体温,如异常及时通知医生。

(7)术日早晨嘱患者取下首饰、义齿、手表、发卡等身外之物,贵重物品交家属妥善保管。

（8）术前备好手术用物及药品，手术室人员接患者时，与手术室人员核对。

2．术后护理

（1）准备麻醉床及各种用物：血压计、听诊器、弯盘、吸氧装置，特别是长剪刀，以备患者在发生流产、早产的迹象时，能及时拆除缝线。

（2）患者返回病室时，向手术医生了解手术中情况及有无特殊注意事项。

（3）密切观察患者生命体征、阴道出血及宫缩情况，如有异常及时通知医生，遵医嘱对症处理。

（4）术后 24 小时内遵医嘱给予哌替啶 100mg 肌注，每隔 6 小时 1 次，以避免因疼痛诱发宫缩。

（5）遵医嘱给予黄体酮 40～60mg 肌注，1 天 1 次，持续5～7 天。

（6）保持外阴清洁，每日晨用 1：40 的络合碘溶液行会阴冲洗 1 次。

（7）术后 3 日每日测 3 次体温，必要时遵医嘱应用抗生素预防感染。

（8）术后以卧床休息为主，特别是刚手术后的一段时间需绝对卧床。

（9）患者麻醉清醒后可进普食，多食蔬菜、水果等粗纤维食物，以保持大便通畅。

（10）度过"危险期"（即历次流产之妊娠周数）即可出院，但仍应避免较重的体力活动。

3．出院指导

（1）定期随访，如无异常，于妊娠 38 周或预产期前 1 周入院，拆除缝线，等待分娩。

（2）缝合后发生流产、早产的迹象时，应及时拆除缝线，以免造成宫颈撕裂伤、子宫破裂等不良后果。

（潘晓晶）

十、剖宫产手术的护理

【概述】

剖宫产术是妊娠晚期经腹切开子宫，取出胎儿及其附属物以完成分娩的手术。应用恰当往往能起到挽救母儿的作用。但是，若不加强产程监护，过于放宽指征，轻率施行，可能造成远期影响。常用的术式有：子宫下段式、子宫体式、腹膜外式、剖宫产子宫切除术等。临床上以子宫下段式最为常用。

【适应证】

1．产道异常　骨盆狭窄、畸形，软产道阻塞（肿瘤、瘢痕、畸形）或宫颈水肿等。

2．产力异常　宫缩乏力经处理无效致产程延长者。

3．胎儿异常　巨大胎儿，不能经阴道分娩的异常胎位，或胎儿畸形致先兆子宫破裂征象等。

4. 胎儿窘迫　短时间内不能经阴道分娩者。

5. 其他情况　如严重产科并发症或内科合并症、瘢痕子宫等。

【护理评估】

1. 健康史　评估患者的月经史、孕产史。

2. 身心评估

（1）症状和体征：评估患者的病情、配合情况、生命体征及胎心胎动和宫缩情况。

（2）心理 - 社会评估：患者担心是否会对胎儿带来伤害等相关问题。

3. 相关检查　了解患者需要进行的辅助检查，给以相应的指导和检查后的护理，同时注意追踪检查结果，为以后的护理措施提供依据。

【护理问题】

1. 疼痛　与腹部伤口、宫缩有关。

2. 产后出血　与宫缩乏力有关。

3. 潜在并发症：感染　与手术创伤、胎盘剥离创面有关。

4. 母乳喂养低效　与母亲焦虑、知识缺乏、疼痛有关。

【护理措施】

1. 心理护理　向产妇和家属介绍剖宫产的必要性和手术过程（包括：术前准备、麻醉方式，是否使用镇痛泵，麻醉时体位）。耐心解答产妇的提问，减轻产妇的紧张和焦虑不安情绪。

2. 术前护理

（1）加强观察：密切观察产妇宫缩及胎心变化，胎心正常范围是120～160次 / 分，如发生胎儿宫内窘迫立即给产妇吸氧，取左侧卧位，并及时报告医生遵医嘱用药。

（2）局部皮肤准备：沐浴（洗澡时间不宜过长不超过 30 分钟）、备皮。

（3）消化道准备：术前禁食禁水 6 小时。

（4）排空膀胱：术前放置导尿管，术中持续开放。

（5）遵医嘱抽取配血，严格核对。

（6）准备婴儿小车：车内装棉被 1 个，中单 1 个，抢救盒 1 个，腹带 1 个，卫生巾 2 个，产妇病历，手术用药。双胎、心脏病、巨大儿、羊水过多等产妇，应备沙袋，需留脐血者备试管。

（7）准备麻醉床，备好听诊器、血压计、沙袋、会阴垫、产妇上衣。

（8）接手术时，取下义齿、发卡、手表、首饰等物品，交家属妥善保管。

（9）医嘱准备手术用药物，与手术室人员认真核对人名、药名后方可将产妇送入手术室。

3．术后护理

（1）一般内容与腹部手术后护理相同。

（2）回病室后即刻进行婴儿与母亲皮肤接触，早吸吮，协助哺喂新生儿。

（3）术后取去枕平卧位 6 小时，根据病情，在护理人员协助下，尽早下地活动，逐渐增加活动量。

（4）按医嘱补液，满足机体需要。观察输液通路是否通畅，有无红肿。

（5）饮食：术后第 1 天流质饮食，第 2 天半流饮食，第 3 天普食。未排气者忌糖、奶、豆等产气食物。

（6）出血的观察：术后 24 小时内加强巡视，密切观察阴道流血量及宫底高度，必要时监测血压、保留会阴垫，术后 24 小时内记出入量。

（7）每日监测生命体征 3 次，有必要时抽取血常规监测有无感染情况。

（8）加强会阴护理，每天冲洗会阴 2 次，协助更换会阴垫（患者自理能力完全恢复之前），保持外阴清洁。

（9）保留尿管术后第 2 天拔除，督促产妇 6 小时内排尿。

（10）注意患者主诉症状，发现异常及时与医师联系。

（11）乳房护理同一般产妇。由于术后伤口影响活动，哺乳时护士给予协助。以侧卧位哺乳为宜。

（12）酌情使用抗生素。

（李　蕊）

第四章　妇产科护理发展趋势

第一节　妇产科延续性护理的现状

随着医疗服务质量需求的不断提高，护理服务的协调性和连续性越来越得到重视。越来越多尚未完全痊愈的患者提前出院，转移到家庭或者社区，其治疗和护理应无间断投射到家庭和社区。2001年Freeman最早构建了延续护理概念模型，包括患者信息的良好传输、专业人员之间有效沟通、卫生服务提供者或特定的专业人员与患者之间建立治疗关系、卫生服务需求的灵活应对及适当调整。2003年Haggerty等学者认为延续护理包括信息的延续、管理的延续及关系的延续。延续性护理由跨学科的团队完成，包括医生、护士和社会工作者，可改善信息的交流及传输，加强出院后的随访，增进卫生保健服务之间的有效衔接，提高患者生活质量。目前我国延续护理研究还处于起步阶段。

1. 妇科延续性护理现状　在妇科患者中，延续性护理主要体现在某个医务人员与患者之间持续关系及卫生保健服务的整合，主要为以护士为主导的延续性护理模式，该模式认为患者在出院时仍有未满足的护理需求，综合性的出院计划及出院随访能够促使其及时出院，保证其在出院后能够获得适当的护理服务，从而降低再入院率和家属的照顾压力。护士的工作内容包括在患者家中执行综合性评估、制定出院后随访计划、监督患者的健康状况和需求变化，对患者进行健康指导、实施慢性病自我管理课程、照顾者教育和指导、转移过程中的协调及帮助患者获得社区服务，提高卫生服务质量及可及性，提高患者自我护理的能力，最终改善患者的健康状况及功能状态。

2. 产科延续性护理现状　产科的专业特殊性较强，产妇虽然在住院期间大部分健康问题得到解决，但出院回家后仍有很高的健康照护需求，在角色适应、自我护理及新生儿照顾中明显力不从心。产科延续性护理模式在该人群中主要强调产后护理服务的协调性和专业性,,向产妇提供技能,提高产妇自我照护的能力,能积极发挥自己的作用,主要通过出院前询问患者、出院后24～72小时家庭随访或者电话随访来展开工作。

3.我国开展延续性护理存在的问题　尽管我国开展延续性护理较晚,但实践证明在我国开展延续性护理是可行的。延续性护理的开展需要精通该领域的专科护士参与,而我国专科护士的发展刚刚起步,且护士人力资源紧缺,不能提供专职护士进行此项工作;开展延续性护理需进行系统化培训,国内尚缺乏规范性培训机构;另外延续性护理的内容及操作流程目前均无相关指导和标准,体制尚不完善,对于上门访视所涉及的规章制度等尚未制定。因此目前国内延续护理的发展任重而道远。

延续性护理使医院的护理服务不再仅仅局限在住院期间,而是延伸到患者出院后的继续治疗和康复,这必将成为医院工作的重要组成部分,如何为出院患者提供更完善、规范化、多样化的延续性护理,将是今后护理专业的研究方向。

(廖春丽)

第二节　助产士的发展趋势

助产士是指接受了助产教育,具备从业资格并被国家认可开展工作的人,她为孕妇提供产前咨询、参与低风险孕妇的生产过程,为产妇提供产后护理,也为新生儿实施护理。根据《2014年世界助产状况报告》,助产士在降低儿童病死率和改善孕产妇健康方面发挥着关键作用。联合国人口基金驻华代表何安瑞指出,"助产士的贡献不仅是接生。助产士为母亲和新生儿健康以及全社会幸福做出巨大贡献。"现如今在世界各国助产士的作用得到了普遍的认可,如今的成就也是历经了曲折的发展之路而获得。

最初妇女围生期的护理都是在家中完成,主要由助产士承担着助产和接生方面的工作,但助产士却没有受过科学助产的训练,所以由助产士参与的生产产妇和新生儿的病死率要明显比由医生参与生产得高,遭到了医生猛烈攻击,助产士的地位受到了动摇。但当医生们试图完全接替助产士的工作时,却发现他们在接生方面的知识还是比较欠缺。于是培训助产士的组织和工作从19世纪开始先后在英国、美国等国家建立和开展了起来。在助产士发展的历史中还有一个国家不得不提,那便是新西兰,它是世界上第一个颁发注册护士资格证的国家,于1904年颁布了助产士注册法案。

在我国,几千年来扮演助产士角色的也是无医学知识的妇女。正式的助产教育始于20世纪初。1908年7月由中国第一留美女大学生金雅梅创办的附属于北洋女医院的北洋女医学堂就设有助产和护理两个班，为国人培养了最早的助产士。1929年，杨宗瑞医生在北平创办了国立第一助产学校并亲任校长。从此，我国的助产事业逐步得到了发展。助产士的发展走过百年历史，至今部分国家的助产士专业发展得较为完善但仍有多数国家的助产专业有许多问题亟待解决。

目前，国际助产专业教育已发展成为独立的高等专业教育，在绝大部分国家和地区的助产领域实行独立的注册准入制度，助产士有相对独立的国际管理机构和组织。国际助产士联盟是全世界72个国家的助产专业参加的国际权威机构，致力于助产专业发展。为助产士教育及实践工作提供指导标准。国际助产士联盟规定，助产士需要经过规范助产教育，成功完成学习，取得合法助产证书。美国助产士包括注册护士助产士（certified nurse-midwives，CNM）、注册助产士（certified midwives，CM）、注册专业助产士（certified professional midwives，CPM）三种。注册护士助产士是已经完成助产教育认证委员会认可的护士助产教育方案的注册护士，并且通过国家认证考试的高级护士助产士。注册助产士是在护理领域和助产领域均接受过训练。多数美国助产士为CNM，CNM与CM的区别在于进入助产领域的背景不同。注册专业助产士（certified professionalmidwives，CPM）是只接受过助产培训，并不是护士，CPM不需要护士执照，CPM在不同的州有不同的实践范围。CNM和CN的专业学会均为美国护士助产士学会（American College of Nurse-Midwives，ACNM），CPM的专业协会为北美助产师联盟（Midwives Alliance of Noah America，MANA）和国家注册专业助产士协会（National Association of Certified Professional Midwives，NACPM）。美国助产认证委员会（American Midwifery Certification Board，AMCB）是独立的认证机构。承担CNM和CM首次进入临床实践，及换发新证的资格认证。助产教育认证委员会（The Accreditation Commission for Midwifery Education，ACME）是被美国教育部认可的独立机构，此机构对助产教育项目和机构进行认证，发标准化的内容来评估助产教育的质量和内容。

目前，国际上主要有两种助产模式，由医生主导的助产模式和由助产士主导的模式。美国为公认的以医生为主导的助产模式，有学者认为美国的生育服务模式有些过度医疗化，这样的模式在生育人性化服务方面有所不足，不重视孕妇自我的生育要求，会导致无法将剖宫产率降到较低的水平。而诸如新西兰、芬兰、荷兰等欧洲国家，由于助产制度较完善、助产教育较发达，助产士的工作自主性更高，甚至拥有与医生同等地位的医疗自主权。荷兰1987年的一项法律明确规定：所有产妇由助产士（而非医师）来判断生产的正常或异常，判定孕产妇的危险程度，由此决定由助产士还是医师来作为分娩的主要接生人。新西兰助产士可以自己开业，也可以受雇于医院或其他健康机构，助产士与妇女之间是像伙伴一样的友好服务关系，她们以"支持者"的角色陪伴妇女、提供知识和信息引导妇女做出决策，目的是要帮助妇女发挥个人潜在的能量，让妇女有一安全、正向及自我实现的生产经验。正常的怀孕妇女可自行选择由助产士或产科临床专家提供生产照护。在 1999 年，有 86% 的妇女选择由助产士提供怀孕、生产及产后六周的生产照护。目前，新西兰全国的剖宫产率只有约 11%。以助产士为主导的助产模式更尊重孕妇对生育经验的体验，体现了助产的人性化，更能反映出妊娠和分娩是自然的生活事件，助产服务以妇女为中心的助产核心理念。

助产工作在我国尚无全国统一的助产资格认证协会和考试，对助产士工作范畴及相关能力标准也无统一界定。新中国成立后助产专业教育一直是单一的中专层次教育，直到 20 世纪末才开始了大专层次的高等助产专业教育，目前本科教育刚刚起步，尚没有研究生层次教育。相当部分助产士是从护士改行，在继续教育中也没有专业深造的可能，只能选择护理专业的课程进行学习。这使得助产专业领域一直缺乏引领专业发展的带头人和专业研究人员，临床实践中更多的是强调实践工作的规范性，缺乏科学性的指引。长期以来专业发展的进程十分缓慢。助产专业教育体系的完善过程需要多维度、多层面的教学研究的支撑，专业才能够形成和具备自身的特色，满足专业岗位的需求。任何一个成熟的专业都会有完善的理论与技术基础来支持其实践及科研，并获得公众的认同和尊重。助产专业根据其工作特点与要求应将重点放在助产学（或称产科护理）、新生儿护理和妇产科护理内容上，同时配以相关的基础医学知识和人文知识作补充。但是由于助产专业只处于从属地位，助产士通过参加"注册护士"考试作为自己的准入考核，以确定助产士的从业资格，这样导致通过考试的助产专业毕业生能够从事助产士和普通护士工作，而护士岗位人才短缺导致大量助产士流向普通护理岗位。由于专业体系缺失，我国助产专业难以建立独立的学术团体和学会，这也成为我国加入国际助产士联盟的现实阻碍。我国存在助产士人力资源匮乏的问题，当然这也是许多国家助产专业发展中的共同问题。据了解，在发达国家，助产士与生育妇女比例为 1∶1000，而我国这一比例为 1∶4000。如果助产专业教育领域发展了，培养出大量助产专业人员，这样的问题也许可以得到部分解决。

中华医学会围产医学分会主任委员叶鸿瑁教授指出，中国助产士在围产医学保健工作中发挥着重要作用，他们主要负责正常产妇接产、协助产科医师处理难产并负责计划生育、围产期保健和妇婴卫生的宣教及技术指导。近年来开展的导乐陪产和助产士一对一全程陪产中，助产士的人性化服务取得了非常好的效果,降低了剖宫产率。但他同时也指出,在中国助产学仍从属于护理专业,既不是独立学科,也没有专业体系,与国际水平相去甚远,这一领域的专业化进程亟待加强。

2014 年 11 月 4 日,我国国家卫生计生委、联合国人口基金驻华代表处及世界卫生组织驻华代表处发布《2014 年世界助产状况报告——通用途径:妇女的健康权》,就目前助产服务取得的发展和存在的挑战进行了分析和解读,并呼吁重视助产服务,缓解助产服务严重短缺现象。

助产专业事业的蓬勃发展需要我们的努力,我国目前已经有多所院校开展了助产专业的正规教育,这是培养助产士的摇篮,希望我国涌现更多助产精英,在我国传统的生育方式基础上创造出更适合我国的生育服务模式。

(王　茜)

第三节　家庭化产科护理模式

随着时代变迁,社会发展,产科护理模式也几经演变。20 世纪初,欧美国家城市里中产阶级的部分女性选择到医院分娩,因为她们认为在医院可以得到"现代化"的科学照护。然而,母婴分离的产科照护模式所带来的问题慢慢地被人们重视起来,随后耶鲁的 Yale-New Haven Hospital 试行了母婴同室护理模式,这是产科护理模式具有进步意义的改变。至今,我们仍然在实行着这样的产科护理模式。

新的理念认为产科护理人员是胎儿、母亲和家人的维护者,产科护理服务的对象不仅仅是产妇本人,而应覆盖到整个家庭。20 世纪 90 年代末世界各国都逐步将产科模式转变成了以家庭为中心的产科护理模式。家庭化产科护理(family-centered maternity care,FCMC)是确认且针对个案、家庭、新生儿的生理、心理、社会的需要与调适,所提供的具有安全性与高品质的健康照顾,它特别强调促进家庭的凝聚力与维护身体安全的母婴照顾,保证母婴的身心健康。通过实践,美国、加拿大及欧洲国家的一些医疗组织一致认同以家庭为中心的产科护理是产科护理的最佳模式,其中澳大利亚使用FCMC 模式的产科占到 95%。20 世纪我国北京、上海、深圳也相继出现了家庭化产房。

有研究指出 FCMC 营造的温馨氛围可以减轻产妇的心理负担,保证睡眠及充分休息,减轻产后焦躁不安及抑郁,对产后抑郁症的预防与控制起到非常积极的影响;有利于提高自然分娩成功率;明显提高产妇及家属对母婴健康知识和护理技能的掌握率及母乳喂养成功率;提高护理工作满意度;满足新生儿父母的需求,对新生儿生长和智能发育有一定的促进作用。

FCMC 以人为本，重视家庭的支持、参与和选择的重要性。FCMC 有 10 项原则。一是将分娩视为生理过程，而不是疾病，它涉及情感的、社会的和身体的动态变化；二是产前监护是个体化的，要根据每个产妇及其家庭在社会心理、教育、身体、精神和文化上的个别需求；三是全面的围产期教育项目，使家庭为积极参与孕前、妊娠、分娩和养育的全过程做好准备；四是医院医疗组帮助家庭对于妊娠、待产、分娩、产后和新生儿的监护做出知情的选择，并努力向家庭提供他们需要的经验；五是新生儿的父亲和（或）由产妇选择的其他支持人员，积极地参与教育过程，以及待产、分娩、产后和新生儿的监护；六是无论何时只要母亲需要，应鼓励家庭和朋友在整个住院期包括待产和分娩时陪伴她；七是为每个妇女在同一房间提供待产和分娩监护，除非必须做剖宫产，如有可能，产后和新生儿的监护也在同一房间由同一医务人员提供；八是鼓励母亲始终将婴儿留在她们的房间里，护士在为母亲和婴儿一起提供安全的、高质量的监护时，重点在于起教育和示范作用；九是在进行母婴监护时，由同一人将母亲和婴儿作为一个家庭单元进行监护，将全家整合在监护之中；十是父母在所有时间均可接近其高危的新生儿，并参与病情许可的新生儿监护。

虽然许多医院已经开展了 FCMC，但有些医院在实际操作中并没有体现 FCMC 的真正理念，仍对即将分娩的孕妇实施过多的医疗干预，比如无论国内还是国外剖宫产率都在增高。此外，有的医院误认为建立待产 - 分娩 - 产后恢复一体化病房即是实现了 FCMC。其实营造家庭化、温馨化的病房环境是远远不够的，这只是实施 FCMC 的重要条件。产科护理人员的认知和态度是实施该 FCMC 的前提条件。FCMC 要求护士在工作中必须改变原来专制的做法，让产妇和家庭参与进来，而护士应变为产妇和她家人的协助者。比如，护士应该教会产妇和她的家庭在夜晚新生儿啼哭时采取哪些处理措施，并向他们示教，而非完全代替他们去照护新生儿。产前的健康教育目前做的也不尽如人意，简单的告知使产前健康教育流于形式。医护人员应在产前健康教育时即让孕妇和其家庭参与制定分娩计划。比如，当孕妇主动提出在分娩时想采用水疗、音乐疗法、分娩球等措施缓解疼痛时，医护人员可以帮助孕妇做出明智的选择，如此有效的沟通将使得产前护理教育和院内护理更具有连续性。

从传统产科模式转变为 FCMC 是一个复杂的过程，FCMC 模式不只是有多功能的房间、LDR 床、漂亮墙纸和温馨的环境，它更需要一种服务的态度和理念。我国一些医院以事实说明在国内开展 FCMC 是可行的。然而我国大部分地区因受经济制约，依然对 FCMC 呈观望态度。开展这一新的模式，我们还需大量的调查研究，从中了解不同地区患者的需求、人均 GDP 水平、医院投资能力、孕产妇人数等。就目前医疗现状而言，我们有太多制约因素。FCMC模式在我国的推广虽然任重而道远，但对于先进的理念，我们将张开怀抱，为之不断努力，以期在不久的将来完全实现家庭化产科护理模式。

（秦 瑛）

参 考 文 献

1. 漆洪波,杨慧霞,段涛. 关注和采纳正常产程和产程异常的新标准. 中华妇产科杂志,2014,49(7):487-489.
2. 徐阳. "人类辅助生殖技术的妊娠结局"临床指南解读. 中华围产医学杂志,2014,17(9):581-583.
3. 刘江勤,贾晓明. 母乳喂养相关的临床指南. 中华围产医学杂志,2013,16(7):388-389.
4. 曹泽毅. 中华妇产科学. 北京:人民卫生出版社,2013.

（57检）